EL

Arte DE TENER

UN MATRIMONIO
ÍNTIMO

Arte DE TENER

UNA GUÍA DE INTIMIDAD SEXUAL PARA EL MATRIMONIO CRISTIANO

UN MATRIMONIO
ÍNTIMO

TIM KONZEN

y DRA. JENNIFER KONZEN

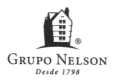

GRUPO NELSON
Desde 1798

NASHVILLE   MÉXICO DF.   RÍO DE JANEIRO

© 2020 por Grupo Nelson®
Publicado en Nashville, Tennessee, Estados Unidos de América.
Grupo Nelson es una marca registrada de Thomas Nelson.
www.gruponelson.com

Título en inglés: *The Art of Intimate Marriage*
© 2016, 2019 por Tim Konzen y Dra. Jennifer Konzen
Publicado por Illumination Publishers

Editora en Jefe: *Graciela Lelli*
Traducción: *Ana María Caro Maita*
Adaptación del diseño al español: *Mauricio Díaz*

ISBN: 978-1-40021-823-3

Impreso en Estados Unidos de América
20 21 22 23 24 LSC 9 8 7 6 5 4 3 2 1

CONTENIDO

AGRADECIMIENTOS

Tenemos cuatro hijos. De alguna manera, sentimos este libro como el nacimiento de otro hijo, y han sido tantas personas queridas las que han estado con nosotros en la sala de partos. Hemos recibido una maravillosa orientación en nuestra propia vida sexual desde nuestro compromiso y durante nuestra vida matrimonial. Gracias a aquellos que durante esos primeros años dejaron al descubierto sus corazones y nos brindaron detalles específicos de lo que necesitábamos: Dave y Judy Weger, Marshall y Marina Hopkins (los veremos allí, Marshall) y Ralph y Angie Boaz. ¡Qué bases tan maravillosamente divertidas las que todos ellos nos ayudaron a establecer en este tema!

Cuando comenzamos a planificar este trabajo de ayudar a otros con su vida matrimonial y sexual, tuvimos un apoyo increíble. Gracias, Guillermo y Terry Adame, por las incontables maneras en que literalmente han salvado nuestras almas (con especial atención hacia mí, Tim) y han creído en nosotros durante todo lo que hemos vivido.

Tenemos algunos amigos de toda la vida que nos apoyan increíblemente y que también dedicaron su tiempo a leer este libro para asegurarse de que no cometiéramos demasiados errores. Gracias, Ron y Linda Brumley, Paul y Kerry Schultz y Janet Schalk. Gracias también a Robin Weidner por la maravillosa orientación y ayuda brindada en la edición. Para nosotros era vital que este libro no solo fuera útil, sino que se basara en una exacta comprensión de las Escrituras. Todos ustedes nos ayudaron a hacer que eso sucediera.

Nuestra gratitud también va hacia quienes brindaron la formación inicial de Jennifer en medicina sexual (gracias, Irwin Goldstein) y sus indispensables aportes para los detalles técnicos en materia sexual de este texto: gracias, Debra Taylor y Rose Hartzell. Estamos también muy agradecidos con quienes utilizaron sus habilidades en diseño y arte para que este libro se viera genial. Gracias, Dylan Wickstrom, por el diseño del libro y Beth Weeks, por la increíblemente hermosa portada y los diversos aspectos del diseño. Y, por supuesto, estamos muy agradecidos con nuestra editora, Beth Lottig, por su entusiasta apoyo y dirección. Por haber hecho realidad esta versión en español, gracias a nuestra traductora, Ana María Caro Maita, nuestra correctora de textos, Priscila Rojas Villarroel, y nuestra gerente de traducción, Amy Morgan.

El sexo, tal como Dios lo diseñó, es algo hermoso, y para nosotros tuvo como resultado final, cuatro hermosas personas. Nuestros hijos han tenido que explicar muchas veces a sus amigos por qué hay todos estos libros sobre sexo en nuestros estantes (y en nuestro piso y detrás de esa silla). Por ello, a la luz de todas las conversaciones embarazosas que ustedes han tenido que entablar, apreciamos su paciencia hacia nosotros y los amamos profundamente más allá de lo que las palabras pueden expresar. Este libro está dedicado a ustedes. Es nuestra esperanza y oración que cada uno de ustedes logre vivir la alegría y la victoria en sus matrimonios, las cuales Dios nos ha otorgado generosamente. Nuestra oración es esta: que todos ustedes que están leyendo aquí se unan a nosotros y "alabemos juntos y a una voz la grandeza del nombre del Señor" (Salmo 34:3 DHH).

INTRODUCCIÓN:
EL ARTE DE LA INTIMIDAD

"Nos amamos, pero es muy difícil hablar sobre nuestra vida sexual".

"Tenemos un matrimonio feliz, pero nuestra vida íntima es una fuente de dolor, frustración y decepción".

"Hemos tenido algunos desafíos físicos que han afectado nuestra vida sexual, y no sabemos cómo superarlos o hablar sobre ellos".

"En nuestro matrimonio ha habido mucho dolor y sufrimiento, y estamos pasando un momento verdaderamente difícil para tener intimidad entre nosotros, no solo en cuanto a nuestra relación sexual, sino también en general".

"El sexo va bien, pero siempre hemos querido que nuestra intimidad sea excelente. Podríamos usar algo de ayuda para saber cómo llegar allí".

Quizás tomaste este libro porque estas palabras describen cómo te sientes acerca de tu vida sexual. ¡O tal vez simplemente estás buscando maneras de hacer las cosas más divertidas! Puede que estés en busca de respuestas. Una genuina intimidad en el matrimonio es como una hermosa obra maestra. Durante miles de años, ha sido representada en pinturas, música y escultura. Y tal como ocurre con las obras de un artista plástico, crear ese tipo de belleza en la relación matrimonial generalmente requiere de práctica y dedicación. En estas páginas, encontrarás algunas orientaciones para ayudarte a aprender el arte de la intimidad conyugal.

Se ha dicho que cuando el sexo es bueno, la influencia que este ejerce sobre el grado de satisfacción de los miembros de una pareja en su relación es del 15 al 20 por ciento, pero, cuando las relaciones sexuales no van bien, la influencia aumenta para llegar del 50 hasta el 70 por ciento.[1] Esto resalta la verdadera importancia de hacer frente a los muy reales desafíos que surgen en la relación sexual. Pero ¿qué es una relación sexual satisfactoria? A lo largo de los años, hemos hablado sobre su vida sexual con muchas parejas casadas en los ministerios que hemos dirigido, tanto sobre la diversión y la alegría que están experimentando como sobre los problemas que les han causado ansiedad. Mientras íbamos cubriendo este tipo de necesidades en nuestro ministerio, Jennifer se convirtió en terapeuta matrimonial y familiar, así como en terapeuta sexual. En ambas áreas, en nuestras vidas profesionales y ministeriales, descubrimos que muchas parejas estaban pasando por desafíos en su relación sexual, pero que los recursos para obtener ayuda desde un punto de vista bíblico eran escasos.

La buena noticia es que Dios tiene un hermoso plan para crear y mantener una gran relación sexual en el matrimonio. Cuando miras las Escrituras, las palabras que Dios usa para describir el sexo incluyen "pasión", "honroso" (NBLH), "agradar", "satisfacer" y "embriagar" (NBLH). Dios tiene una visión muy positiva sobre el sexo. Si bien muchos versículos de la Biblia sobre sexualidad se refieren a las diferentes formas en que las personas pueden pecar sexualmente, en el caso de las parejas casadas, la Biblia nos muestra cómo honrarnos los unos a los otros en la relación sexual y cómo disfrutar del embriagador placer de la intimidad sexual. Cuando miramos profundamente las descripciones de la relación sensual entre el Amado y la Amada en los Cantares, o simplemente Cantares, encontramos una imagen hermosa, romántica y erótica de lo que Dios quiere para el matrimonio.

Puede que las cosas estén andando bien en este aspecto de tu matrimonio, y como pareja, están siendo un gran equipo íntimo. En ese caso, este libro puede ayudarles a explorar nuevas formas de profundizar esa intimidad. Para otros, puede que observen la imagen descrita en los Cantares y sentir que están muriendo de hambre por tener ese tipo de intimidad: muriendo de hambre por tener a alguien que te escuche, que se preocupe por ti y te entienda, te desee y te toque. Algunas frases increíblemente cotidianas que escuchamos son: "Lo que pasa es que no somos cercanos", "Mi pareja en verdad no me comprende", "Vivimos como si fuéramos compañeros de cuarto" y "Casi nunca nos tocamos". Las parejas casadas a menudo andan buscando un punto de partida para profundizar su conexión íntima, para crearla (pues sienten que nunca ha estado) o para reparar una que ha sido gravemente dañada.

Entonces, juntos nos enfocaremos en la intimidad, ese tipo de intimidad que Dios quiere cuando dos de sus hijos se casan. Efectivamente, vamos a compartir mucho sobre el sexo, pero la intimidad sexual verdaderamente radica en la calidad de la intimidad general que haya en el matrimonio. Pero ¿exactamente qué es la intimidad?

¿CÓMO ESTÁ TU CI, TU COEFICIENTE DE INTIMIDAD?

Dios nos creó para estar íntimamente conectados. En el Salmo 139, Dios expresa su íntimo conocimiento de nosotros cuando describe cuán íntimamente nos conoce, al decir que él conoce nuestros pensamientos, sabe cuándo nos sentamos y cuándo nos levantamos, y creó nuestras entrañas. A través del profeta Isaías, Dios nos llama amados, nos dice que nos tiene grabados en la palma de su mano, nos recuerda que él nos lleva junto a su pecho, cerca de su corazón, y dice, posesivamente: "Tú eres mío" (Isaías 40:11, 43:1, 49:16).

Dios también nos creó para estar íntimamente conectados con los demás y para disfrutar de la intimidad sexual con nuestro cónyuge. Una realidad es que las personas pueden tener relaciones sexuales y, sin embargo, no sentirse íntimas. Ese no es el plan de Dios. Las palabras usadas por Dios en la Biblia para el sexo connotan un profundo e íntimo conocimiento mutuo (para más detalles, ve al capítulo dos, "Entonces, ¿qué dice la Biblia sobre el sexo en el matrimonio?"). Muchos necesitan sentirse conectados de manera íntima y emocional antes de poder disfrutar realmente del sexo. Para otros, tener relaciones sexuales es la condición o ingrediente indispensable para tener intimidad conyugal. Experimentar el estar una piel sobre la otra, renunciando el ego dentro del otro en medio del orgasmo es lo que los hace sentir estrechamente unidos a su cónyuge.

Matthew Kelley, en su libro *Los siete niveles de la intimidad*, divide la intimidad en siete niveles: los clichés; los datos; las opiniones; las esperanzas y los sueños; los sentimientos; los defectos, temores y fracasos; y las necesidades legítimas. Él menciona que la mayoría de las parejas no llegan a profundizar más allá de los primeros tres niveles. Lo que los investigadores descubrieron es que solo el 15 por ciento de las parejas casadas experimentan estos niveles más profundos de intimidad en su matrimonio.[2] Otro 25 por ciento experimenta intimidad únicamente durante momentos de prueba, tales como tiempos de enfermedades o funerales. Eso nos deja a la mayoría de nosotros compartiendo datos y opiniones con nuestro cónyuge, pero rara vez compartiendo de nuestros miedos, heridas, esperanzas, errores y sueños. John y Karen Louis, en su libro *Elijo nosotros*,[3] describen esta falta de intimidad más profunda como la fase de Afecto Mutuo.

Estos autores describen cómo las parejas, en este punto, están en peligro de desintegración si no aprenden a avivar el fuego dentro de su matrimonio. Esperamos ayudarte a identificar y eliminar obstáculos para que puedas poner más leña y alimentar ese fuego. Oramos para que redescubras la intimidad sexual en el contexto de una conexión más profunda y amorosa: el tesoro único que es el matrimonio. Hacer esto requerirá examinar cómo te está yendo con tus habilidades generales de intimidad, tu coeficiente de intimidad y luego mejorar esas habilidades tanto en tu conexión emocional como en tu relación sexual para poder reflejar lo que encontramos en las Escrituras.

LOS RIESGOS

La realidad es que la intimidad conlleva serios riesgos. ¿Qué pasa si compartes lo profundo que hay en tu corazón con tu cónyuge, las cosas que sientes, los temores que tienes y los sueños y esperanzas que atesoras, y tu cónyuge dice: "Mmm, ok …" ¿Qué pasa si le expones los deseos y necesidades sexuales que tienes y tu cónyuge no los toma en serio o los ignora? Exponerte ante alguien y dejar al descubierto tus partes vulnerables puede ser aterrador, especialmente si parece que no te entiende o no aprecia el regalo que le das al ser abierto o expresar tus necesidades. Es un honor cuando tu pareja es vulnerable y ella misma se está exponiendo ante ti. Pero recuerda, el hacerlo es algo peligroso para ella. La palabra "vulnerable" proviene de la raíz latina *vulner*, que significa herida. Cuando te vuelves vulnerable, estás colocándote en posición de ser herido. Esposos, esposas, es vital que escuchen esto. Cuando tu cónyuge comparte sus heridas, sus sueños, sus temores, sus esperanzas, sus frustraciones y sus alegrías, te están dejando entrar en lo más profundo de su ser. Cuando tu cónyuge abre su cuerpo sexualmente hacia ti, te está permitiendo entrar en las áreas aún más profundas y vulnerables que tiene. El sexo es un área muy delicada en la relación matrimonial e involucra muchos riesgos. ¿Te puedes imaginar algún momento más vulnerable que cuando has expuesto las partes más privadas de tu cuerpo a alguien que amas? ¿Y que luego, se supone que debes decirle lo que quieres que haga mientras estás tendido allí tan expuesto? Tienes el poder de hacer cosas increíblemente bellas en esos momentos o cosas terriblemente destructivas. Ten cuidado con ese poder y úsalo bien.

Así que les pedimos a ustedes parejas, procedan con la debida precaución y amor en lo que respecta a todo lo que aprenden aquí. Tengan cuidado de que el contenido de estas páginas no se utilice como ningún tipo de arma. Rodéense de ayuda mientras exploran estos pasajes; manténgase cerca de Dios en su tiempo con él, y acérquense a otras parejas involucradas en sus vidas que puedan ayudarlos a navegar estas aguas de una manera segura. Apliquen lo que aprenden y oren al respecto. Mediten en la Palabra de Dios y enfóquense en las áreas que ven que necesitan cambiar. Ora y permite que Dios trabaje en la vida de tu cónyuge. Cuando pongas en práctica los ejercicios que se encuentran en estas páginas, recuerda que solamente son pautas para orientar el rumbo; no se te va a tomar un examen y no se te calificará. Y ciertamente tampoco querrás que tu cónyuge sienta como si estuviera siendo calificado. Tomar este viaje será como emprender una exploración; así que sé curioso, cariñoso y amable.

NO ES MI CASO

La realidad es que, al leer las palabras previas sobre el tesoro único que significa la relación sexual en el matrimonio, puedes sentirte triste, desanimado, enojado o frustrado. Como seguidor de Cristo, es posible que hayas tenido la expectativa de que la sexualidad matrimonial conllevara un gran deleite, pero en su lugar trajo decepción y conflicto. O puede que estés casado con alguien que no sea creyente. Este libro puede ser difícil de leer. Es posible que hayas asistido a múltiples clases o retiros de matrimonio y hayas salido de ellos sintiéndose sin esperanza, pisoteado y completamente excluido cada vez que alguien enseñaba sobre la relación sexual. Puede que seas alguien que evita leer los Cantares porque es demasiado doloroso: saca a la luz todo lo que *no* hay en tu matrimonio. Te escuchamos; y nuestra recomendación, mientras buscas poner en práctica *El arte de un matrimonio íntimo,* es que lo leas y lleves en oración a Dios cada parte de este libro, pidiéndole que trabaje en tu matrimonio, en tu corazón y en el corazón de tu cónyuge. Como mencionamos anteriormente, comparte lo que estás aprendiendo con quienes confías y eres cercano, y pídeles su ayuda con las cosas que estás viendo y aprendiendo. Nunca podremos exhortarte lo suficiente para que seas abierto, honesto y obtengas ayuda para hablar la verdad con amor.

¿QUÉ CONTIENEN ESTAS PÁGINAS?

Encontrar la satisfacción sexual comienza con adoptar una perspectiva bíblica de la sexualidad y luego poner en práctica lo que crees. Esto requerirá enfrentar los problemas de tu trasfondo familiar y cómo las experiencias con violaciones sexuales, pecado sexual o traiciones sexuales influyen ahora en tu relación sexual. En muchos de los capítulos, leerás sobre personas reales que tienen problemas muy reales en sus vidas sexuales y cómo han superado esos desafíos. Sus nombres y datos han sido cambiados. También hemos incorporado los resultados de varios estudios de investigación que Jennifer realizó, incluidos los comentarios de muchos de los participantes en sus propias palabras.

Sin embargo, este trabajo habrá perdido su propósito si es que solamente logramos ayudarte en mejorar el acto físico del sexo sin lograr que profundices en tu conexión íntima. Por ello, vamos a establecer los fundamentos al mirar el panorama completo de la intimidad en el matrimonio, compartiendo formas de resolver conflictos y profundizar tu conexión en medio del conflicto, además de ayudarte a crecer en las áreas de contacto físico y afecto. Entonces, estaremos listos para explorar el toque sensual y sexual, los ingredientes necesarios para la excitación sexual mutuamente embriagadora.

También nos damos cuenta de que habremos perdido el propósito si no abordamos el sufrimiento causado por auténticos desafíos físicos y médicos que surgen en la relación sexual. Por lo tanto, cubriremos problemas relacionados a la disfunción eréctil, la eyaculación precoz, el bajo deseo sexual, el dolor sexual, las dificultades con el orgasmo, así como los desafíos que tiene la sexualidad, ya sea por factores médicos como por aquellos relacionados con la edad. La culminación de este viaje serán las maneras prácticas y creativas de hacer que tu vida sexual sea divertida, romántica y emocionante (aunque llegados a este punto, esperamos que ya hayas visto tu relación sexual volverse más emocionante, satisfactoria y revitalizadora).

¿ESTAS COSAS DE VERDAD NOS AYUDARÁN?

Esa es una pregunta muy válida. Dios promete que cuando cambiamos, vienen tiempos de alivio y restauración (Hechos 3:19, Salmo 23:3 NBLH). También es verdad que el nivel de mejora de las cosas en tu matrimonio puede depender de cuánto esté dispuesta cada persona a hacer lo necesario para producir el cambio. Sin embargo, otra parte del desafío que conllevan los cambios es que a veces las cosas que usamos, simplemente, no son muy efectivas. La mayoría de nosotros nos hemos rendido ante la tentación de comprar esa cosa que está en oferta especial y que, al final, resultó ser inútil. Por lo general, es una buena idea saber si algo realmente funciona antes de invertir demasiado. Con eso en mente, queríamos compartir algo de lo que hay detrás del libro que estás leyendo.

Nuestro principal deseo ha sido que todo lo que enseñamos o escribimos sobre el matrimonio y la sexualidad se base en la Palabra de Dios. Es Dios quien produce el crecimiento en nuestras vidas (1

Corintios 3:7). Por lo tanto, hemos incluido una gran cantidad de escrituras a lo largo del libro para que tú mismo puedas examinarlas. También queríamos que el libro incluyera orientación e información sólida y bien fundamentada sobre el sexo. Para ello, confiamos en literatura médica, psicológica y de terapia sexual comprobada, así como en los resultados de la investigación de Jennifer. En el proceso de su trabajo, Jennifer ha tenido la oportunidad de realizar algunos estudios de investigación. Un estudio examinó las experiencias de vergüenza de las mujeres cristianas casadas en relación con la sexualidad.[4] Algunos de los resultados de ese estudio están incluidos en los capítulos de este libro. Jennifer también dirigió un estudio de investigación (un ensayo controlado aleatorio) del modelo de terapia sexual que había desarrollado para ayudar a las parejas cristianas con sus relaciones sexuales.[5] Uno de los objetivos era ver si su modelo de tratamiento ayudaba a las parejas a mejorar en su intimidad general y en su satisfacción marital y sexual. Los resultados fueron significativos y mostraron que las parejas mejoraron considerablemente. En los campos profesionales de la medicina y la salud mental, los profesionales se esfuerzan por brindar una atención que ha demostrado ser efectiva, es decir, basado en evidencia. El modelo de terapia sexual basado en evidencia que Jennifer desarrolló y usa en su práctica privada es el núcleo de muchos de los ejercicios que se encuentran en este libro. ¡Disfrútenlos!

ENTONCES, ¿QUIÉNES SOMOS?

De Tim: Jennifer tiene una cantidad impresionante de certificaciones, y esta no es la simple opinión subjetiva y parcial de su esposo; ella es increíble. Es doctora en psicología, terapeuta matrimonial y familiar acreditada, terapeuta sexual certificada, investigadora sexual galardonada a nivel nacional, consejera certificada en la dependencia química, conferencista internacional y docente universitaria. Y, oh sí, ella también tiene el grado de licenciatura en música en teatro musical. Ella siempre bromea diciendo que su próximo libro se titulará *Sexo, drogas y espectáculos musicales*. Pero además de eso, o como ella te diría, lo más importante es que es una discípula de Jesús, una esposa (soy muy afortunado) y una madre de cuatro hijos. Esos son sus trabajos favoritos.

De Jennifer: Tim también tiene muchas calificaciones. No solo ha sido un amante afectuoso y fiel a través de los años, y puedo afirmarlo porque soy su esposa, pero él me ha apoyado en todas las locas aventuras que he tenido al aprender a ayudar a la gente. A través de nuestros años juntos, ha sido un líder de grupos pequeños, un líder en el ministerio de casados, un asesor financiero de los líderes del ministerio y un diácono. Valoro mucho la integridad y arduo trabajo demostrado por él como gerente de programas y dueño de negocios, permitiéndole a su vez ser el sustento de nuestra familia. Sin embargo, su genuino amor por Dios y su sincera determinación de permanecer fiel a su compromiso con Dios, conmigo, con sus hijos y con el reino de Dios son lo que realmente amo, necesito y admiro de él.

Juntos hemos disfrutado de más de veinte años de matrimonio y la crianza de cuatro excelentes hijos. Al igual que muchos de ustedes, hemos luchado por mantener nuestro lecho matrimonial puro, libre de la ira, pecado sexual, infidelidad, egoísmo, mundanidad, resentimiento, crítica y orgullo. Ha habido muchas personas que nos han ayudado a lo largo del camino. Esperamos poder ser para ustedes uno de los muchos recursos que encuentren en su vida para ayudar a su matrimonio a darle gloria a Dios y para ayudar a que su vida sexual sea ese gozo estimulante que Dios quiere que sea.

Como discípulos de Jesús, tenemos la oportunidad de comprender más profundamente el corazón amoroso de Dios mediante el hecho de ser profundamente conocidos y estar eróticamente unidos con nuestro cónyuge. *El arte de un matrimonio íntimo* está diseñado como un mapa de ruta para ayudarte a experimentar el crecimiento hacia una relación sexual más gratificante y espiritual. ¡Empecemos!

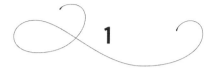

LA SEXUALIDAD Y TU FAMILIA DE ORIGEN

"Sí, tuvimos una charla sobre el sexo. Mi padre básicamente dijo, 'Entonces, ya sabes cómo funciona todo, ¿verdad? ¿eso de las aves y las abejas? Fabuloso'. Y eso fue todo. Mis padres tenían demasiada vergüenza para hablar del sexo".

"Mi mamá sacó las manos de mi hermano cuando estaban debajo de sus pantalones y lo golpeaba en las manos mientras le decía: 'Eso que tienes allí abajo es algo sucio'".

"Mi papá me dijo: 'Mira bien a la madre de tu novia antes de embarazarla o de que se casen, porque cuando sea mayor, terminará pareciéndose a ella".

"Mi madre solía decir: '¿De quién habrás sacado esos muslos?' Y a cada rato me decía que no comiera eso o aquello o si no, engordaría y no atraería a ningún hombre".

"Pude escuchar a mis padres discutiendo sobre el sexo. Mi padre le suplicaba a mi madre, y mi madre simplemente lo ignoraba, y luego él se enojaba".

"Mi papá tenía revistas Playboy y Penthouse escondidas en su armario. Íbamos a la iglesia todas las semanas y escuchábamos bastante sobre cómo Satanás nos tienta a tener relaciones sexuales, y que no debíamos pensar en ello hasta que nos casáramos. Así que recibí un doble mensaje".

"Mi madre nunca habló de eso conmigo. Nunca. El mensaje que recibí en la niñez fue que era un tema tabú".

"Creo que mis padres pensaron que, si evitaban este tema por suficiente tiempo, yo lo resolvería por mi cuenta".

"Las únicas palabras de consejo de mi padre fueron: 'Usa un condón'".

"Cuando comencé a desarrollarme, mi papá hacía comentarios sobre mis senos acerca de que estaban cada vez más grandes. Me sentía realmente incómoda. Asimismo, siempre hacía bromas sexuales y mi mamá simplemente lo tomaba como un chiste".

"Mi madre solía decir: 'Todos los hombres son unos cerdos'. Tuvo muchos novios. Varios de ellos me violaron, hicieron comentarios o me tocaron de maneras realmente horribles".

"La mayoría de lo que aprendí sobre el sexo vino de ver series de comedias. El mensaje inequívoco que recibí fue de que los hombres quieren sexo y las mujeres no, pero de mala gana se lo dan a ellos para mantener la relación".

"Escuché de ello en la iglesia ... lo enseñaban en la escuela ... mis amigos siempre decían que ... una vez vi ..."

¿Alguna de estas frases te suena familiar? Hay muchas cosas diferentes que pueden influir en cómo va el sexo en tu matrimonio, e indudablemente, lo que experimentamos en el área de la sexualidad durante la infancia y la adolescencia constituye una gran parte de esa influencia. El simple hecho de no hablar abiertamente sobre el sexo mientras uno va creciendo puede crear dificultades en la forma en que alguien experimenta la sexualidad como adulto.[1] Expertos en el campo del desarrollo sexual han descubierto que los eventos sexuales negativos ocurridos durante la etapa de formación de una persona tienen un efecto sobre cómo ella verá la sexualidad cuando sea adulta.[2]

Los mensajes que has leído al inicio de este capítulo pueden haber venido de padres, de la sociedad, de tus pares o de tu formación religiosa. Sin embargo, la realidad es que la mayoría de nosotros hemos pasado por variadas y diferentes experiencias durante la niñez y la adolescencia que nos dieron una visión distorsionada de la sexualidad.

Los investigadores del autoesquema sexual, ese mapa interno que se tiene de uno mismo como persona sexual, lo definen como la manera en que alguien piensa sobre el sexo, cómo se ve a sí mismo cuando tiene relaciones sexuales y cómo se siente y responde a su propia excitación sexual o a la excitación y el deseo de su cónyuge.[3] También puede incluir lo que alguien piensa cuando ve su propio cuerpo y sus propios genitales o el diálogo interno que alguien tiene mientras tiene relaciones sexuales (discurso sexual).

Los acontecimientos sexuales negativos ocurridos durante la etapa del desarrollo que influyen en el autoesquema sexual adulto pueden incluir un conjunto de variadas experiencias:[4]

- la falta de apertura para hablar de sexo
- la falta de manifestaciones físicas de afecto
- respuestas llenas de dureza o vergüenza ante la exploración de los genitales que es propia de la etapa infantil (por ejemplo, cuando se juega al doctor)
- falta de discusión abierta sobre los cambios durante la pubertad o comentarios negativos sobre cambios en el cuerpo del niño o adolescente
- expectativas de género inflexibles ("los chicos no hacen eso", "se supone que las chicas deben ...")

Otros eventos negativos incluyen:[5]

- experiencias sexuales inhumanas o humillantes, así como las violaciones
- presenciar situaciones sexuales de adultos (relaciones sexuales o masturbación)
- actitud rígida o severa frente el cuerpo
- abuso sexual
- cuando un niño o adolescente cuenta que ha sufrido abuso sexual y su padre o cuidador no le ha creído o no le ha dado su apoyo.

Las mujeres en el estudio de investigación de Jennifer[6] compartieron una serie de experiencias que les provocaron sentimientos y creencias negativos sobre la sexualidad:

"Nunca hubo alguien que me diera alguna charla sobre el sexo, nadie me contó ... ¡Cuánto hubiera deseado que alguien estuviera allí para decir, 'Los muchachos quieren esto de ti, y van a hacer esto y van a decir esto'! ... Hubiera sido tan bueno, ¿sabe?".

"Así es como crecí, creyendo que el sexo es aquello que haces porque se supone que debes hacerlo. No es nada voluntario. Solo te sometes a eso para tener hijos".

"Mi mamá dijo ... 'Tienes relaciones sexuales con todos los que entran en esta casa', y mi madrastra me dijo: 'Quedarás embarazada para el final del verano'".

"Recuerdo hacerlo y sentirme muy culpable y con mucha vergüenza, luego llegar a casa y ponerme de rodillas y decir: 'Dios, de veras lo siento'. Con mi primer esposo, recuerdo que hicimos eso un poco al principio; y en nuestra noche de bodas, tuvimos relaciones sexuales, y solo lloré, lloré y lloré. Lloré porque me sentía mal, pensaba: ¿cómo puede ser? Ahora se supone que debería sentirme increíble al respecto, a pesar de que, por mucho tiempo, me había sentido tan mal acerca de ello".

"El solo deseo de tener sexo era para mí algo verdaderamente pecaminoso, algo realmente inmoral".

"También creo que a mi mamá no le gustaba que hubiera ningún tipo de manifestación de afecto físico en frente de nosotros, lo cual hizo que yo pensara que era algo verdaderamente sucio o malo. No le gustaba que mi padre la besara, tocara o nada parecido ... ella lo empujaba para alejarlo de sí, la dejaba frustrada o alterada cuando él lo intentaba. Entonces yo diría que crecí pensando: '¡Qué asco!'".

"Sufrí abuso cuando era pequeña, y ... siempre tuve en mente que fue mi culpa porque era una coqueta ... Recuerdo incluso, en ese

entonces, preguntándome: ¿Qué hice yo que le hiciera pensar que estaba bien lo que hizo?".

"Creo que, al crecer, incluso pensar en sexo estaba mal ... así que no podía hacer preguntas".

"Crecí pensando que se suponía que no debía tener sexo ni desearlo, que en este tema todo se trataba de los muchachos: los chicos tienen deseos y nosotras estamos allí solo para cumplirlos".

"[Mi mamá] nos escuchó cuando nos mirábamos mutuamente nuestras vaginas en el garaje. Obviamente, ella nos había escuchado, pero no dijo mucho al respecto. Simplemente, nunca hablamos de tales cosas. Ella solo dijo: 'Si alguna vez quieres saber algo sobre tu cuerpo o sobre el sexo, sabes que siempre puedes preguntarme'. Y recuerdo haber pensado: 'Me encantaría hablar de eso'".

"Creo que, si [el sexo] no hubiera sido tan condenado ni considerado tan vergonzoso, sino más comprendido y se me hubiera enseñado más, creo que no habría habido esa vergüenza, culpa, lágrimas y miedo en mí".

"En algún momento ella me entregó un libro sobre valores y respetarse a uno mismo, pero realmente no hablamos sobre eso".

"Estuve con mi período, probablemente, durante todo un año antes de informarla de ello. Simplemente lo oculté porque no teníamos ese tipo de comunicación abierta".

"Él estaba hablando conmigo y siguiéndome cuando empecé a sentirlo un poco raro; me agarró y me besó, y yo lo empujé y corrí. Pero yo nunca le contaría eso a [mis padres] porque no hablábamos de cosas así. Estaba segura de que yo había hecho algo malo. Si él hizo eso, era porque yo debo haber hecho algo malo".

"Papá era alguien que manifestaba su afecto físicamente; era juguetón. Cuando era más pequeña, me tomaba y me lanzaba, y yo me sentaba en su regazo. Pero a medida que fui creciendo, ya no jugábamos así porque él no quería que fuera algo inapropiado. Hasta

cierto punto lo entiendo. Nunca más pude tener una cercanía con mi papá y, de veras, pensé que había algo malo en mí".

"Creo que la falta de comunicación transmitía de modo muy claro que eso no era algo de lo cual se pudiera hablar".

"No querías que nadie pudiera verte atractiva. Eso era pecaminoso. Podrías causar que un hermano tuviera lujuria respecto de ti".

Comentarios despectivos, incomodidad al hablar sobre sexo, culpa, vergüenza, relaciones sexuales negativas entre los padres, abuso sexual: cada una de estas cosas distorsiona el desarrollo de una sexualidad saludable. Aunque las palabras arriba citadas son de mujeres, la realidad es que muchos hombres también experimentan acontecimientos sexuales negativos significativos. Cuando los hombres hablan de sus propias experiencias, también comparten la falta de comunicación en sus familias sobre el sexo. Ellos cuentan de la culpa o vergüenza que experimentaron con la masturbación y la pornografía, de cómo se les entregaba un libro para que lo leyeran, pero sin hablar de ello, y cómo escuchaban a sus padres discutir sobre el sexo. Los comentarios negativos sobre el cuerpo de los niños generalmente se centran en su estatura, su musculatura o falta de músculos y el tamaño de su pene. Si bien el porcentaje de mujeres que sufren abuso sexual es significativamente más alto que el de hombres, los hombres también comparten que otros niños u hombres mayores o mujeres los violan exigiéndoles tener sexo oral o anal o que son obligados a hacer o recibir tocamientos sexuales y a tener contacto sexual con otros.

Por ejemplo, piensa en el desarrollo de tu propio autoesquema sexual (o autoconcepto sexual). En tu propia crianza, ¿la sexualidad era un tema tabú en tu familia, o la manera en que se hablaba de ello era humillante, brutal o invasiva? ¿Experimentaste abuso o violación? ¿Oíste comentarios negativos sobre tu cuerpo, especialmente durante la pubertad, o había comentarios negativos sobre el cuerpo de otras personas? ¿Cuán cómodos se sentían en tu familia al hablar sobre los cambios físicos y sexuales durante la pubertad, si es que alguna vez lo trataron? ¿Tu familia respondió negativamente cuando, siendo niño, comenzaste a explorar sensaciones y sentimientos sexuales (por ejemplo, el tocamiento genital propio o de otros)? ¿Hubo reglas en tu familia o en el ambiente espiritual en el que te criaste que nunca se explicaron, como si debes o no bailar, usar ciertas ropas, salir en citas o escuchar cierta música? ¿Fuiste expuesto cuando fuiste niño o adolescente a alguna forma de explotación sexual, comentarios sexuales indebidos, pornografía, etc.?

Aprender de dónde provienen tus creencias y sentimientos sobre la sexualidad no es la solución absoluta para los problemas en tu relación sexual conyugal, pero definitivamente puede arrojar algunas luces sobre los patrones y las respuestas que tienes actualmente. Y puede traer comprensión y compasión a esta área que es potencialmente tan explosiva y sensible. Explorar esto ayuda a ampliar la imagen de lo que necesitas a fin de experimentar la sexualidad como Dios quiso. Mientras exploras cómo estos eventos sexuales negativos pueden haber influido en ti, recuerda la compasión que Dios tiene hacia nosotros y hacia nuestro dolor. Considera la recopilación de escrituras que aparecen a continuación, las cuales expresan el corazón de Dios con respecto a las experiencias rotas o dañadas que tenemos en nuestras vidas. Estas son sus promesas y así es como él se preocupa. Como David Powlison escribió en *Sexo y la supremacía de Cristo*: "A aquellos para quienes la experiencia sexual ha resultado en un dolor nefasto y no santo, Cristo dice, en efecto: 'Entiendo bien tu experiencia. Escucho el grito del necesitado, afligido y quebrantado. Ven a mí. Soy tu refugio. Conmigo estás seguro. Voy a rehacer lo que está quebrantado. Te daré razones para confiar, y luego para amar. Voy a rehacer tu alegría'" (Salmo 10:147, Jeremías 33, Amós 9).[7]

EJERCICIOS

Sobre los ejercicios en este libro

Algunos de los ejercicios, como el primero que figura a continuación, son para realizarse de modo individual. La mayoría de los ejercicios son para hacerse en pareja. Lo mejor es que tanto el esposo como la esposa se comprometan sinceramente a hacer estos ejercicios. Aunque los cónyuges que al principio se muestran reacios se comprometen después de haber intentado algo, puede no ser provechoso para tu matrimonio recurrir a la coacción para lograr que tu cónyuge participe a regañadientes.

Habla con tu cónyuge sobre leer este libro al mismo ritmo y luego sobre cómo te gustaría aplicar los ejercicios que se encuentran aquí. Para aquellos de ustedes que están leyendo este libro para mejorar su matrimonio, pero que su cónyuge no está interesado en leerlo con ustedes, es posible que quieran considerar preguntarle si estaría dispuesto él o ella a leer ciertas partes (por ejemplo, el capítulo seis, "Hablando del sexo") y discutirlos juntos.

El primer ejercicio incluye algunas preguntas para ayudarte a explorar los eventos psicosexuales vividos durante tu infancia y adolescencia, así como para examinar cómo pueden haber influido en tu visión adulta de la sexualidad. Antes de leer o contestar estas preguntas, puede que debas pensar con anticipación en alguien a quien puedas llamar y hablar si estas preguntas te llegan a provocar recuerdos y sentimientos dolorosos o difíciles. Si sientes que algo te perturba emocionalmente o que estás pasando un momento especialmente desafiante, asegúrate de tomar un descanso y respirar. Luego, considera si deberías hablar con un amigo o persona de apoyo antes de continuar, o si necesitas buscar ayuda profesional.

EJERCICIO 1 SOBRE EL TRASFONDO EN EL TEMA SEXUAL: PREGUNTAS PARA REFLEXIONAR Y CONTESTAR ESCRIBIENDO EN UN DIARIO

1. ¿Tuviste un tiempo con tu padre o cuidador en que te hayan explicado de manera abierta cómo se hacían los bebés y cómo funcionaba el sexo, es decir, la famosa "charla"?
2. Cuando estabas pasando por la pubertad, ¿hubo apertura en tu familia para hablar sobre algunos de los cambios fisiológicos que le estaban ocurriendo a tu cuerpo? ¿Te sentiste capaz de hacer preguntas?
3. ¿Hubo muchas muestras de cariño en tu familia (entre tus padres/cuidadores, hacia ti, entre otros miembros de la familia)?

4. Durante la infancia, cuando comenzaste a explorar sensaciones sexuales, o te tocaste en tus genitales, o exploraste tu cuerpo o los de otros niños, ¿experimentaste alguna respuesta de tus padres o cuidadores que fue negativa o que te dejó sintiéndote avergonzado?
5. Cuando tenías preguntas sexuales, ¿tenías a alguien a quien acudir y preguntar?
6. ¿Recibiste algún comentario negativo sobre tu cuerpo (no solo sexual, sino en otros aspectos también) o recibiste mensajes negativos sobre tu cuerpo o sobre el cuerpo en general, proveniente de otras fuentes?
7. ¿Experimentaste alguna experiencia sexual no deseada o indebida (tocamientos, comentarios, interacciones, material pornográfico, contacto genital, penetración, abuso sexual, violación)?
8. ¿Has experimentado alguna interacción sexual que te dejó sintiendo vergüenza? Cuando piensas en las palabras "vergüenza" y "sexo", ¿has tenido alguna experiencia que asocie sentimientos de culpa y vergüenza con el sexo?

Escribe un diario: Puede ser útil tomarte un tiempo para registrar en un diario tus respuestas a estas preguntas. Después de responder, explora y escribe sobre cómo crees que estas experiencias pueden haber influido en la forma en que, ahora como adulto, interactúas con relación a la sexualidad.

EJERCICIO 2 SOBRE EL TRASFONDO EN EL TEMA SEXUAL: COMO PAREJA

Con tu cónyuge: Cuando las cosas en tu relación se encuentran en un buen momento, podría ser muy provechoso tomarse un tiempo libre, en el que no tengan interrupciones, para compartir entre sí sus respuestas a las preguntas anteriores.

Cónyuges: Cuando tu cónyuge comparte sus respuestas, experiencias y pensamientos, escúchalo y simplemente reflexiona en aquello que te está compartiendo. Este no sería el momento de interpretarlo o corregirlo o explicar tus pensamientos o tus puntos de vista. Simplemente regálale a tu cónyuge tu escucha atenta y compasiva.

Esto puede ser un buen momento para la construcción de su intimidad. Si hay manifestaciones en forma de emociones o lágrimas, pregúntale a tu cónyuge si tan solo quiere que estés allí y lo escuches, si necesita que lo abraces o si puedes tomarlo de la mano. A veces, todo lo que tu cónyuge puede querer es tu presencia sin ningún contacto físico.

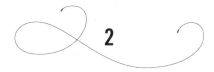

ENTONCES, ¿QUÉ DICE LA BIBLIA SOBRE EL SEXO EN EL MATRIMONIO?

No lo hagas hasta que estés casado.
El pecado sexual te mandará al infierno.
Si tu cónyuge quiere hacerlo, será mejor que lo hagas;
de lo contrario, luchará con tentaciones sexuales
o te dejará y buscará a alguien más.

Este es un resumen total de lo que la mayoría de la gente piensa que dice la Biblia sobre el sexo. Sin embargo, en su Palabra, Dios trata el tema de la sexualidad de una manera mucho más profunda y elevada. Algunos de ustedes pueden estar ansiosos por conocer la perspectiva de Dios sobre el sexo. Puede ser que hubieras deseado saber más sobre lo que la Biblia enseña acerca del sexo y la visión de Dios en torno a la sexualidad. Sin embargo, para algunos de ustedes, todo este tema puede resultarles incómodo o embarazoso. En el caso de otros, si bien han leído libros sobre el sexo y han asistido a numerosos retiros matrimoniales donde el sexo era uno de los temas, hablar del sexo se ha vuelto algo desalentador y que preferirían evitar. Has escuchado muchas lecciones sobre cómo el sexo debería ser grandioso, que todas las personas deberían tener relaciones sexuales a menudo, y que debes darle un toque de sabor a tu vida sexual. Esto, a veces, puede conducir a la desesperanza. Puede que haya algunas áreas críticas en las que estés trabajando para desarrollar una vida sexual mutuamente satisfactoria. Oramos para que estas palabras te den una visión nueva y transformadora de la sexualidad. Esto puede incluir reexaminar tus creencias y llegar a una nueva comprensión de la visión bíblica de la sexualidad conyugal. Echemos un vistazo más profundo a las escrituras que hay en la Biblia sobre el sexo, a fin de que la forma en como vives tu relación sexual se acerque más a lo que Dios quiere.

SEXUALIDAD Y DIOS

Una de las áreas sobre la sexualidad que puede ser muy confusa para los cristianos es cómo hacer que Dios tenga que ver en el asunto. Para muchos de nosotros, pareciera que nuestros pensamientos sobre la sexualidad estuvieran poco conectados con nuestros pensamientos acerca de Dios. Es como si el sexo estuviera aquí en el extremo derecho, y Dios estuviera allá en el extremo izquierdo, y nunca se relacionan. Incluso el juntar las dos palabras, "Dios" y "sexo", en la misma conversación, se ve como algo inapropiado. Y eso es aún más cierto en el caso de las palabras "sexo" y "Cristo". Cuando piensas al respecto, en verdad, *Jesús nunca tuvo relaciones sexuales*, por lo que parece bastante inapropiado, por no decir, sacrílego, colocar la palabra "sexo" y a Cristo en la misma frase, ¿verdad? ¿Qué relación pueden tener lo uno con lo otro? Sin embargo, eso no es lo que encontramos en la Biblia. Dios nos habla sobre cada área de nuestras vidas, y eso incluye la sexualidad. No tenemos que divorciarnos de Dios y de Jesús en medio del sexo para permitirnos experimentar el disfrute pleno y sensual que es posible durante las relaciones sexuales.

Hablando de nosotros, a nivel personal, tenemos cientos de libros y artículos sobre la sexualidad en nuestros estantes, algunos escritos desde una perspectiva cristiana y otros no. Y esta es solo una cantidad muy pequeña de la información que existe en esta área tan importante de la relación matrimonial. Nuestro viaje para comprender esto ha incluido una búsqueda continua, tanto personal como profesional, para tener nuestros fundamentos en las Escrituras y así encontrar lo que realmente pueda ayudar a las parejas a mejorar su relación sexual. Antes de comenzar a especializarse en el tema de sexualidad, Jennifer tomó un tiempo considerable en buscar cada escritura que hacía referencia al sexo y al matrimonio. Si ustedes son una pareja casada y esta es un área que les es difícil, esta es nuestra primera recomendación. Si eres un terapeuta que trabaja desde una perspectiva cristiana, o un líder del ministerio que desea ayudar a las parejas casadas y deseas crecer en tu capacidad para trabajar con la sexualidad, esta es nuestra primera recomendación. Busca tus fundamentos en este tema, en lo que dicen las Escrituras sobre el sexo. Para ayudarte, hemos incluido un buen número de escrituras que puedes comparar con tu punto de vista sobre la sexualidad.

Hay muchos libros en la industria editorial cristiana que tienen diferentes perspectivas y posturas teológicas sobre la relación conyugal y sexual. Aunque puede que allí encuentres algo de información útil, es importante adoptar una postura muy crítica al leerlos. Algunos de esos libros, aunque la motivación de los autores pueda ser ayudar, la verdad es que contienen algunos errores bíblicos, psicológicos y fisiológicos. Otros adoptan posturas que pueden ser contrarias al corazón mismo de las Escrituras y al corazón que Dios tiene sobre la sexualidad entre un esposo y su esposa. Esperamos que tengas también la misma visión crítica en cuanto a lo que se compartirá aquí.

Con ocasión del trabajo que desarrollamos con parejas y en talleres, tanto profesionalmente como en el ministerio, hemos descubierto que, por lo general, hay que aprender y volver a aprender muchísimo para comprender la perspectiva de Dios sobre la intimidad conyugal. Las parejas deben tratar falsas creencias que tienen sobre el sexo y lidiar con un dolor increíble que a menudo rodea esta área de la vida de una persona y una pareja. Sé como los de Berea, de sentimientos nobles (Hechos 17:11), y busca las escrituras y los principios espirituales que se encuentran en este libro para que puedas sentirte seguro y muy convencido (Romanos 14:5) de lo que enseña la Palabra sobre este tema.

UNA VISIÓN BÍBLICA DE LA SEXUALIDAD

El lenguaje y las ilustraciones de la sexualidad son los más gráficos y poderosos usados en la Biblia para describir la relación entre Dios y su pueblo, tanto positivamente (cuando somos fieles) como negativamente (cuando no lo somos).

— PIPER Y TAYLOR, *SEXO Y LA SUPREMACÍA DE CRISTO**

Uno de nuestros textos favoritos para ayudar a las personas a comprender la visión bíblica y espiritual del sexo es *Sexo y la supremacía de Cristo*, de Piper y Taylor. Los autores han dado, amablemente, su permiso para que aquí revisemos brevemente dos puntos principales de su libro: "La sexualidad ha sido diseñada por Dios como una manera de conocer a Dios en Cristo con más profundidad" y "Conocer a Dios en Cristo con más profundidad se ha diseñado como una forma de protección y guiar a nuestra sexualidad". Mientras vas leyendo, pon atención a cómo Dios ha usado el lenguaje y las imágenes de la sexualidad para comunicarse con nosotros y para ayudarnos a conocerlo. Ten en cuenta cómo nuestro conocimiento de Dios protege y dirige el cómo vivimos nuestra sexualidad.

"LA SEXUALIDAD HA SIDO DISEÑADA POR DIOS COMO UNA MANERA DE CONOCER A DIOS EN CRISTO CON MÁS PROFUNDIDAD"

Esta idea se encuentra en el primer capítulo del libro de Piper y Taylor. Por favor, toma un momento ahora para leer Ezequiel 16 y luego Ezequiel 23. Cuando Dios está hablando acerca de la nación de Israel y su adoración a otros ídolos, usa palabras y frases como "te exhibieras para prostituirte", "te entregaste a cualquiera que pasaba", "derramaste tus prostituciones a todo el que pasaba, fuera quien fuera", "dejaron que les acariciaran sus pechos virginales", "genitales [...] como los de un asno y su semen como el de un caballo". ¿Por qué Dios usaría ese tipo de lenguaje sexual tan gráfico? Él está describiendo las elecciones espirituales que Israel ha hecho en la adoración de ídolos, y está usando el lenguaje sexual para representar lo que han hecho. Exploremos esto juntos.

Para muchas parejas, el mayor temor que tienen o el mayor dolor emocional que han enfrentado es la idea o la experiencia de que su cónyuge les sea infiel. Nos hemos sentado con parejas que han expresado el dolor devastador de la traición sexual en su matrimonio, al descubrir que su cónyuge ha tocado íntimamente a otro hombre o mujer de una manera en que solo ellos deben ser tocados. Cuando Dios habla aquí sobre el increíble dolor causado por la traición de Israel con los ídolos, usa el lenguaje de la traición sexual y el adulterio, y habla de ello usando las palabras físicas, corporales y sexuales, tales como "pechos", "genitales" y "semen". ¿Por qué? Porque quiere que comprendamos el nivel de dolor que siente cuando elegimos adorar algo más que no sea él; cuando elegimos darle la espalda a él y a su amor por nosotros ("fuiste mía" Ezequiel 16:8). Debido a que entendemos el dolor de la traición en el matrimonio, Dios usa estas imágenes y palabras para describir el dolor de la traición que él siente cuando cometemos adulterio espiritual, o idolatría, contra él. Dios usa el lenguaje sexual para comunicar su corazón, quién es él y cómo se siente, para que podamos entenderlo y acercarnos a él. Dios quiere que lo conozcamos profundamente.

Esto es similar a cómo Dios se comunica en general con nosotros. Usa la creación para decirnos quién es él (Romanos 1:20; Salmos 19:1-3). Nos muestra quién es él al hacernos a su imagen (Génesis 1:27), y finalmente quiso que lo conociéramos tan bien que se encarnó él mismo en el cuerpo físico de Jesús para mostrarnos su mismísima naturaleza, la esencia de quién es él (Juan 1:14; Isaías 9:6; Juan 14:9; Colosenses 1:15). Dios usa lo físico para expresar lo espiritual. Él también usa el lenguaje físico de la sexualidad para hablarnos de sí mismo y para comunicarse con nosotros.

CONOCIENDO A DIOS

"Conozco a mis ovejas, y ellas me conocen a mí, así como el Padre me conoce a mí y yo lo conozco a él" (Juan 10:14-15a). Dios nos conoce, Jesús nos conoce, Jesús conoce a Dios y Dios el Padre conoce a Jesús. La palabra griega que está traducida "conocer" aquí es *gnosko*, que significa conocimiento de primera mano a través de la experiencia personal; aprender, reconocer, percibir. *Gnosko* es la palabra que se usa aquí para describir el nivel de profundidad al cual Dios y Jesús se conocen. Esta es una comprensión íntima del otro en un nivel indescriptiblemente profundo. Lo que es interesante es que *gnosko* es la misma palabra usada para describir la interacción sexual entre José y María: "Pero [José] no tuvo relaciones conyugales con [María] hasta que dio a luz un hijo" (Mateo 1:25). *Gnosko* no solo describe cuán bien nos conoce Jesús, y qué tan bien se conocen Jesús y Dios, sino la profundidad a la que José y María se conocían.

Vemos algo muy similar en el idioma hebreo. "Ya no tendrá nadie que enseñar a su prójimo [...]: '¡Conoce al Señor!', porque todos [...] me conocerán" (Jeremías 31:34). La palabra hebrea aquí para "conocer" es *yada*, que significa conocer, reconocer y comprender a través de todos los sentidos. ¿Y adivina qué? La encontramos también en Génesis 4:1, traducida de manera literal en la versión RVC: "Adán conoció (*yada*) a Eva, su mujer". Así que, tanto en hebreo como en griego, la palabra para conocer usada para describir cómo Dios nos conoce, cómo conocemos a Jesús el Pastor, cómo Jesús conoce a Dios, y cómo Dios quiere que lo conozcamos es usada también para describir la relación sexual entre Adán y Eva y entre José y María. En muchas traducciones, la palabra "conocer" ya no se usa y se ha traducido de diversas maneras para decir "se unió con su esposa" o "tuvo relaciones sexuales con su esposa". La traducción de la NVI dice "se unió a". Esto no quiere decir, de alguna manera extraña, que nuestra relación con Dios o la relación entre Dios y Jesús tenga una expresión sexual. Eso es lo que el mundo pagano hizo con los dioses falsos a través del culto que hacían en el templo con las prostitutas que había allí. Pero esto ayuda a comunicar cómo Dios entiende la relación sexual. La profundidad del conocimiento íntimo entre Jesús y Dios, la profundidad con la que él nos conoce, la profundidad con la cual Dios quiere que lo conozcamos, es la misma profundidad de la intimidad que Dios desea que tengamos en nuestra relación sexual conyugal: una profunda intimidad emocional, espiritual y física. Dios usa estas palabras para describir el sexo.

Esto coloca la importancia de la sexualidad en un nivel completamente diferente. Juan 17:3 dice: "Y esta es la vida eterna: que te *conozcan* (*gnosko*) a ti, el único Dios verdadero, y Jesucristo" (énfasis añadido). La definición bíblica de vida eterna aquí es la palabra "conocer". Pasaremos la eternidad en un conocimiento, comprensión y cercanía íntimos con Dios y Jesús. ¡Guau! Y creemos que Dios nos da una pequeña probadita de eso en nuestra relación sexual. El nivel de conocimiento íntimo que podemos alcanzar cuando estamos en unión extática, íntima y erótica con nuestro cónyuge durante la intimidad sexual y en el orgasmo, es solo una prueba de las profundidades y niveles de la conexión maravillosa e íntima que tendremos con Dios por toda la eternidad. Dios usa lo físico para expresar lo espiritual para que así podamos *conocerlo*.

"CONOCER A DIOS EN CRISTO CON MÁS PROFUNDIDAD SE HA DISEÑADO COMO UNA FORMA DE PROTECCIÓN Y GUIAR A NUESTRA SEXUALIDAD"

Piper y Taylor hacen un trabajo increíble al describir esta verdad en su libro. El *conocer* del que hablamos líneas arriba es el fundamento que Dios usa para proteger nuestras elecciones sexuales y para guiar nuestras vidas sexuales. Cuando tenemos esa conexión profunda e íntima con nuestro Padre, él nos dirige sobre cómo debemos vivir nuestras vidas en general y en el ámbito sexual. Cuando no conservamos nuestro conocimiento de Dios, esto trastorna nuestra vida sexual.

> *Por eso Dios los entregó a los malos deseos de sus corazones, que conducen a la impureza sexual, de modo que degradaron sus cuerpos los unos con los otros. Cambiaron la verdad de Dios por la mentira* [...]
> *Además, como estimaron que no valía la pena tomar en cuenta el conocimiento de Dios, él a su vez los entregó a la depravación mental, para que hicieran lo que no debían hacer.* (Romanos 1:24-25, 28)

La palabra "conocimiento", *epignosis*, tiene la misma raíz, *gnosko*. Cuando no retenemos o cultivamos nuestra *epignosis*, nuestro íntimo conocimiento de Dios, quedamos confundidos a nivel sexual.

Entonces, hagamos un repaso. Dios nos comunica y nos enseña quién es él a través del lenguaje de la intimidad sexual. Su objetivo es que lo conozcamos íntimamente, pero también que nos conozcamos íntimamente dentro del matrimonio. Ese conocimiento de quién es Dios, junto con un conocimiento vivificador que tengamos el uno del otro en el matrimonio, puede entonces proteger y guiar nuestras relaciones sexuales. A medida que avancemos, aprenderemos que la Biblia incluye una gran cantidad de otras instrucciones claras sobre cómo vivir nuestra sexualidad a la manera que Dios quiere. Esto incluye lo que podríamos incluir en nuestro "menú" sexual, cómo podría ser la sensualidad en el matrimonio, cómo complacernos el uno al otro y ser buenos administradores de los cuerpos de los demás, y el tipo de fuego y excitación que las Escrituras dicen que puede suceder en nuestra relación sexual.

¿QUÉ INCLUIR EN TU MENÚ SEXUAL? LO QUE ESTÁ PERMITIDO

Como hemos aprendido, la sexualidad fomenta una conexión íntima entre el esposo y la esposa. La mayoría de las escrituras que hay en la Biblia sobre el sexo se refieren a lo que no debes hacer: no lo hagas con una cabra, y no lo hagas con la esposa de tu padre. En otras palabras, las escrituras que hay en la Biblia acerca de cómo vivir nuestra sexualidad de acuerdo con el plan de Dios son *únicamente* acerca del sexo dentro de la relación conyugal. Esto es muy importante. La sexualidad bíblica se trata de una conexión íntima. No se trata simplemente del acto sexual en sí mismo. El propósito general de la sexualidad que se encuentra en la Biblia, el tema predominante en el plan de Dios para la sexualidad, es propiciar y alimentar la conexión íntima en la relación matrimonial. Por lo tanto, cualquier elección que tomes sobre qué practicar sexualmente debería guiarse por ese principio predominante. ¿Aquello que practicamos sexualmente, nos acerca más el uno al otro? ¿edifica nuestra conexión íntima?

Las parejas, a menudo, nos preguntan sobre lo que creemos que Dios permite en el lecho conyugal. ¿Hay prohibiciones en la Biblia acerca de lo que una pareja casada puede hacer a nivel sexual? En lugar de decirle a las parejas lo que se les permite hacer, les damos un conjunto de escrituras para que las estudien juntos y, al hacerlo, puedan tomar una decisión en conjunto sobre qué incluir en su repertorio sexual (lee el ejercicio y las escrituras que se usan a continuación). Las preguntas, en general, son sobre sexo oral, sexo anal, uso de juguetes o vibradores, o el uso de ayudas como lubricantes, medicamentos como Viagra y testosterona. También nos preguntan sobre el juego de roles y el disfraz, la observación mutua de pornografía, la masturbación mutua y la masturbación individual, y el sexo por teléfono, por mensajes de texto o correo electrónico (el llamado "*sexting*") con un cónyuge.

Debido a que una de las preguntas más comunes que nos hacen es si una persona o una pareja deben practicar la masturbación individual, la usaremos como un ejemplo de cómo tomar decisiones sobre qué incluir a nivel sexual. Hemos recibido esta pregunta de personas solteras que se masturban, pero que dicen que no fantasean mientras lo hacen. También nos hacen esta pregunta casados que refieren que así es como manejan los desacuerdos cuando uno de los cónyuges tiene más deseos de sexo que el otro; practican la masturbación en lugar de pedirle tener sexo a cada rato a su cónyuge, quien no tiene el mismo nivel de interés o deseo de tener relaciones sexuales. Esto también ocurre en parejas donde uno de los cónyuges viaja mucho o está de servicio militar activo. Estos son solo algunos de los posibles escenarios.

Entonces, ¿qué dice la Biblia sobre la masturbación? Absolutamente nada; las Escrituras no abordan la práctica de la masturbación. Así que resulta importante examinar la visión predominante de la sexualidad que hay en la Biblia, y preguntarnos ¿esta actividad, en cualquier forma en que la practiquemos o en que la practico, crea en nosotros una conexión e intimidad como pareja casada? ¿Cuál es el fruto de elegir incluir esto en nuestro repertorio sexual? Piensa en un esposo que tiene un trasfondo de masturbación y pornografía, y cuya convicción es que esta es una práctica que Dios no desea que haga. Digamos que comienza a incluir la masturbación individual en sus prácticas sexuales, con la aprobación de su esposa, cuando no pueden tener sexo juntos. Sin embargo, si esto lo atrae a retroceder y lo lleva a practicar cosas que cree que son incorrectas, como masturbarse con pornografía, entonces incluir la masturbación puede no ser una buena opción espiritual para este hombre. El fruto de esta elección puede no serle beneficioso. A veces, el uso de la masturbación, o permitir que un cónyuge se masturbe, también puede ser una forma de *evitar* dar genuinamente. En otras palabras, puede provenir de una actitud egoísta. Algunos dicen que preferirían que su cónyuge se masturbara a que continuamente les pidan tener sexo.

Un objetivo mejor puede ser desarrollar una forma que incluya la masturbación en la relación de la pareja como una actividad mutua mientras ambos están en la misma habitación. En nuestra experiencia, cuando ambos cónyuges no participan de una actividad sexual, como ocurre en la masturbación individual, entonces esta **se convierte en una oportunidad perdida para conectarse.**

Considera este escenario para aquel esposo que tiene un deseo sexual mayor que su esposa. Cuando tú, el esposo, sientes el deseo de una liberación de tensión sexual, en lugar de masturbarte por tu cuenta, incluye a tu cónyuge. Acurrúcate en la cama con tu esposa. Esposo, dale a tu esposa algún tiempo, incluso si es corto, para que ella disfrute de un toque sensual o un masaje, cualquiera que le guste. Esposa, ahora sostén su escroto dentro de tu mano mientras él se produce el orgasmo manualmente. Besa a tu esposo, luego, váyanse ambos a dormir. O considera este escenario: cuando tú, la esposa, deseas un segundo o tercer orgasmo después de tener relaciones sexuales con tu esposo, en lugar de encargarte de ello por tu cuenta porque no quieres sobrecargar a tu ya cansado cónyuge, haz que te tome en sus brazos mientras tú te estimulas a un orgasmo adicional, tal vez más intenso. Hacer esto generalmente produce muchos sentimientos sobre auto-estimularse frente a otra persona y la culpabilidad que puede venir en torrente o que puede hacer que alguien se sienta incómodo. Sin embargo, considera qué puede producir en tu relación sexual el hecho de que tú y tu cónyuge se den permiso para darse un espacio de liberación de tensión sexual justo frente a sus ojos. ¿Vulnerabilidad? Oh sí. ¿Vinculación afectiva? Te sorprenderías. ¿Conclusión? Cualquier práctica sexual, incluida la masturbación, que no incluya a tu cónyuge, o que no promueva esa profunda conexión íntima entre ustedes, puede no estar reflejando el plan de Dios que hay en la Biblia para la sexualidad. Es posible que se estén perdiendo una gran oportunidad para profundizar en el erotismo que Dios ha dado para que tengan entre ustedes.

Recuerda, algo similar a lo que mencionamos anteriormente, si cualquiera de los escenarios anteriores conduce a un mal fruto, considera si deseas continuar haciéndolo. Así que usen las preguntas en los ejercicios a continuación, hablen de ellas juntos y exploren. Si decides probar algo y sientes que no está prohibido por las Escrituras o que no va en contra de la conciencia de alguien y, sin embargo, después de probarlo, descubres que tu conexión e intimidad no mejoran, entonces descártalo. Si te acerca más y hace que tu relación sexual sea aún más placentera, eso es realmente maravilloso.

LOS CANTARES

Como mencionamos, la mayoría de las escrituras sobre el sexo hablan sobre lo que NO se debe hacer. No lo hagas con la hermana de tu padre, con un animal, con alguien con quien no estés casado, o con alguien que no sea tu cónyuge. Esto está muy claro en las Escrituras. Entonces, ¿qué tipo de dirección da Dios para cuando tengas sexo? Bueno, la Biblia es el único texto escrito de las religiones mundiales que dedica un libro entero a la sensualidad y la sexualidad. El libro de Cantares está lleno de mucha información útil. Cubriremos parte de ello en diferentes capítulos, pero es importante notar aquí que Dios le otorga prioridad a la relación sexual conyugal al escribir un libro completo al respecto. Necesitamos prestar atención a ello. El toque sensual y la charla sensual están presentes por todo los Cantares. Tanto el Amado como la Amada se describen entre sí en términos sensuales y poéticos. También usan un lenguaje poético para describir las delicias de la relación sexual. Ten en cuenta las escrituras dadas a continuación:

El Amado dice:

"¡Cuán bella eres, amor mío,
*   ¡cuán encantadora en tus delicias!*
Tu talle se asemeja al talle de la palmera,
*   y tus pechos a sus racimos".*
Me dije: "Me treparé a la palmera;
*   de sus racimos me adueñaré". (Cantares 7:6-8)*

El Amado habla aquí de escalar la palmera (su cuerpo) para agarrar la fruta (sus pechos). Dice: "Eres fuente de los jardines, manantial de aguas vivas, ¡arroyo que del Líbano desciende!". Y la Amada responde:

"Soplen en mi jardín;
*   ¡esparzan su fragancia!*
Que venga mi amado a su jardín
*   y pruebe sus frutos exquisitos". (Cantares 4:15-16)*

El Amado describe aquí las corrientes del jardín de la Amada, y ella lo llama para que sople en el jardín y pruebe su fruta. Esto es considerado por muchos como una clara alusión al disfrute del acto del sexo oral y las aguas que fluyen de su lubricación y orgasmo.

Dios tiene la intención de que disfrutemos plenamente de la sexualidad y del vínculo sexual erótico que podamos tener con nuestro cónyuge. Hablaremos más sobre los Cantares en un capítulo más adelante.

COMPLACER A TU CÓNYUGE: QUE EL UNO CON EL OTRO SEAN MAYORDOMOS DE SUS CUERPOS

Pero el casado se preocupa de […] cómo agradar a su esposa *[…] la casada se preocupa de cómo agradar a su esposo.* (1 Corintios 7:33-34) *El hombre debe cumplir su deber conyugal con su esposa, e igualmente la mujer con su esposo […] No se nieguen el uno al otro, a no ser de común acuerdo, y solo por un tiempo, para dedicarse a la oración. No tarden en volver a unirse nuevamente; de lo contrario, pueden caer en tentación de Satanás, por falta de dominio propio.* (1 Corintios 7:3, 5) *La mujer ya no tiene derecho sobre su propio cuerpo, sino su esposo. Tampoco el hombre tiene derecho sobre su propio cuerpo, sino su esposa.* (1 Corintios 7:4)

Estas escrituras en 1 Corintios 7 han sido algunas de las escrituras más específicas, útiles y, sin embargo, incomprendidas que hay en la Biblia sobre el sexo. Repasemos algunos puntos importantes.

Dios quiere que vivamos nuestras vidas sexuales enfocados en el placer que podemos brindarle a nuestro cónyuge. Eso no significa que no tengas aspectos que te gustan y otros que te desagradan, preferencias y cosas que te causan repulsión, y que simplemente tengas que fingir que ellos no existen y solo pienses en tu cónyuge. De hecho, es esencial comunicar tus preferencias de manera abierta y honesta. Vamos a dedicar bastante espacio en estos capítulos a ese tema en específico. Sin embargo, Dios nos llama a considerar a los demás como mejores que nosotros mismos, y a dar prioridad a los intereses de los demás (Filipenses 2:3-4). Si tanto el esposo como la esposa mantienen este enfoque, muchos aspectos difíciles en la relación sexual se volverán más fluidos y suaves.

De manera similar en Corintios, Pablo, aunque entendió que una vida célibe no era lo que muchos elegirían, enfatizó que alguien podría ser más productivo en el trabajo de Dios aquí en la tierra, si no tuviera que enfocarse en complacer a un cónyuge (1 Corintios 7:33-34). En otras palabras, a través de este pasaje de las Escrituras, Dios deja en claro que un esposo debe enfocarse en complacer a su esposa y que una esposa debe enfocarse en complacer a su esposo. Pensar en los intereses de tu cónyuge por encima de los tuyos y concentrarte en complacerlos es una parte vital de la relación sexual marital.

También es importante prestar atención a quién tiene derecho sobre tu cuerpo. Mira la redacción: La mujer ya no tiene derecho sobre su propio cuerpo. Y una similar redacción hay para el caso del esposo. En otras palabras, su cuerpo le pertenecía a ella, ya que al casarse cedió el derecho sobre él. Este es un punto muy importante para subrayar, especialmente para las mujeres: por encima de todo, y en primer lugar, el derecho sobre el cuerpo de la mujer es algo que solamente ella puede ceder. Cliff y Joyce Penner, en su libro *The Gift of Sex* (el regalo del sexo), incluyen un capítulo: "By Invitation Only" (solo por invitación). Abordan el hecho de que, al practicar el sexo, las mujeres están abriendo sus cuerpos; están permitiendo que alguien ingrese en ellas, y que esto solo debe hacerse con el permiso de la mujer. Sin ese permiso, es una violación. Hay varias formas de entender esta idea. Si alguien se mete en tu casa y comienza a entrar en tus habitaciones, abriendo al azar tus gavetas y revisándolas, tú definitivamente tomarías medidas para frenar ello y lo considerarías una violación. Si una mujer tiene su bolso sobre una mesa y alguien lo abre y comienza a revisarlo, le diríamos: "Oye, ¿qué estás haciendo?" Entendemos que existen límites físicos que sería inapropiado cruzar sin pedir permiso. Cuánto más si se trata del cuerpo físico. Cuando se trata de decidir qué permitir que le suceda a su cuerpo, es vital que la elección, ante todo, la tome la esposa. En el matrimonio, Dios nos creó para ser una sola carne, para estar unidos en cuerpo y alma (Génesis 2:24). Dentro de la familia espiritual, estamos llamados a estar unidos (1 Corintios 1:10). Si entendemos que la unidad en la familia espiritual implica considerar a los otros como mejores que uno mismo (Filipenses 2:3) y no obligar a alguien a hacer algo de lo que no se siente bien (1 Corintios 8 y Romanos 14), entonces cuánto más deberíamos cuidar de ello en la relación matrimonial.

Cuando leemos de nuevo esta escritura, Pablo señala que la esposa y el esposo tienen autoridad sobre los cuerpos del uno sobre el otro. ¿Qué significa eso? A menudo, se ha enseñado que esto significa que una esposa nunca debe negarle el sexo a su esposo. Aunque esta es una pregunta importante para explorar, la interpretación de 1 Corintios 7:4 tiene muchos otros matices. La redacción en griego aquí es bastante útil. El término que Pablo usa aquí es *exousiazo*, que significa: ejercer autoridad sobre. Este es un término que describe un poder o autoridad delegado o conferido, que es muy similar a la idea de mayordomía, que se enseña a lo largo de la Biblia, especialmente en el Nuevo Testamento. Cuando alguien es mayordomo, es elegido por Dios, Dios le confiere autoridad para cuidar de algo que él le ha dado, y además debe hacerlo en beneficio de los demás. Entendemos esto cuando se trata del dinero. Dios nos da dinero, y nosotros no somos más que administradores de ese dinero mientras estamos en esta vida. Debemos usar ese dinero como Dios lo crea conveniente. Esta es la mayordomía financiera (Mateo 25:20-21, 23). También existe un entendimiento común de que cuando pides prestado algo, debes devolverlo en buenas o en mejores condiciones que cuando lo recibiste. Sabemos que Dios llama a los esposos a imitar a Jesús y presentar a sus esposas radiantes (Efesios 5:25-27). Estos son los conceptos reflejados en 1 Corintios 7:4. Una esposa recibe el cuerpo de su esposo de parte de Dios. El esposo es dueño de su cuerpo, pero Dios también le ha conferido poder sobre ese cuerpo a la esposa, y ella debe ser una buena mayordoma de ese hermoso cuerpo y presentarlo a Dios en tan buena o mejor condición que cuando se lo dieron a ella. El esposo, de la misma manera, recibe autoridad delegada de Dios sobre el cuerpo de su esposa. Ella es la dueña de su cuerpo, pero a él se le ha encargado que lo cuide como si fuera su propio cuerpo (Efesios 5:28). Dios le dio mayordomía sobre ese hermoso cuerpo y él, el esposo, debe devolvérselo a Dios en una forma hermosa. Cuando él busca complacer primero a su esposa, puede presentarla radiante ante Dios.

1 Corintios 7 ha sido mal usado para exigir u ordenar sexo. Esto está en oposición a las Escrituras y al uso general de la autoridad en la Biblia. Si Dios ha delegado en la esposa autoridad sobre el cuerpo de su esposo, ¿cómo se supone que ella debe usar o ejercer esa autoridad? Si Dios ha delegado en el esposo la autoridad sobre el cuerpo de su esposa, ¿cómo se supone que debe usar o ejercer esa autoridad? Jesús enseñó que los discípulos no debían enseñorearse de los demás como lo hacían los fariseos (Mateo 20:25-26 NBLH). En cambio, un líder debía ser un sirviente. Entonces, cuando se nos da autoridad sobre el cuerpo de nuestro cónyuge, del uno al otro, debemos usar esa autoridad como Jesús enseñó: como sirvientes, sin exigencias ni egoísmos (para consultar sobre cómo cambiar las exigencias egoístas, ver el capítulo "Selfish Demands" (exigencias egoístas) de Willard Harley en *Love Busters* (destructores del amor).[1] Y así el cuerpo de una mujer es suyo, y cuando se une con su esposo en matrimonio, ella está decidiendo, al igual que el hombre, que mientras su cuerpo siga siendo suyo, Dios también le está dando a su marido una autoridad delegada sobre su cuerpo y también lo llama a él a usar de buena manera esa autoridad por, primero que todo, complacer a su esposa.

Para muchas parejas, cuando examinan estas escrituras, ponen la orden de no negarse el uno al otro en una perspectiva diferente. Si un esposo o esposa termina usando este pasaje de las Escrituras para decir: "Me estás negando", es posible que esté usando las Escrituras como un palo o un arma, tal como lo haría un fariseo. Si una esposa o un esposo continúa "negando" el sexo a su cónyuge producto de su egoísmo, no está siendo buen mayordomo del cuerpo de su cónyuge. Si tanto el esposo como la esposa estuvieran enfocados en complacerse mutuamente, el resultado podría ser el sexo sagrado, en el cual el enfoque es el placer mutuo a través del dar y una exploración divertida que resulta en una "placentera convergencia de deber y deseo".[2]

EXCITACIÓN, FUEGO Y DEBER

¡Goza con la esposa de tu juventud!
Es una gacela amorosa,

es una cervatilla encantadora.
¡Que sus pechos te satisfagan siempre!
¡Que su amor te cautive todo el tiempo! (Proverbios 5:18-19)

Entonces, ¿qué más dice la Biblia sobre el sexo? La escritura anterior lo dice muy elocuentemente: debemos gozarnos con nuestro cónyuge y cautivarnos por nuestro amor mutuo. Debemos sentir esta satisfacción excitante, el uno del otro, sexualmente. La palabra "satisfacer" en el hebreo aquí es *ravah*, que significa saciarse, ser saturado. La palabra "cautivar" en hebreo aquí es *shagah*, que significa errar, como cuando uno está embriagado. También significa ser embelesado. Así es como Dios describe el efecto que la esposa, su amor y sus pechos tienen sobre el esposo: que él bebe tan plenamente de ella que está completamente embriagado y no puede caminar recto.

Esta es una afirmación muy clara de la intención de Dios para la sexualidad en la Biblia. El pasaje previo a este detalla cómo un hombre de Dios debería beber solo de su propia cisterna y no compartir su fuerza y riqueza, las fuentes de agua de su pozo —claramente, su sexualidad— con cualquier otra persona que no sea la esposa de su juventud. Y cuando lo comparta con su esposa, ella deberá hacerlo tambalear. Este puede ser un pasaje escrito directamente al esposo, tal vez porque la tentación sexual es un verdadero desafío para los hombres. Sin embargo, es una gran ilustración de la manera increíblemente emocional, física y excitante en que Dios describe la relación sexual marital. En 1 Corintios 7:9, Pablo exhorta a los solteros a casarse porque están quemándose de pasión (*puroó* en griego, significa incendiar). El sexo hace que nos quememos por dentro, por lo que Dios dice que el lugar para ello está en el lecho conyugal. En otras palabras, nuestra vida sexual debería encender en nosotros un fuego. Debería hacernos tambalear como un ebrio. Debería hacernos sentir saciados y cautivados. Esto debería ser cierto para *ambos*, esposo y esposa.

Muchos comentarios sobre 1 Corintios 7 hablan sobre los deberes de la relación sexual marital. "Deber" se ha convertido en una palabra horrible para describir la maravilla del sexo conyugal. El diccionario dice que el deber es una obligación. La palabra griega usada en esta escritura, sin embargo, es *opheile⁻*, que significa deuda o endeudamiento. Este término es exclusivo del Nuevo Testamento y solo se usa en otras dos ocasiones en la Biblia. Una está en Romanos 13. Allí, Pablo dice que le des a todo el que le debas. Si debes impuestos, págalos. Si debes mostrar honor, muestra honor. Si debes respeto, da respeto. ¿Por qué pagarías esa deuda, mostrar respeto y honor? Porque ese alguien se lo ha ganado y lo merece. El caso de los impuestos puede resultar un poco exagerado, pero cuando das honor y respeto genuino, es porque alguien ha hecho algo que se ha ganado tal respeto y honor, y crees que es digno de ello. Cuando pagas tu deuda con tu cónyuge, cuando cumples tu "deber" y le das sexualmente, no solo estás "cumpliendo con tu deber". Le estás mostrando que la consideras digna y decides demostrarlo dando tu amor. Cuando decimos que nos sentimos en deuda con alguien, nos sentimos agradecidos por cómo ha sido con nosotros o por algo que ha hecho. Entonces, cuando un cónyuge cumple con su *deber* matrimonial, esta es una expresión de endeudamiento, una demostración de que estoy *agradecido contigo* y que pienso que eres *digno de ello. Estoy haciendo esto por ti porque eres muy importante, de un gran valor para mí.* Sí, es un deber. Pero no es una obligación que deba hacerse a la fuerza, no es un deber del cual te sientas amedrentado por cumplir.

Cuando nuestra ofrenda se da por obligación o por la fuerza, ese no es el deseo de Dios. "Cada uno debe dar según lo que haya decidido en su corazón, no de mala gana ni por obligación, porque Dios ama al que da con alegría" (2 Corintios 9:7). Sí, este pasaje en 2 Corintios 9 es sobre dar dinero, pero expone claramente el corazón que Dios desea tengamos al momento de dar. ¿Cuánto más debería ser esto cierto en la relación sexual matrimonial? Dios no quiere que cumplamos con nuestro deber sexual en el sentido como muchos de nosotros pensamos en esa palabra hoy. Él desea que disfrutemos, que quedemos embriagados, que nos encendamos por el amor del uno hacia al otro y por nuestra relación sexual. Él quiere que cumplamos con ese deber, que cumplamos con esa deuda, porque estamos agradecidos con nuestros cónyuges y porque ellos son dignos de ello, y por eso queremos hacerlos sentirse radiantes, inundarlos de nuestro amor, hacerlos tambalearse y encender en ellos un fuego.

DISFRUTAR DEL CUERPO DE ELLA

Uno de los grandes estereotipos culturales es el de los hombres que se comen con los ojos a las mujeres. Desafortunadamente, es un estereotipo que tiene bastante fundamento detrás. Ello puede verse retratado de la manera más común, desde lo que sucede en la calle hasta lo que se muestra en las películas y en la televisión. Y ello no está en el plan de Dios. Jesús claramente enseñó que mirar a una mujer con lujuria es lo mismo que el adulterio (Mateo 5:28). Sin embargo, puesto en perspectiva bíblica, el disfrute masculino del cuerpo femenino puede ser algo correcto y enriquecedor. Desafortunadamente, debido al pecado y las conductas pecaminosas, puede ser un desafío apreciar como algo correcto cuando un esposo ama la vista del cuerpo de su esposa. A menudo, hemos escuchado a las esposas expresar que realmente les molesta cómo a sus esposos le gusta tocarlas sensual y sexualmente ("Lo único que me toca es mi trasero y mis senos"). Realmente puede serles molesto cuán fácilmente se excitan sus esposos cuando ven a su esposa desnuda o cuando se meten en la cama con su esposa desnuda o ligeramente vestida. Esto ha causado que algunas mujeres dejen de vestirse frente a sus maridos. Otras, usan sus pijamas como armadura protectora.

Puede haber muchos factores diferentes que influyen en la lucha que tienen las mujeres ante la fascinación de los esposos por el cuerpo de ellas. Puede ser que la única vez que el esposo toca a su esposa es cuando está sexualmente interesado. Puede ser que la esposa tenga una imagen corporal inferior. El esposo puede haber hecho comentarios despectivos sobre su cuerpo o sobre su peso. La esposa puede venir de un trasfondo de haber sido tratada como objeto por los hombres o puede haber visto lamentables ejemplos de hombres que trataron así a mujeres. Si alguna de estas cosas fuera cierta, sería importante obtener ayuda al respecto y poder hablar abiertamente sobre ello.

Es importante ubicar ese interés masculino por el cuerpo femenino en una perspectiva bíblica, porque cuando ello está bien, es muy correcto. Después de que Dios creó a Eva, "vio que todo lo que había hecho estaba muy bien" (Génesis 1:31). No fue algo solamente bueno sino *muy bueno*. Vemos al amado, en los Cantares, hablar sobre cómo quiere escuchar la voz de su amada y cómo quiere ver su figura, su semblante (según diferentes traducciones). Proverbios 5:19, como se mencionó anteriormente, dice cuán cautivador, embriagador y satisfactorio son para el esposo el amor y los senos de la esposa. Dios ha creado en los hombres un amor por la vista del cuerpo y la forma femenina. Él incluso lo pone en su santa Palabra. Es bueno y correcto para un esposo sentirse atraído de mirar y tocar el cuerpo de su esposa, tanto desnudo como vestido. Sam Laing, autor de *Hot and Holy* (ardiente y santo), lo dice muy bien:

> El lenguaje poético y eufórico que tiene [el Amado] expresa su fascinación y excitación y le da honor a la totalidad de su belleza divinamente dada sin una pizca de degradante vulgaridad […] El esposo le pide […] a su amada que le permita ver su 'figura' […] La mayoría de los hombres se identificarán fácilmente con esta afirmación y con este sentimiento. Anhelan ver a su esposa desvestida. Esposas, ¿han notado que su marido detendrá lo que sea que esté haciendo para echar un vistazo a tu cuerpo? Si tienen una discusión, y en medio de ella te cambias la ropa, él perderá por completo la ilación de sus ideas. Él deambulará por el baño mientras te bañas solo para mirarte. En lugar de resentirte u ofenderte por esto, calificándolo de inmaduro y grosero, es bueno que puedas valorar que la visión de tu figura desnuda es uno de los mayores placeres y alegrías que tu esposo tiene en su vida.[3]

Para las mujeres, es importante hacer la distinción entre la actitud del mundo de hacer del cuerpo femenino un objeto, y la apreciación genuina y correcta de su cuerpo según las Escrituras. El disfrute del cuerpo de la esposa por parte del esposo proviene de Dios. Sin embargo, esposo, si la única vez que tocas a tu esposa es para apretarle los pechos y el trasero, esto no se sentirá como un disfrute recto. Una clienta me explicó a mí, Jennifer, que cuando se vestía, le hubiera encantado que su esposo se hubiera acercado a ella por detrás mientras ella estaba desnuda, la hubiera envuelto en sus brazos y le hubiera dicho cuán buena madre era ella. No que ella era hermosa. No que él amaba su cuerpo. Sino que, mientras envolvía sus brazos alrededor del cuerpo que tanto amaba ver y tocar, le dijera lo mucho que amaba y apreciaba a la mujer que era y lo que le daba a su familia. Este es un equilibrio muy delicado. A las mujeres les encanta sentirse admiradas por los hombres que Dios les ha dado para amarlas. Claro que les encanta sentirse hermosas. Pero si esa belleza no es admirada en el contexto de toda la belleza de la mujer, puede llevar a una confirmación involuntaria de ese mensaje que ella ha estado escuchando de Satanás y del mundo: que ella es solo otro cuerpo; que ella solo es deseada para el sexo; que a ella, a la mujer que es, no se le reconoce ni valora.

Entonces esposo, imita al amado. Mira lo que dice sobre su amada. Cuando describe el cuerpo de su amada, habla de sus ojos, pelo, dientes, labios, mejillas, cuello, pechos, ombligo, nariz y cabeza (Cantares 4:1-15, 7:1-9). Incluso le dice que su aliento huele bien, las curvas de sus caderas son una obra de arte, que su voz es dulce, que sus pies están bellamente calzados con sandalias (sí, elogia sus zapatos), y que toda ella es hermosa. Si lo que tu esposa más bien escucha es que tu enfoque principal son sus pechos y su trasero, no has seguido este ejemplo increíble que encontramos en la Palabra de Dios. Puedes estar obedeciendo la Palabra de Dios al leerla diariamente, compartiendo tu fe a los perdidos, siendo un padre amoroso, generoso y un buen proveedor. Pero si deseas tocar el corazón y el alma de tu esposa, tus palabras deben estar llenas de Proverbios 31 (cuán fiel y trabajadora es, qué gran anfitriona es, qué gran madre y esposa) además de los Cantares (su belleza física en su totalidad).

¡ÉL ES TODO UN ENCANTO!

De manera asombrosamente similar, en los Cantares, la Amada describe a su amado en un lenguaje íntimo, audaz y lleno de admiración (Cantares 1:16, 2:3-4, 5:10-16). Ella habla sobre su cabeza, cabello, ojos, mejillas, labios, brazos y piernas. Ella lo llama apuesto, trigueño y distinguido. Ella elogia sus brazos de oro y su cuerpo de pulido marfil. Ella habla sobre los besos de su boca. Ella se deleita de estar con él y habla en detalle sobre su afecto y cariño hacia ella. Ella comparte una frase muy reveladora al final del libro: "Por eso a los ojos de mi amado soy como quien ha hallado la paz" (8:10). ¿Cómo llegó él a verla de esa manera?

Es de esperar que, al leer este libro, tendrán la oportunidad de trabajar como pareja en su intimidad verbal y relacional. Creemos que eso los llevará a tener victorias cuando trabajen en su relación frente a los conflictos. También es importante que reciban ayuda con cualquier daño que haya habido, lo que cubriremos en el capítulo once. Puede haber algunas cosas bastante difíciles que han sucedido entre ustedes que hagan parecer imposible imitar la forma en que la Amada habla de su amado. Sin embargo, es increíblemente importante que, mientras trabajas para mejorar y reparar tu relación íntima, examines el corazón de Dios y su corazón por ti, y que tengas el mismo corazón para tu esposo.

Dios es rico en misericordia. Cuando aún éramos sus enemigos, mientras todavía estábamos en pecado, nos miró con anhelo y afecto (Romanos 5:8, Isaías 30:18). Una de las mayores necesidades de la condición humana es sentirse amado y aceptado. Dios hace ambas cosas. Para aquellos de ustedes que tienen hijos, nos esforzamos por hacer esas cosas para nuestros hijos: amarlos y aceptarlos a pesar de que hacen cosas que no están bien y eligen caminos que no apoyamos o que son pecaminosos. A veces, es mucho más difícil mostrar ese mismo tipo de misericordia, compasión, paciencia y visión por alguien que no es nuestro hijo, sino que es un adulto que ya debería saber mejor cómo conducirse. Y, sin embargo, Dios nos llama a asegurarnos de que nuestro esposo sea "respetado en la comunidad" (Proverbios 31:23) y de que nosotras, como esposa, somos quienes le brindamos paz. Mientras más tiempo estés casada, más verás las fallas de tu cónyuge y las debilidades en su carácter. Es una oportunidad para la compasión o para el resentimiento. Si decidimos imitar el corazón de Dios, lo que ofreceremos es un amor y admiración por un pecador imperfecto.

Como esposas, estamos llamadas a imitar el ejemplo de la Amada. Ella es elocuente en su admiración por su amado. Tu esposo necesita que admires su belleza porque "él es todo un encanto" (Cantares 5:16). Dile lo que te gusta de cómo se ve. Al mismo tiempo, él necesita saber que admiras y aprecias lo que él hace por ti. No es inusual que los maridos compartan cuán enojados y frustrados se sienten porque no perciben el aprecio de sus esposas. Puede haber mucho detrás de eso. Él puede trabajar más horas de las que tú consideres que está bien dedicar.

O lo opuesto; puede que no sea el tipo de trabajador esforzado que sientas que debería ser. Pueden haber tenido muchas discusiones sobre cómo usa su tiempo. Pueden estar muy en desacuerdo sobre qué priorizar. Sin embargo, es importante mantener nuestros ojos en la cruz. Nuestros pecados pusieron a Jesús en la cruz, y Dios nos llama a tener hacia los demás la misma clase de compasión que él nos muestra (2 Corintios 1:3-4). Tu aguda conciencia de las debilidades de tu esposo puede impedir que te enfoques en sus fortalezas y que hables de ellas. Las esposas necesitan ver las debilidades de sus esposos con honestidad, sabiduría, humildad, compasión y visión. Cuando llegues a ese punto, podrás hablar genuinamente de tu esposo con el corazón de la Amada, hablándole de sus fortalezas desde un lugar de honestidad.

En los Cantares, Dios muestra cómo el Amado necesita ser apreciado por sus brazos que son barras de oro (su fuerza, Cantares 5:14), sus brazos que te abrazan (su amor por tocarte y abrazarte, Cantares 2:6), y sus piernas que son pilares de mármol (de nuevo, su fuerza, belleza y poder, Cantares 5:15). Cuéntale sobre la belleza de su cuerpo, cuéntale lo que admiras sobre su forma de hacer el amor, y dile cuánto aprecias lo que él hace por ti. Díselo. *Díselo.*

El nivel de intimidad y cercanía en el matrimonio está enormemente influenciado por la cantidad y calidad de las palabras, como las que comparten el Amado y la Amada entre sí. Así que, comprueba cuánto admiras a tu cónyuge. Comprueba cuánto le dices sobre su belleza y sus fortalezas. Mira lo que sucede con su intimidad general cuando decides imitar el lenguaje gráfico, sensual, enriquecedor e inspirador del Amado y la Amada. Al hacer esto, aprenderás a disfrutar, de una manera mayor, la bendición única del matrimonio tal como Dios lo diseñó, en toda su plenitud.

EJERCICIOS

EJERCICIO DE ELECCIONES SEXUALES: LO QUE ESTÁ PERMITIDO

Usen las siguientes preguntas con las escrituras que las acompañan para explorar juntos lo que desean incluir en su menú sexual.

Lo que está permitido: Ocho preguntas para guiar tus elecciones sexuales en el matrimonio

1. ¿Está prohibido por las Escrituras? (por ejemplo, lujuria, inmoralidad sexual – Mateo 5:28, Gálatas 5).
2. ¿Es provechoso y constructivo? (1 Corintios 10:23-24). ¿edifica? ¿es beneficioso para su relación, y estás buscando el bien de tu cónyuge?
3. ¿Involucra a alguien más? (incluyendo fantasías – Hebreos 13:4, Mateo 5:28).
4. ¿Cuál es el fruto? (Mateo 7:16-20). Cuando lo pones en práctica, ¿crea una conexión íntima entre ustedes? ¿Los lleva a algo perjudicial?
5. ¿Está demasiado infectado de la contaminación del mundo (Santiago 1:27) o Satanás lo ha contaminado, pero ahora necesita ser restaurado? (2 Pedro 1:3-4).
6. ¿Es algo que complace a tu cónyuge? (1 Corintios 7:33-34).
7. ¿Viola tu conciencia o la de tu cónyuge? (Romanos 14:5, 1 Corintios 8:7-13).
8. Si eliges no practicar esto, ¿tal decisión proviene en verdad de pensar en restringir o controlar la corrupción sensual y sexual a la manera dada por Dios, o está basada en enseñanzas humanas y en falsas restricciones autoimpuestas al cuerpo? (Colosenses 2:21-23).

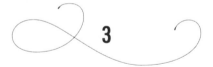

CONFLICTO QUE CREA CONEXIÓN

Cuando las parejas quieren recibir ayuda ante problemas sexuales, es común que quieran ir directo al grano para trabajar en los problemas sexuales que tienen. Puede que estés en esa categoría y, por ello, puede que te sientas tentado a saltarte estos capítulos sobre el conflicto, la comunicación y las relaciones interpersonales. Te recomendamos que no lo hagas. Primero, verifica si tienes buenas habilidades para una intimidad verbal y para solucionar conflictos. Pon en práctica las habilidades para la resolución de conflictos que hay en este capítulo y las de comunicación y empatía que encontrarás en los capítulos siguientes, y entonces, estarás preparado para abordar los problemas sexuales con mayor confianza y en unidad.

El matrimonio y el conflicto a menudo van de la mano. El conflicto puede causar división, pero también puede ser una puerta que se abre hacia una conexión más profunda. Pero ¿por qué enfocarnos en los conflictos que ocurren fuera del dormitorio, cuando estamos leyendo un libro sobre el sexo? Una de las razones principales es que, a menudo, los patrones generales de conflicto que hay en la relación matrimonial se reflejan en la relación sexual. El grado de capacidad que tengas para comunicarte y responder ante distintas preferencias, gustos y aversiones en otras áreas de tu matrimonio tendrá un impacto en cómo lo harás al hablar sobre el sexo. ¡Estas son buenas noticias! Al fortalecer tus habilidades de resolución de conflictos en otras áreas, estarás mejor equipado para navegar en los problemas de tu relación sexual. Las investigaciones han demostrado que el conflicto puede llevar a una mayor conexión e intimidad o puede conducir a la huida, la desconexión y/o problemas en la intimidad sexual.[1] Las parejas también pueden sentirse de modo diferente acerca de cómo interactuar sexualmente en medio de un conflicto. Cuando tienen un desacuerdo en su relación, algunos cónyuges sienten que tener relaciones sexuales les ayuda a resolverlo y sentirse cercanos. Otros sienten que necesitan primero resolver el conflicto y sentirse nuevamente unidos emocionalmente antes de que pueden tener intimidad sexual.[2] En general, cuando las parejas tienen buenas habilidades para resolver conflictos, esto puede tener una influencia importante en la forma en que lidian con sus problemas sexuales.

Pero ¿qué nivel de conflicto es problemático? Algunas parejas pueden tener un conflicto muy serio y aún mantienen una relación sexual saludable. Otros dicen que no pelean, lo cual puede sonar bien por fuera. Sin embargo, las parejas con pocos conflictos pueden sentir los mismos sentimientos que tienen las parejas con graves conflictos, y el nivel de evitación puede crear distancia y falta de cercanía. Otras parejas pueden tener constantes conflictos de baja intensidad que destruyen la intimidad o conflictos graves y agresivos que resultan en múltiples niveles de daño. Para las parejas que están en cualquiera de estos niveles, es importante atender ese deseo de ser comprendido en medio del conflicto. Una prueba usada por los terapeutas para medir el nivel de conflicto de una pareja incluye afirmaciones tales como: "Mi pareja es capaz de ponerse en mis zapatos" y "A mi pareja le cuesta ver las cosas desde mi punto de vista".[3] Esforzarse, en medio del conflicto, por ver las cosas desde la perspectiva de cada uno puede ayudar a las parejas a alcanzar una conexión más cercana.

Comencemos por concentrarnos en algunas habilidades que son cruciales para la resolución saludable de conflictos: buscar la comprensión, deshacerse del dedo acusador, esforzarse por tener empatía y darse una pausa. En los próximos dos capítulos, te guiaremos sobre cómo usar estas habilidades para resolver conflictos. A medida que vayan avanzando, serán más cercanos y tendrán mayor empatía el uno por el otro.

BUSCANDO LA COMPRENSIÓN

Proverbios 4:7 dice: "Aunque te cueste todo lo que tienes, obtén comprensión". Antes de discutir lo que implica la verdadera comprensión, hay una advertencia. A menudo, confundimos el hecho de entender y validar el punto de vista de nuestro cónyuge con ser un felpudo o simplemente dejar que alguien se salga con la suya. Ten por seguro de que esto no es lo que Dios tenía en mente cuando nos llamó a comprendernos y sentir empatía los unos por los otros. Tener límites claros es importante en cualquier relación. Es saludable saber cuándo decir "sí" y cuándo decir "no" (Mateo 5:37), cuándo y cómo decir la verdad (Efesios 4:15), y cómo lidiar con alguien que está siendo hiriente con sus palabras. Proverbios aconseja: "No respondas al necio según su necedad, o tú mismo pasarás por necio" (26:4). El apóstol Pablo también aconsejó: "Así, humildemente, debe corregir a los adversarios, con la esperanza de que Dios les conceda el arrepentimiento para conocer la verdad, de modo que se despierten y escapen de la trampa en que el diablo los tiene cautivos, sumisos a su voluntad" (2 Timoteo 2:25-26). Las Escrituras también nos enseñan: "Reprende con franqueza a tu prójimo" (Levítico 19:17). Hay momentos en las relaciones cuando alguien dice y hace cosas que no son de Dios. Puede que hablen de una manera contraria a las Escrituras, o puede que requieran recuperar el juicio. Dios dice que debemos lidiar con este tipo de oposición mediante la firmeza, sinceridad y amabilidad de Jesús, rogando que escapen de la cautividad de Satanás. Aquí no hay lugar para felpudos.

Entonces, ¿qué tal cuando tu cónyuge va hacia ti, molesto, herido o enojado por algo que has hecho? La Biblia nos llama a ser humildes y a aceptar ser corregidos (Proverbios 12:1). Como se mencionó, Dios nos llama a buscar la comprensión. La escritura mencionada anteriormente, Proverbios 4:7, dice que lograr tener comprensión puede costarte todo lo que tienes. Es costoso entender a alguien, comprender realmente cómo se siente y qué experimenta. Para hacer eso, es posible que debas dejar de lado tu propio yo y considerar a tu cónyuge como mejor que tú: "Más bien, con humildad consideren a los demás como superiores a ustedes mismos. Cada uno debe velar no solo por sus propios intereses, sino también por los intereses de los demás" (Filipenses 2:3-4).

Cuando te esfuerzas por comprender a tu cónyuge, por escucharlo de verdad cuando se acerca a ti para contarte cómo se siente acerca de algo que has hecho o no has hecho, o algo que has dicho, tendrás que poner tu egoísmo a un lado para escucharlo. Generalmente, cuando alguien nos habla, nuestras mentes comienzan a dar vueltas con justificaciones, rectificaciones y defensas, y queremos hacer lo siguiente:

- Defendernos: "¡¿Perdón?! Más bien eres tú el que ..." "Sí, pero *tú* ..."
- Poner justificaciones: "Eso no fue lo que pasó". "Oh, no quise decir ..."
- Tratar de arreglar lo dicho o hecho: "Bueno, entonces, ¿cómo quieres que lo diga?", "Bueno, entonces, hagamos esto ...".
- Buscar disculparnos o calmar a nuestro cónyuge, pero sin entenderlo realmente: "Oh, lo siento. No quise decir ..." "Oh, no, en verdad no creo que tú estés ..."

Estas respuestas son normales, pero son un obstáculo que se interpone en el proceso de ser verdaderamente capaz de escuchar a alguien y poder comprenderlo. Es posible que tu propio dolor también surja cuando tu cónyuge acuda a ti con algo que está sintiendo. Puede ser tentador que quieras dedicar la mayor parte de tu tiempo a preparar tu respuesta mientras está hablando. Entonces, ¿qué haces con todos esos pensamientos que van girando en tu cabeza? No los ignores. No los empujes debajo de la alfombra ni hagas la conocida técnica de simplemente cerrar tu boca. Eso no será de ayuda. De hecho, dale un poco de espacio a esos pensamientos; hónralos en un sentido. En lugar de soltarlos o reprimirlos, recomendamos colocarlos en un estante virtual, frente a ti. Déjalos a un lado; ponlos allí para mayor precaución. Una vez que hayas terminado de concentrarte en tu cónyuge, para llegar a comprender realmente lo que está sintiendo (siendo aquí "realmente" la palabra clave), entonces ya estarás listo para mirar de nuevo a ese estante y ver lo que todavía hay allí. Más adelante, hablaremos sobre qué hacer con lo que queda en ese estante. Sin embargo, esta práctica de poner a un lado tus propios sentimientos o pensamientos y elegir considerar, pensar y enfocarte en lo que tu cónyuge ha experimentado crea espacio en tu corazón y cerebro para comprenderlo sinceramente.

Cuando tomas la decisión de poner primero a tu cónyuge, de considerarlo como mejor que tú, estás imitando el corazón de Cristo. La escritura continúa: "La actitud de ustedes debe ser como la de Cristo Jesús, quien ... se rebajó voluntariamente, tomando la naturaleza de siervo" (Filipenses 2:5-7). Cuando decides poner a tu cónyuge primero, poniendo a un lado tus propias cosas para entenderlo, estás imitando a Jesús. Estás poniendo en práctica la cruz de Cristo en tu matrimonio.

LIDIANDO CON LA ESCUCHA A LA DEFENSIVA: DESHACIENDO DEL DEDO ACUSADOR

> *"Si desechas el yugo de opresión, el dedo acusador y la lengua maliciosa, si te dedicas a ayudar a los hambrientos y a saciar la necesidad del desvalido, entonces brillará tu luz en las tinieblas, y como el mediodía será tu noche. El Señor te guiará siempre; te saciará en tierras resecas, y fortalecerá tus huesos. Serás como jardín bien regado, como manantial cuyas aguas no se agotan".* (Isaías 58:9-11, énfasis añadido)

Un gran estorbo para resolver conflictos es el uso del dedo acusador. Incluso, nos causa sorpresa que haya una escritura que, de hecho, utilice estas palabras. El dedo acusador, en un conflicto, es el "sí, pero tú". Puede ser verbal, puede ser interno (el silencioso "pero tú"), o puede estar en tu lenguaje corporal. Es el culpabilizar, acusar, atacar y el asumir que se introduce en las discusiones de pareja. Dios dice que te deshagas de ello. ¿Por qué? Por los hermosos beneficios que Dios promete. Tu luz brillará. Él te guiará y va a satisfacer tus necesidades. Podrás caminar por un sendero bien iluminado. Es una de esas promesas sobre renunciar a todo por Dios y él te devolverá cien veces (véase Marcos 10:30). Humíllate y él te exaltará (Santiago 4:10). Deshazte del dedo acusador, de defenderte, de decir "sí, pero tú", y Dios *te* cuidará, *te* satisfará. Cuando decidas dejar de señalar con el dedo acusador, podrás dedicarte a ayudar al hambriento. Toda la energía que pones para defenderte, para hacer que la otra persona vea tu punto de vista, o que vea qué es lo que necesita cambiar o cómo te ha ofendido, puede ser dedicada a favor de tu cónyuge hambriento. Al igual que tú, tu cónyuge tiene hambre de comprensión, ya que todos anhelamos ser comprendidos. Concéntrate en satisfacer su necesidad de comprensión llena esa necesidad, y Dios te llenará. Una vez más, esto no significa que no tendrás la oportunidad de compartir tu propio punto de vista. De hecho, sucede todo lo contrario; habla la verdad en amor (Efesios 4:15 LBLA). Sin embargo, para tener el matrimonio que Dios quiere, es vital que trabajemos muy duro para ponernos en los zapatos de nuestro cónyuge. Y aún para tan solo acercarnos a eso, tenemos que esforzarnos muchísimo para deshacernos del dedo acusador.

¿Y cuál es el resultado cuando eliminas ese dedo acusador? "Serás como jardín bien regado, como manantial cuyas aguas no se agotan" (Isaías 58:11). Esto es lo que Dios quiere crear en nuestros matrimonios. Imagina el lugar verde más hermoso que ambos hayan visto. ¿Será Hawái, algunos jardines botánicos, el hermoso verde de Puerto Rico o Colombia? El conflicto puede hacer que nuestros matrimonios se conviertan en tierras desiertas y vacías, y señalar con el dedo acusador puede ser un factor importante en producir dicho resultado. Sin embargo, el exuberante y hermoso jardín que Dios desea para nosotros solo es posible cuando eliminamos de nuestras relaciones el culpar, acusar, asumir y atacar, y reemplazamos esas interacciones dañinas con comprensión y empatía.

ESFORZÁNDOSE POR TENER EMPATÍA

En última instancia, el objetivo de cada una de las habilidades anteriores es aprender a ser un buen oyente y comprender realmente, hasta el punto de sentir empatía por tu cónyuge. La empatía es el pegamento que hace que las relaciones sexuales íntimas sean satisfactorias.[4] Mira el ejemplo que Dios pone: "Cuando ellos sufrían, él también sufrió" (Isaías 63:9 NTV). Y luego mira el mandato que Dios nos da: "Lloren con los que lloran" (Romanos 12:15). Dios es un Dios de compasión (2 Corintios 1:3-4). Él nos llama a tener compasión y empatía por los demás, lo cual es especialmente importante en nuestro matrimonio. Puede ser muy difícil hacerlo, ¡especialmente cuando la persona que quiere nuestra empatía está molesta con nosotros! Sin embargo, ese es el corazón de Dios, y este es el llamado que él hace para cada uno de nosotros. "Él es bondadoso con los ingratos y malvados" (Lucas 6:35), y nos llama a imitarlo.

Jesús es el máximo ejemplo de genuina empatía. Lee Lucas 7:12-15. Aquí encontramos a Jesús en la ciudad de Naín cuando ve pasar un funeral. El fallecido es el hijo de una viuda. Cuando Jesús la vio, "su corazón rebosó de compasión" (v.13 NTV). El término usado aquí es *splagchnizomai,* que en griego significa movimiento de las partes internas, las entrañas. Jesús vio a esta viuda caminando por la calle en el funeral de su hijo, y él fue conmovido profundamente hasta las entrañas. Es como si su corazón se saliera hacia ella. Este es el mejor ejemplo que podríamos imitar en nuestro matrimonio: cuando vemos el dolor de nuestro cónyuge, nuestras entrañas más profundas, nuestro corazón, van hacia él o ella. El ejemplo de Jesús nos llama a tener empatía.

Entonces, ¿cómo llegamos allí? En la literatura e investigaciones sobre la empatía,[5] esta capacidad de mirar las cosas a través de los ojos de otra persona a veces se denomina la habilidad de ver algo desde otra perspectiva. Ver las cosas desde el punto de vista de otra persona refuerza la capacidad de tener empatía y resolver conflictos. Sin embargo, para tener empatía, primero tenemos que ser capaces de identificar, comprender y permitirnos sentir nuestras propias emociones. Las investigaciones han descubierto que, cuando los individuos son capaces de identificar y expresar con claridad sus propios sentimientos, tienen una mayor capacidad de tener empatía con los demás.[6] Un esposo le explicó a Jennifer, de la siguiente manera, su creciente comprensión sobre tener empatía y no desechar la emoción en su relación matrimonial: "Así que, quieres que me siente sobre mi basura y quieres que ella también se siente sobre la suya. Y luego, quieres que ambos nos sentemos en nuestras basuras juntos, ¿y entonces nos sentiremos más cerca y conectados?" ¡Así es!

Cuando puedes sentir empatía con tu cónyuge, entonces puedes comprenderlo y validar sus sentimientos. Validar no significa que estés de acuerdo con alguien o que esa persona tenga la razón y tú estés equivocado. Cuando le dices a tu cónyuge que entiendes cómo se siente, puede que percibas que le estás diciendo: "Tienes razón, en verdad yo hice eso" o "Estoy de acuerdo contigo; me equivoqué". Pero en realidad, cuando estás validando a alguien, lo que le estás diciendo es: "Eso tiene sentido", "Eso es entendible" y "Ahora puedo entender qué piensas eso". Validar a alguien y sentir empatía hacia esa persona también le está comunicando: "Tú eres importante para mí", "Me preocupo por ti" y "Te entiendo". Tomarse el tiempo para escuchar y entender genuinamente le comunica a tu cónyuge el valor que le asignas y que, para ti, es alguien que vale la pena.

En los capítulos cuatro y cinco, analizaremos más a fondo las herramientas prácticas para construir la intimidad, incluyendo cómo se construye la comprensión y responder con empatía.

DÁNDOSE UNA PAUSA

Todo esto suena muy bonito, el escuchar y tener empatía y todo eso, pero ¿qué haces cuando estás en el calor de un momento tenso con tu cónyuge? ¿Qué haces justo en medio del conflicto cuando la comprensión y la empatía son lo más alejado de lo que hay en tu mente y sientes que quitar el dedo acusador equivaldría a rendirte? La realidad es que, cuando el conflicto acalorado llega a cierto nivel de tensión, nuestras emociones y defensas parecen apoderarse de nuestros cuerpos. ¿Qué hacemos con esos sentimientos y pensamientos perjudiciales que pueden dificultar que logremos una comprensión y empatía?

Cuando alguien se te acerca de una manera que se siente conflictiva, tu cuerpo a menudo responderá automáticamente con un aumento del ritmo cardíaco y de la transpiración y la respiración. Esta es la forma en que el cuerpo reacciona cuando percibe el peligro. Lo que es sorprendente es que el cerebro no necesariamente conoce la diferencia entre la sensación de ser atacado *verbalmente* y ser atacado *físicamente* (como si alguien te atacara con un cuchillo). El cuerpo tiene un sistema de respuesta automática cuando percibe el peligro, el cual lleva al cuerpo a luchar o huir, o en nuestra experiencia, a luchar, huir o quedarse congelado. La adrenalina inunda el cuerpo y lo prepara para defenderse, huir o encerrarse. Se dice que la amígdala, el centro emocional del cerebro, en ese momento secuestra al cerebro, casi desconectando la parte racional y ejecutiva del cerebro. Entonces, se vuelve muy difícil resolver el conflicto de una manera racional cuando nuestros sentidos aumentan o se apagan. Es posible que las parejas deban aprender a tomar pausas para esperar y adquirir cierto control sobre estas respuestas antes de que se produzca demasiado daño.

Por lo general, es útil comenzar notando qué sucede en tu cuerpo cuando estás enfadado con alguien, o cuando alguien se te acerca con ira. Observa qué hace tu cuerpo durante una discusión, al tratar de hablar con tu cónyuge o cuando te está hablando. Si notas un aumento en el ritmo cardíaco o en el nivel de transpiración o respiración, una opresión en el pecho o la frente, o una sensación de nudo en el estómago, este puede ser un buen momento para presionar el botón de pausa. Toma un descanso y recupera el control de tu cuerpo. Puede que necesites tomarte un tiempo para respirar y volver a poner en marcha la parte prefrontal de tu cerebro, la parte ejecutiva de planificación. Cuando las emociones nos inundan, esta parte del cerebro se apaga. Una de las primeras habilidades prácticas en las que se debe trabajar durante un conflicto es respirar de manera profunda y lenta (consulta el ejercicio de respiración al final de este capítulo).

Si deciden incluir tiempos de espera, es importante pensar detenidamente cómo hablar de ellos. Comunica tu necesidad (para calmar tu respuesta), no la necesidad de tu cónyuge (es decir, "¡Necesitas hacer una pausa!"). Dile a tu cónyuge lo que necesitas y luego *ponle un límite de tiempo*. Podrías decir algo como: "Siento que estoy empezando a enfadarme", o "Siento que estoy teniendo algunas dificultades en este punto, así que necesito darme una pausa. ¿Podemos hablar de esto en aproximadamente una hora (o después de la cena o cuando lleguemos a casa del trabajo mañana)?". Es vital que, cuando uses las pausas como una herramienta en la resolución de tus conflictos, no simplemente digas: "Necesito darme un tiempo" y luego irte bruscamente, porque cuando así lo haces, puedes dejar a tu cónyuge sintiéndose abandonado o amenazado. Por eso, es importante que le digas a tu cónyuge cuánto tiempo necesitas y cuándo regresarás para continuar la conversación.

Aunque darse una pausa puede ser crucial, algunos sienten que, si no resuelven el tema el mismo día, antes de que se oculte el sol, no están obedeciendo los mandatos de Dios. Las Escrituras enseñan a no dejar que el sol se ponga cuando aún estás enojado (Efesios 4:26). Sin embargo, las peleas a menudo comienzan después de que oscurece, o justo antes de acostarse, y las parejas piensan que, para obedecer las Escrituras, no pueden irse a dormir hasta que todo esté resuelto. Pero seamos sinceros: el sol ya se había puesto antes de que comenzara su discusión. Para algunas parejas, puede ser conveniente obligarse de alguna manera a resolverlo para no dormirse enojados. Pero para muchos de ustedes, puede ser necesario postergar las cosas, dejarlas pendientes y comprometerse mutuamente a regresar a la "escena del crimen" cuando estén en un mejor estado anímico y mental. El punto que quiere resaltar la escritura en Efesios 4:26 es que se debe resolver los problemas rápidamente (Mateo 5:25) y no dar cabida al diablo (Efesios 4:27) donde pueda sembrar las semillas del resentimiento (Hebreos 12:15). El propósito de la escritura en Efesios no es que uno se quede despierto hasta altas horas de la noche, cuando se está agotado y con las emociones a flor de piel, tratando de resolver las cosas. Sin embargo, si tienes un conflicto sin resolver mientras te diriges a la cama, asegúrate de tener un plan para cuando vayas a resolverlo. Separa un tiempo para ello.

Habla con tu cónyuge sobre cómo podrían usar los tiempos de pausa y sobre cómo les gustaría a ambos comunicar su necesidad (véase el ejercicio 2 a continuación). Deja en claro que no saldrán de la habitación o de la casa sin expresar cuánto tiempo necesitan ambos para procesar las cosas. Cada uno de ustedes necesita sentirse bien sobre cómo se diseña el tiempo de pausa y cómo se usa. No quieres usarlo como arma. Si uno de los cónyuges dice bruscamente: "Me estoy dando una pausa" y se aleja sin explicar por qué lo necesita y cuándo va a regresar, ese tiempo de pausa puede parecer un rechazo equivalente a tirar la puerta o a responder con rabia y venganza. Además, puede que deje al otro cónyuge sintiéndose ansioso, asustado o enojado, y entonces, puede que sienta la necesidad de perseguirte para resolver las cosas, lo que puede establecer un patrón típico de persecución/huida, donde uno es el que persigue y el otro el que huye.

Luego, quienquiera que solicite el tiempo de pausa debe ser quien tome la iniciativa para que ambos regresen a volver a entablar la conversación. Si no regresas para retomar la conversación, ello puede provocar ansiedad en tu cónyuge, quien puede estar sintiendo una gran necesidad de resolver el conflicto. Directamente y con respeto, pide una pausa y di el tiempo que necesitas tomarte. Asegúrate de usar el tiempo para llegar a un estado mejor y más tranquilo, haciendo cosas como respirar, orar, caminar, escribir o hablar. El objetivo es llegar a un buen estado para que puedas escuchar y entender (Proverbios 4:7) o decir la verdad con amor (Efesios 4:15). Cuando llegues a ese punto de poder hablar con amor (consulta el capítulo cuatro sobre el Comunicador) o escuchar con empatía (consulta el capítulo cinco sobre el Validador); entonces, toma la iniciativa para juntos regresar al punto donde retomen la conversación.

También es vital que el cónyuge que recibe la solicitud de tiempo de pausa cumpla con ese pedido. Este no es el momento de perseguir al otro para exigir que se resuelvan las cosas. Cuando tu cónyuge solicita un tiempo de pausa, este es el momento para que tú también respires, para controlar tus reacciones, para salir a caminar, orar o llamar a alguien. Honra la solicitud de tu cónyuge y dale el espacio para que pueda trabajar en su propia respuesta.

Finalmente, si deciden poner en práctica los tiempos de pausa en tu matrimonio, recuerda que, como cualquier comunicación, pedirle a tu cónyuge una pausa puede generar más conflicto. Si esto sucede, juntos acuerden obtener ayuda. Toma acción para hablar con otra persona, posiblemente otra pareja, y revisen lo que estuvo mal. Tomar una pausa de una buena manera puede requerir práctica, pero usar dichos tiempos con sabiduría y cuidado puede revitalizar la forma en que resuelves los conflictos dentro de tu relación matrimonial.

Los siguientes ejercicios ofrecen pasos para practicar las habilidades de respirar y tomarse tiempos de pausa. El uso de estas habilidades brinda la oportunidad de calmar la respuesta automática del cuerpo ante el conflicto y, a la vez, brinda a ambos el espacio para la autoreflexión. Al implementar estas herramientas, estarás mejor equipado para hablar con sinceridad y para oír, escuchar, comprender, validar y sentir empatía por tu cónyuge cuando te comparta sus inquietudes.

EJERCICIOS

EJERCICIO 1 PARA RESOLUCIÓN DE CONFLICTOS: RESPIRAR

La respiración diafragmática se usa intencionalmente en el canto, el yoga, el ejercicio y en incentivar la salud física y mental.

Respira a través de tus fosas nasales y deja que la respiración entre profundamente en tus pulmones. Piensa en tu cavidad abdominal, tu estómago, como si fuera un globo, y mientras respiras, llena ese globo. Mientras haces esto, mantén tus hombros relajados. Exhala por la boca y deja que salga todo el aire, haciendo algún ruido hasta que salga el último suspiro. Usa ese músculo del diafragma, que se encuentra debajo de tus pulmones, para expulsar todo el aire contenido en ellos. Ahora respira nuevamente por la nariz, liberando y relajando tu estómago y diafragma mientras lo haces, y llenando tus pulmones inferiores. Haz esto cuando sientas que tu ritmo cardíaco y tu respiración se elevan mientras estás enfadado.

*Si es difícil hacerlo mientras estás sentado o de pie, practícalo primero estando acostado. El cuerpo automáticamente respira diafragmáticamente cuando te recuestas. Sigue las mismas instrucciones y baja el aire a tus pulmones, manteniendo los hombros relajados.

EJERCICIO 2 PARA RESOLUCIÓN DE CONFLICTOS: PRACTICAR EL TIEMPO DE PAUSA

*Recuerda: los tiempos de pausa, cuando se hacen correctamente, pueden ser muy efectivos y útiles para resolver conflictos. Puede que tengas que practicarlos varias veces, como también puede que tengas que hacerlo con torpeza durante varios intentos. Obtén ayuda si les están causando más conflicto. Es vital que utilices los tiempos de pausa para ayudarte a hablar la verdad con amor y para que tengas la capacidad de escuchar genuinamente. "Es necio y vergonzoso responder antes de escuchar" (Proverbios 18:13).

PRIMERO, PRACTICA:

1. Ten una conversación con tu cónyuge cuando no estén en conflicto y decidan el tipo de palabras que a ambos les gustaría decir. Asegúrense de sentirse bien acerca de cómo va a pedir cada uno el tiempo de pausa.
2. Tomen el acuerdo de que cuando uno de los dos pida un tiempo de pausa, el otro cumplirá con la solicitud.

3. Ahora practiquen. Colóquense frente a frente, sentados. Decidan quién va a pedir el tiempo de pausa primero. El otro debe responder con algo como "Claro, está bien" o "Por supuesto". Observen cómo se sienten al decir y escuchar la solicitud del tiempo de pausa. Cambien las palabras usadas si causan problemas al cónyuge.

4. El que solicita la pausa debe fijar un tiempo específico en el que regresarás del tiempo de pausa.

5. Ahora dejen que el otro practique pedir un tiempo de pausa. Nuevamente, observen cómo se sienten, y cambien las palabras a usar según sea necesario.

Recordatorios sobre cómo poner en práctica los tiempos de pausa en un conflicto real:

1. Puedes verbalizar el pedido de pausa, diciendo algo así: "Siento que empiezo a reaccionar mal sobre lo que estamos hablando, y necesito tomarme una pausa. ¿Podemos hablar de esto en una hora (después de la cena, cuando lleguemos a casa esta noche)?"

2. Recuerda que cuando pides una pausa es para ti mismo. Este no es el momento de decir: "Creo que necesitas darte una pausa". El tiempo de espera es para *ti*.

Después de pedir el tiempo de pausa:

1. El que solicita el tiempo de pausa debe *usar* dicho tiempo. Ora, llama a alguien, canta, sal a caminar, lee las Escrituras, respira/respira/respira. Disminuye el ritmo cardíaco y pon tu corazón y mente en un estado de poder escuchar a tu cónyuge o hablar de una manera en que tu cónyuge pueda escuchar. También puedes darle tiempo para que tome su propio tiempo de pausa.

2. El que solicitó el tiempo de pausa tomará la iniciativa para retomar la conversación. "Bien, ¿podemos continuar con lo que estábamos hablando antes?"

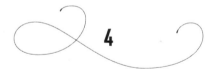

FOMENTANDO MAYOR COMPRENSIÓN: EL COMUNICADOR

Abordar el conflicto de una manera tal que genere la comprensión es importante tanto en la relación sexual como en la relación matrimonial a nivel global. De hecho, si el conflicto en tu matrimonio es un problema en general, es probable que no te vaya bien cuando tengas un conflicto en cuanto a cuestiones sexuales.

Cuando se lidia con un conflicto, es importante ser un oyente atento (lee más en el capítulo cinco, "Respondiendo con empatía"). Ser un comunicador considerado también es sumamente importante, pues es vital prestar atención a la forma en que nos acercamos a alguien cuando le hacemos una solicitud, cuando nos sentimos heridos o cuando estamos enojados con ellos. El investigador John Gottman llama a este enfoque cuidadoso y considerado "el arranque suavizado". La Biblia lo llama hablar la verdad en amor (Efesios 4:15 LBLA). Al tratar los conflictos, es importante ser un buen oyente, pero también es extremadamente importante ser alguien que comunica bien con sus palabras.

El momento en que eliges hablar con tu cónyuge también tiene mucha importancia. Las autorrevelaciones que hagamos son más útiles si las hacemos en el momento apropiado. Si una revelación se hace en medio de un conflicto, o se hace acusando, atacando, juzgando o criticando, el resultado será contraproducente; puede producir una mayor separación y distancia en lugar de crear intimidad, cercanía, conexión y solución. Quizás te preguntes si este enfoque extremadamente controlado para hablar es sincero. Es cierto que para tener una auténtica intimidad debemos ser reales, vulnerables y directos. La gente, a veces, iguala el desahogarse sin ningún filtro con ser sincero, y dice: "Yo solo quería ser franco". Sin embargo, la mayoría de nosotros tenemos en nuestro interior esa capacidad de ser auténticos, y a la vez respetar la dignidad de alguien y darle honor como persona.

Puedes "reprender con franqueza a tu prójimo" (Levítico 19:17) y aun así decir la verdad con amor (Efesios 4:15). Como dice Paul Tripp en *Edad de Oportunidad*, si no hablas la verdad con amor, dejará de ser la verdad, porque está contaminada o corrompida por tu frustración, impaciencia y enojo.[1]

Recomendamos seguir cuatro pasos para que quien habla (al que llamaremos "el Comunicador") se comunique de modo efectivo:

1). **Sé breve:** Cuando estés hablando, no inundes a tu cónyuge con demasiadas palabras.
2). **Afirmaciones "yo":** Usa afirmaciones que contengan las palabras "yo" o "me" cuando empieces a compartir algo.
3). **No culpes, supongas ni acuses:** No señales con el dedo acusador cuando expreses lo que te está molestando.
4). **Opta por un tema o un momento:** Comparte sobre solo un momento o una inquietud a la vez.

EL COMUNICADOR: SÉ BREVE, AFIRMACIONES "YO", NO CULPES, OPTA POR UN TEMA O UN MOMENTO (SANO)

SÉ BREVE

Cuando sentimos que alguien no entiende lo que estamos diciendo, o cuando nos sentimos culpables, a la defensiva o incómodos con lo que estamos compartiendo, podemos comenzar a reiterar cosas o explayarnos en lo que estamos compartiendo, agregando razonamientos. La Biblia dice: "El que mucho habla, mucho yerra; el que es sabio refrena su lengua" (Proverbios 10:19). Si tienes la costumbre de entrar en largas explicaciones sobre por qué sientes algo o sobre lo que experimentaste, esta escritura puede aplicarse a ti. Inundar a tu cónyuge con largas explicaciones sobre por qué estás molesto puede hacer que se cierre o que se ponga a la defensiva.

¿Alguna vez has estado en una situación en la que alguien te habla y habla sin parar de algo que le molesta? ¡Eso se siente como si una manguera contraincendios te disparara agua con toda su fuerza! Entonces, solo quieres correr y ponerte a salvo. Puede ser muy difícil escuchar cuando nos sentimos inundados. Por eso, aprender a expresarte sucintamente puede ayudar mucho a que alguien entienda realmente tu posición.

Una buena manera de evitar inundar a tu cónyuge con demasiadas palabras es limitar lo que vas a compartir a dos o tres oraciones a la vez. Esto le dará la oportunidad de asimilarlo, de reflexionar sobre lo que estás diciendo y de hacerte algunas preguntas (consulta el siguiente capítulo).

LAS AFIRMACIONES HECHAS DESDE TU PERSPECTIVA

Hacer una declaración desde la perspectiva del "yo" te permite ser asertivo con tus sentimientos y percepciones mientras, a su vez, los reconoces como tuyos. Compartir algo que promueva la escucha activa puede ser sorprendentemente difícil. En primer lugar, puede ser difícil entender lo que sentimos (veremos más al respecto, más adelante). Además, mantenerte en el "yo" cuando lo que quieres decir es "tú hiciste esto" y "me hiciste sentir …" es bastante difícil. Cuando estamos heridos, molestos o enojados, a menudo señalamos con el dedo (véase "No culpar, acusar o suponer" más abajo). Además, es difícil compartir nuestros sentimientos usando el "yo" porque a veces puede ser difícil encontrar las palabras para describir nuestras emociones más allá de decir que nos sentimos enojados. Puede ser más fácil decir: "Estoy enojado", porque la ira es una emoción defensiva que te mantiene a salvo y protegido detrás de tus muros. "Estoy enojado" es muy parecido a "Me sentí frustrado", "Me molestó" o "Me sentí enfadado". Si bien cada uno de estos sentimientos puede ser exacto, te recomendamos que dediques un tiempo a mirar lo que hay debajo de estas palabras para encontrar qué emociones más vulnerables se han desencadenado.

Para algunos de nosotros que, pese a ser emocionalmente sanos, se nos dificulta identificar esas emociones más vulnerables, puede ser útil usar un póster o una hoja de trabajo con ejemplos que etiqueten o nombren ciertas emociones. Herramientas como esta muestran cómo ciertas emociones pueden estar debajo de nuestra ira, tales como la ansiedad, la vergüenza, el dolor y la tristeza. Puedes identificar otras palabras que describen emociones tales como *sentirse no escuchado, impotente, no apreciado, invisible, que te faltan el respeto, no importante, no amado, juzgado* o *incompetente*. Lee la lista de palabras en el apéndice B para ayudarte a identificar tus sentimientos. Ten en cuenta que incluso estas palabras más vulnerables pueden usarse para hacer acusaciones que son sutiles.

En general, decir "Me sentí lastimado" o "Me sentí inferior, poco apreciado, insignificante, juzgado, solo, no ser lo suficientemente bueno o triste" son palabras mucho más vulnerables. Estas son consideradas emociones más primarias que el enojo. Sin embargo, el compartir de forma vulnerable cómo te sientes puede ser arriesgado, pues no tienes la seguridad de cómo responderá la otra persona. Tu cónyuge de alguna manera puede usarlo en tu contra: puede ponerse a la defensiva y contraatacar o irse y abandonarte con tu dolor. Este es el peligro inherente que conlleva la intimidad y el tratar conflictos. Si eres vulnerable, ello podría ser usado en tu contra, o puede que la otra persona responda de una forma no apaciguadora.

Sin embargo, cuando ser vulnerable es seguro y tienes noción de que la otra persona aceptará lo que estás a punto de decir, es mucho mejor compartirlo desde la perspectiva del "yo". Inclusive, puedes terminar usando "tú" en lo que compartes, pero cuando lo hagas, mantenlo descriptivo: "Cuando dijiste (completa el espacio en blanco)", "Cuando entraste" o "Cuando no hiciste ...". El desafío es no asumir que sabes lo que tu cónyuge está sintiendo o pensando o lo que está sucediendo en su interior (consulta "No culpar, acusar o asumir", a continuación). Decir cosas como "Sé que estabas enojado" o "Sé que pensaste ..." supone que tienes la capacidad de meterte en su cabeza y leer sus emociones y pensamientos, pero en verdad no puedes. Por lo tanto, decirle cómo se siente es solo una suposición y, por lo general, eso detiene la conversación. Limítate a hablar de lo que viste, lo que experimentaste y lo que sentiste.

Recuerda, hay una diferencia entre decir: "Me atacaste" y "Me sentí atacado". La frase "Me atacaste" conlleva claramente un dedo acusador hacia otra persona. "Me sentí atacado" está diciendo: "Esto es lo que yo experimenté", incluso si no era la intención de que pasara o si no fue lo que efectivamente ocurrió. Los sentimientos no siempre se basan en hechos, y compartir lo que sientes no siempre tiene una conexión con hechos o con lo que exactamente pasó. Puedes sentirte atacado incluso cuando tu percepción de la situación es completamente inexacta. Tu cónyuge podría sentirse atacado incluso cuando esa no era tu intención en lo absoluto. Tratar de convencer a alguien de que no debería sentirse así o de que está muy equivocado suele ser muy contraproducente. Sin embargo, cuando validas la forma en que alguien se siente, cuando validas los sentimientos de tu cónyuge o le dices que lo que siente es comprensible, esto puede contribuir mucho a que se sienta escuchado y amado.

SIN CULPAR, ACUSAR O SUPONER

El concepto de hablar desde el punto de vista del "yo" va de la mano con esta idea de no usar un lenguaje que culpa, acusa o asume. Vamos a reiterar algunos puntos aquí para enfatizar la importancia de deshacerse de la culpa y del dedo acusador.

A menudo, cuando las personas se expresan de algo con pasión o con ira, la persona del otro lado se siente atacada y culpada, y su respuesta puede ser cerrarse o ponerse a la defensiva. Una de las partes importantes de aprender a tener conflictos que permitan crear una conexión íntima es descubrir cómo compartir lo que sientes sin atacar a la otra persona. Anteriormente, mencionamos Isaías 58:9-11 y el deshacernos del dedo acusador. Cuando hacemos esto, hay grandes resultados. Dios puede convertir nuestros matrimonios en ese jardín bien regado. Todos hemos visto o estado en un lugar hermoso, verde, exuberante y espléndido. Tómate un momento, imagina eso y comprende lo que Dios quiere crear en tu matrimonio.

Es crucial recordar la perspectiva de Dios cuando inicias una conversación. Recuerda el propósito, el por qué estás compartiendo. Tu objetivo final no es echarle la culpa a tu cónyuge o que vea lo equivocado que está. Tu objetivo es invitarlo a que te permita ver quién eres y cómo te sientes. La forma más segura y, sin embargo, la más defensiva de comunicarte puede ser echarle la culpa a tu cónyuge y asegurarte de que vea claramente que lo que hizo estuvo mal, y que vea aquello que te molesta tanto. Es mucho más arriesgado decir: "Cuando dijiste eso, me sentí herido y no me sentía amado" o "Cuando hiciste eso, me sentí no apreciado y sin importancia". Entonces, en lugar de asegurarte de que vea que lo que hizo estuvo mal, esfuérzate mucho por mantenerte vulnerable y comparte desde la postura de "Me sentí".

Cuando compartas lo que sientes, ten cuidado con hacer suposiciones, pues estas pueden estar repletas de todo tipo de minas terrestres. Y las suposiciones también pueden ser muy inexactas. Aquello que parece ira, a menudo puede ser alguien que se siente herido. Podemos hacer interpretaciones incorrectas, asumir motivaciones o malinterpretar palabras y acciones. Recuerda tu propia experiencia cuando alguien se te acercó y te dijo que sabía lo que estabas sintiendo. Es muy frustrante cuando alguien analiza algo de lo que decimos o la forma en que actuamos y asume que sabe lo que está sucediendo dentro de nosotros. Definitivamente, no es muy productivo hacer eso con tu cónyuge. Decir "Estabas enojado" simplemente aviva el conflicto. En su lugar, describe su lenguaje corporal y su tono. Esto funciona mucho mejor. Usar frases descriptivas como "Tu rostro estaba tenso" o "Tus brazos estaban cruzados" o "Tu tono fue cortante" pueden ayudar a tu cónyuge a comprender cuál es la impresión que da. Cuando hables con tu cónyuge, comparte lo que sientes sin hacer suposiciones de lo que está sucediendo en su interior.

UN TEMA, UN MOMENTO

Cuando le hables a tu cónyuge acerca de algo que te molesta, enfócate en solo un tema ocurrido en un momento determinado. En otras palabras, no trates de inundarlo con todo tipo de problemas o temas, incluido el que te interesa, para hacerle entender. Cuando compartas con alguien cómo te sientes respecto a algo que hizo, enfócate en lo ocurrido en cierto momento, no en las otras diez veces que sucedió. A menudo, sentimos la necesidad de explicar y justificar (véase más en la sección "Sé breve"), por lo que damos otros ejemplos para enfatizar nuestro punto. Y si sentimos que la otra persona no lo está entendiendo, seguiremos explicando y dándole más y más ejemplos. Con frecuencia, esto hará que la persona que escucha deje de prestar atención. (¿Qué tan efectivo es esto con tu hijo adolescente o cuando tú mismo fuiste adolescente?). En vez de ello, mantén lo que compartes en torno a una idea o situación específica: "El viernes pasado, cuando entraste, dijiste … y sentí …". No uses el ejemplo de la semana anterior cuando aquello también sucedió, y no hagas un listado interminable de las veces que ocurrió. Menciona solo el viernes pasado y solo ese momento y ese tema. Tampoco te refieras a otros temas o asuntos. Así te concentras en un determinado momento y eliges activamente mantenerte alejado de frases vergonzosas como "tú siempre".

AHORA, JÚNTALO TODO

Cuando te acercas a tu cónyuge para decirle algo que te ha molestado, te ha lastimado o te ha hecho enojar, podrías usar algo así: "El viernes pasado, cuando llegaste a casa, entraste a la cocina y dijiste _____. Cuando dijiste eso, me sentí herido y juzgado, y me sentí realmente insignificante". Ahí está. Lo has expresado de manera sucinta (sé breve), usando afirmaciones "yo" (herido, juzgado, insignificante), sin culpar (sin atacar) y optando por tratar solo un momento y un tema (lo que ocurrió el viernes pasado). Inténtalo. Si "metes la pata", discúlpate y vuelve a intentarlo.

Debes haberte dado cuenta de que el acróstico forma una palabra de ayuda nemotécnica para quien comunica: SANO. En el próximo capítulo, la palabra de ayuda nemotécnica para quien valida es REHACE. Si guardas estas dos palabras en tu mente, nunca te olvidarás de que, cuando quieras comunicarte para rehacer la conexión entre tú y tu cónyuge, puedes hacerlo tratando de que el diálogo entre ustedes se mantenga sano.

Nota para los que evitan las cosas: Decir afirmaciones desde la perspectiva del "yo", e incluso intentar algo semejante a este proceso, puede ser muy difícil, especialmente si antes lo has intentado y has obtenido resultados negativos, durante la infancia o incluso con tu cónyuge. Si te fue mal cuando le dijiste a tu cónyuge lo que sientes y piensas, es posible que tengas buenas razones para evitar causar más problemas. Sin embargo, cuanto más evites hacerlo, puede que tu cónyuge más te persiga, intentando resolverlo o hacer que lo escuche. Aunque tu cónyuge necesita que escuches y honestamente valides lo que está diciendo, también necesita escuchar lo que tú estás sintiendo. Por lo tanto, te sugerimos que te tomes el tiempo para descubrir tus afirmaciones hechas con la perspectiva del "yo". Examina lo que estás sintiendo y luego deja que tu cónyuge entre a escena para poder validarte. Esto alienta a un compartir recíproco de sentimientos: saber que acudiste a tu cónyuge lo alienta a su vez a ir a ti cuando necesite contarte algo. Puede que te sientas un poco incómodo al pasar el tiempo tratando de identificar tus emociones, e inclusive puede que lo sientas como una pérdida de tiempo. Ya que estás leyendo este libro para construir una mayor intimidad en tu relación y sexualidad, abrirte camino ante formas de respuesta no saludables que están arraigadas para evitar el conflicto significa dar un gran paso en esa dirección.

Nota para los que tienen la tendencia a ser los perseguidores: Si estás casado con un evasor, puede que tu ansiedad suba hasta las nubes cuando te deja de prestar atención, sale de la habitación o deja de estar presente, a pesar de que pueda permanecer físicamente parado a tu costado. Es importante que controles bien tu ansiedad, y ello puede significar que hagas una pausa antes de acercarte a tu cónyuge o antes de responderle. Esto puede ser especialmente importante si compartes algo con tu cónyuge y este responde de una manera que no te hace sentir bien. Si continúas ansiosamente persiguiéndolo, puede alejarse aún más. Entonces, puede que necesites la ayuda de alguien para que aprendas a decir la verdad con amor, sin atacar ni culpar. Pide ayuda para aprender una nueva forma de acercarte a tu cónyuge. Mientras tanto, para tener mayores oportunidades de lograr que tu cónyuge te escuche, respira. Siempre respira primero antes de acercarte. Luego, sé breve en lo que quieras decir y si no te va bien, no sigas adelante. Tómate un descanso y vuelve al tema más tarde o haz que alguien se siente con los dos para ayudarlos cuando vuelvas a intentarlo.

EJERCICIOS

EJERCICIO DE (PRE) COMUNICACIÓN 1: EXPLORACIÓN DE LAS ESCRITURAS

1. Tómate un tiempo para buscar las escrituras en esta sección.
2. Escribe en un diario acerca de cómo se aplican a ti y a tu relación matrimonial.
3. Mira cada parte de las reglas para quien vaya a ser el Comunicador aquí: un tema/un momento, las afirmaciones "yo", no culpar/acusar/suponer, sé breve. ¿Qué parte de este proceso sería difícil para ti y por qué?

EJERCICIO DE COMUNICACIÓN 2: MENSAJES "YO"

*Este ejercicio es sobre explorar e identificar sentimientos y emociones. No se trata de cómo solucionar un problema que hayas tenido con alguien.

1. Usando un diario, piensa y escribe sobre alguna interacción complicada que hayas tenido recientemente con alguien, puede ser con alguien cercano, con quien trabajas o con tu cónyuge.
2. Tómate un tiempo pensando y escribiendo lo que te molestó sobre lo que sucedió. Asegúrate de usar el lenguaje "yo" cuando describas cómo te sentiste. Examina detenidamente lo que escribes y explora si hay un lenguaje de culpar, atacar, acusar o asumir. Cuando estés tratando de describir algo que tu cónyuge haya hecho y que fue difícil para ti, usa palabras descriptivas como "Te cruzaste de brazos", "Tu tono fue cortante" o "Tu expresión facial se veía enojada". Lee las palabras y piensa cómo podrías sentirte si esas palabras te fueran dichas. Vuelve a escribirlo hasta que hayas eliminado cualquier lenguaje atacante.
3. Al escribir las cosas, esfuérzate por describir cómo te sientes

con palabras que vayan más allá de *enojado, frustrado, irritado* o *molesto*. Usa la lista de sentimientos dada en el apéndice B para ayudarte a identificar qué palabras se aplican a cómo te sientes. Escribe cualquiera de estas palabras que se adapten a tu situación: no apreciado, no amado, no respetado, insignificante, lastimado, avergonzado, decepcionado, triste, culpable, asustado, ansioso, solo, impotente, indefenso, inadecuado, inferior, insuficiente, juzgado, rechazado.

4. Practica decir esto en voz alta a tu cónyuge. Como si estuvieras hablando con tu cónyuge, di algo así: "Cuando regresaste a casa, dijiste _____, y tu rostro estaba _____, y me sentí _____".

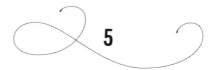

RESPONDIENDO CON EMPATÍA: EL VALIDADOR

El conflicto, cuando conduce a la conexión, en realidad puede llevar a una mayor cercanía. Como lo hemos señalado, lidiar con el conflicto de una manera adecuada es uno de los factores que pueden hacer una diferencia significativa en la calidad de tu relación sexual. Para que el conflicto conduzca a la cercanía, es importante sentir y expresar empatía y comprensión cuando tu cónyuge te está compartiendo algo.

Hemos tratado el tema de la empatía en el capítulo sobre el conflicto que crea conexión. Tanto tú como tu pareja necesitan recibir empatía. Cuando tu cónyuge se acerque a ti con algo que sienta, escucharlo de verdad y sentir empatía y comprensión que sean sinceras, serán de gran ayuda para profundizar en su intimidad. Sentirse conectado y saber que tu cónyuge se preocupa lo suficiente como para querer saber cómo te sientes con respecto a las cosas son algunos de los factores claves que marcan la diferencia entre tener relaciones sexuales con tu cónyuge y tener una relación sexual íntima.

Por ejemplo, veamos a Jesús en Lucas 7:11-16. Él se encuentra caminando hacia la ciudad y cerca suyo pasa un funeral. Cuando Jesús ve a la madre del joven muerto, la Biblia dice que "su corazón rebosó de compasión" (NTV). Esta frase en realidad significa, en el griego, "sus entrañas se conmovieron". A Dios le importa. A Jesús le importa. Dios *nos* llama a que otros nos importen, nos llama a conectarnos unos con otros al nivel de nuestras entrañas. Cuando tenemos este tipo de respuesta para nuestro cónyuge a nivel de corazón, estamos imitando a Jesús en nuestro matrimonio. Para llegar a experimentar verdaderamente empatía por lo que otra persona está compartiendo se requiere que asumamos la perspectiva de la otra persona y la escuchemos con un deseo de comprenderla sinceramente. La palabra que usamos para esta acción es ser "Validador".

CÓMO LLEGAR ALLÍ: VALIDACIÓN

Ser un buen oyente incluye varios elementos esenciales. Estos son algunos que usamos: repetir lo que escuchaste; hacer preguntas para buscar una comprensión verdadera; confirmarle que le entiendes; y luego expresar empatía hacia ella. Y mientras haces todo eso, asegúrate de estar frente a tu cónyuge y de mirarlo.

Antes de explicar el proceso que usamos para entrenar a las parejas, queremos aclarar una cosa. Comprender a alguien y validar sus heridas y preocupaciones no significa necesariamente que estés de acuerdo con esa persona. Lo que alguien dice puede ser válido y comprensible, y todavía puedes estar en desacuerdo con él o ella.

A menudo, las personas sienten que, si validan a alguien, es como si estuvieran diciendo que la otra persona tiene razón. Sin embargo, validar a alguien no significa que le estás diciendo "Tienes razón" ni "Me equivoqué".

En realidad, no se trata para nada de hechos, sino de decir que su dolor tiene sentido, que puedes identificarte con tu cónyuge y que lo que siente es importante para ti. Ahora echemos un vistazo a un proceso fácil de recordar que puedes poner en práctica en tu relación.

ANTES DE QUE EMPIECES

Elige una interacción que haya sucedido recientemente entre ustedes, una pequeña, sin importancia, algo que tenga que ver, por ejemplo, con la basura, la ropa o con los desechos del perro en el patio trasero. Debe ser una interacción que para ambos haya sido difícil, pero de una manera ligera, algo que los haga sentir incómodos, frustrados o incomprendidos. Sin embargo, debe ser algo relativamente poco importante para que el nivel de conexión emocional con el problema no sea demasiado alto.

Recuerda, si las cosas comienzan a desviarse, respira (consulta el capítulo tres, "Conflicto que crea conexión" y revisa los tiempos de pausa y la respiración). Si respiras, pero las cosas todavía no van bien, tómate un tiempo. Si se vuelve demasiado difícil regresar a la normalidad, inténtalo nuevamente más tarde en la presencia de otra persona o pareja para que los ayuden. Ahora elijan quién va a hablar primero. Quien comience primero utilizará la mnemotécnica SANO. Y luego, asumiendo el rol de Validador, seguirás con este proceso de cuatro pasos:

1). **Re**pite lo escuchado: Como un espejo, repite o parafrasea lo que oyes (comunicación reflexiva)
2). **Ha**z preguntas: Obtén información, preguntándole sobre lo que sintió y experimentó.
3). **C**onfirma: Comunica lo que entiendes y comprueba si entendiste bien.
4). **E**xpresa empatía: Expresa que lo comprendes, compartiendo tu propia experiencia.

EL VALIDADOR: REPETIR, HACER PREGUNTAS, CONFIRMAR, EXPRESAR EMPATÍA (REHACE)

REPETIR

Cuando alguien comparte contigo cómo se siente, lo primero que debes hacer es señalarle lo que le escuchaste decir. Simplemente dilo de nuevo. Como si fueras un espejo, devuelve el reflejo de lo oído. "Entonces, cuando dije _____, te sentiste_____". No interpretes ni analices lo que dijo. Solo déjale saber, *usando sus palabras*, lo que escuchaste.

HACER PREGUNTAS

Hacer preguntas puede ser desafiante, en especial cuando lo que realmente sentimos es "Estoy totalmente en desacuerdo con lo que dijiste, y no hay forma de que intente entenderte". Hacer preguntas no funcionará si realmente no quieres entender lo que el otro ha experimentado. Si te sientes atascado, y tus propios sentimientos están colgando frente a tu cara, cayéndose de tu estante (como se explica en el capítulo tres, "Conflicto que crea conexión") y bloqueando cualquier deseo genuino de entender, DETÉNTE. No continúes. Toma una pausa hasta que estés en un mejor estado para recibir y responder a lo que tu cónyuge tiene que decir. Recuerda, la validación confirma que tu cónyuge es importante para ti, pero no requiere que estés de acuerdo con él o ella.

Cuando tengas medianamente controlado tu deseo de justificarte, defenderte, tratar de arreglar lo dicho o hecho, disculparte o calmar a tu cónyuge, etc., es hora de hacer algunas preguntas.

Proverbios 20:5 dice:

Como aguas profundas es el consejo en el corazón del hombre, Y el hombre de entendimiento lo sacará. (NBLH)

Otra vez, ahí vamos de nuevo con la bendita palabra sobre entendimiento. Isaías 58:9-11 dice que tendrás que dar de ti mismo. Ahí está el costo nuevamente de Proverbios 4:7. El autor de Proverbios 20 nos desafía a obtener información los unos de los otros para entendernos. Una de las mejores maneras de hacerlo es realizando preguntas. Primero, pon todas esas palabras que están dando vueltas en tu cabeza arriba en ese estante, y haz algunas preguntas para que puedas entender realmente. Siempre recomendamos preguntar en tres niveles diferentes:

1). Pregunta por los hechos – ¿Cuándo sucedió?, ¿dónde? Además, ¿qué fue aquello en tu voz, tu tono, tu lenguaje corporal, tus palabras o el momento que elegiste para hablar del tema que le resultó difícil?

2). Usa su lenguaje – Pídele que te explique con más detalle las palabras que eligió para describir cómo se siente. "Cuando dices 'dolor', ¿puedes contarme más a qué te refieres?" "Cuando dices una falta de respeto, dime qué quieres decir con falta de respeto".

3). Obtén información – Probablemente se conocen bien. Pregunta cosas como: "¿*Parecía* como si …?" O "¿*Se sintió* como …?"

Haz preguntas hasta que realmente sientas que has obtenido un auténtico y correcto entendimiento de lo que tu cónyuge experimentó.

*Recordatorio para el Comunicador: cuando respondas a estas preguntas, mantén tus respuestas en dos o tres oraciones y, nuevamente, haz todo lo posible por no usar ningún lenguaje que implique culpar, acusar o asumir.

CONFIRMAR

Al igual que en el primer paso, **Repetir**, confirmar es devolverle a tu cónyuge sus propias palabras, pero ahora en una forma más amplia y completa. Hiciste una serie de preguntas para profundizar en tu comprensión. Ahora hazle saber a tu cónyuge lo que escuchaste de esas respuestas. "Entonces, cuando dije eso, te sentiste no valorado y que te faltaba el respeto, y mi tono era fuerte, y parecía que no estaba contento contigo". Termina preguntando: "¿Capté bien eso?" y "¿Hay algo más que quisieras agregar?". Este es un buen momento para que el Comunicador le diga a su cónyuge: "Sí, eso es todo" o "Bueno, casi todo. También dije _____". El propósito de confirmar en esta parte del proceso es asegurarte de que tienes la comprensión correcta de lo que tu cónyuge quiere transmitir.

EXPRESA EMPATÍA

Este es el momento para que figuradamente te pongas en los zapatos de tu cónyuge. Para pasar de la comprensión cognitiva de cómo se siente tu cónyuge a entenderlo al nivel de las entrañas, a menudo ayuda recordar las ocasiones en que te has sentido igual. Si tu cónyuge dice: "No me sentí valorado", trata de recordar una ocasión en que te sentiste así. Si tu cónyuge comparte que se sintió menospreciado, piensa en un momento en que alguien —tu madre, tu jefe, tu amigo— te trató de manera despectiva. ¿Cómo te sentiste cuando te regañó como a un niño o despreció el enorme esfuerzo que pusiste en algo y ello hizo revolverte las entrañas? Puede que te haya hecho sentir enojado, herido o insignificante. Entonces, para sentir empatía hacia tu cónyuge y para comprender cómo experimentó la falta de aprecio o el ser rechazado, piensa en un momento en que te hayas sentido así, no hacia tu pareja, sino hacia alguien más, como tu jefe, un compañero de trabajo, tu hermano o amigo, tu mamá/papá, abuela/abuelo o alguien en tu ministerio. ¿Qué pasó? ¿Dónde estabas? ¿Qué sentiste? Cuando recuerdas tu propia experiencia, puedes decir algo como: "Creo que puedo entender. El mes pasado, cuando terminé ese proyecto, me reuní con mi jefe, y él simplemente criticó cada parte; me sentí despreciado y no valorado" o "Cuando tenía diecisiete años y mi madre no fue a mi graduación, me sentí alguien sin importancia y no amado". Comparte ese recuerdo. Asegúrate de ser breve, pero conecta lo que experimentaste con lo que tu cónyuge ha compartido.

Esta es una parte difícil del proceso porque con frecuencia, pensamos: "Mi situación no fue la misma que la de mi cónyuge". Es verdad. Tu situación nunca será la misma. Sin embargo, lo que tenemos en común es la respuesta *a nivel de entrañas* que tenemos ante las situaciones. Puede que te preocupe que, si compartes tus propios recuerdos, ese recuerdo arruine todo el proceso porque traslada la atención de la experiencia de tu cónyuge a tu propia experiencia. ¿Y cómo podría ello ayudarte a sentir empatía por él o ella? O tal vez elijas contar una experiencia, pero temas que tu cónyuge sienta que no tiene relación alguna con la de él. Si bien es cierto que puede sentirse como si hubieras volcado toda la atención hacia ti, puedes mantener el enfoque en tu cónyuge si compartes tu experiencia de manera concisa, sin muchos detalles o largas descripciones. Lo que te sugerimos es que hables de tu experiencia, de sentirte herido, por ejemplo, usando pocas frases, comenzando con "Creo que puedo entender" y luego explicando brevemente por qué. No tiene que ser algo que coincida exactamente con la experiencia de tu cónyuge, pero sí debe ser específico: cuándo te sucedió, dónde estabas, qué se dijo y cómo te sentiste. Estás en busca de esa emoción a nivel de tus entrañas que te permita identificarte con tu cónyuge y sentir empatía por él.

PONIENDO EN PRÁCTICA EL PROCESO

Hay algunas cosas importantes que se deben tener en cuenta en este proceso. Mientras escuchas a tu cónyuge compartir sobre lo que le lastimó o molestó, si tus reacciones internas están dificultándote tener una auténtica empatía, toma la iniciativa para pedir una pausa. Di: "Me alegra que hayas compartido esto. Sí quisiera hablar al respecto, pero siento que ahora mismo tengo algunas dificultades para procesarlo, así que voy a tomarme una pausa. Hablemos de esto en otro momento, después de la cena o mañana, cuando lleguemos a casa después del trabajo". Y recuerda que una vez que haya transcurrido el tiempo de pausa, es tu responsabilidad tomar la iniciativa para sugerirle a tu cónyuge reanudar la conversación.

También es importante que te des cuenta de que, si intentan vivir este proceso solos, sin que haya otra persona u otra pareja que pueda ayudar o entrenarlos, puede que el conflicto estalle del todo y se desborde. Si lo intentan y comienzan a dar tropiezos, haz que alguien de confianza se siente con ustedes. No siempre van a tener éxito; de hecho, probablemente darán muchos tropezones. Lo importante es que lo intentaron y que, al hacerlo, el conflicto generalmente bajará de intensidad significativamente. Eso por sí mismo es toda una victoria. Muchas parejas tienen que cojear, intentando esto una y otra vez, para cambiar la forma en que lidian con el conflicto. Puede que tome un tiempo antes de que tu cónyuge pueda compartir algo sin acusar o para que tú puedas repetir lo que dijo y hacer preguntas en lugar de defenderte o buscar arreglar lo dicho o hecho. Sean pacientes y sopórtense uno al otro. Tal como sucede con otras cosas, con la práctica irán mejorando, y esta práctica puede volverse una herramienta muy efectiva en su comunicación.

Por último, es posible que haya algunas heridas mayores producidas entre ustedes. Más adelante, exploraremos cómo poner esto en práctica en torno a lo que algunos llaman las heridas de apego, esas que son terriblemente dolorosas y que se producen en las relaciones (consulta el capítulo once, "Curando traiciones relacionales y sexuales"). Cuando se enfrenten a algo que se siente como una montaña de dolor en su relación, el proceso de validación puede parecer superficial, como lanzar una piedrecita contra la enorme muralla fortificada de una ciudad. Lo que hemos experimentado, sin embargo, es que cuando las parejas aprenden a hacer esto con pequeños problemas, obtienen pequeños momentos de conexión que se irán acumulando. El inicio puede ser un pequeño sentimiento de empatía compartida. A medida que pasan por este proceso una y otra vez, experimentando cada vez más esos pequeños fragmentos de empatía, comenzarán a construir una nueva base cimentada en estos pequeños momentos de conexión acumulados. Poco a poco, ambos construirán y experimentarán confianza, y paulatinamente irán derribando el muro del dolor y la desconexión. Tómense su tiempo y construyan despacio. Alégrense con cada pequeña victoria. Mantengan la esperanza de que una nueva relación puede surgir de su dolor.

EL ESTANTE

Otra dificultad que surge cuando asumes el rol de Validador es qué hacer con todos los desafíos que surgen a través de sus propias respuestas, incluida esa avalancha de pensamientos que pasan por tu mente cuando tu cónyuge está comunicándote algo. En el capítulo tres, hablamos sobre el estante, esa imagen mental de un lugar donde puedes honrar esos pensamientos y sentimientos que van zumbando en tu cabeza. Utiliza el estante ante tu actitud defensiva, tu deseo de arreglar el conflicto, tu deseo de justificarte o calmar a tu cónyuge, o el impulso de decir "Lo siento" antes de que realmente hayas comprendido. Tu propio dolor también puede ser desencadenado mientras tu cónyuge te está compartiendo algo. Usa ese estante.

Pero ¿qué haces tras haber caminado por todos los pasos de REHACE y haber llegado a la empatía? Después de que tu cónyuge se sienta escuchado y comprendido, cuando se sienta validado, es posible que desees mirar ese estante y ver si queda algo en él. A menudo, cuando alguien ha hecho un esfuerzo sincero para validar al otro, el deseo de defenderse y justificarse ha desaparecido del estante. La necesidad ya no está allí.

Pero a veces, tus propios temas que se activaron todavía están instalados en el estante, justo donde los pusiste mientras escuchabas y hacías preguntas a tu cónyuge. Puede que te preguntes si deberías dar explicaciones, o si este es el momento para tratar de encontrar una solución o disculparte. Todas estas son preguntas legítimas. Cada una de estas acciones funciona mucho mejor después de haber llegado a la comprensión y la empatía.

Cuando hayas llegado allí, mira ese estante y decide si puede ser el momento de bajar tus propias cosas de ese lugar y hablar sobre ellos. Esto no es lo mismo a señalar con el dedo. Sin embargo, si al bajar tus cosas vas a destruir todo el arduo trabajo que acabas de hacer para validar a tu cónyuge, es posible que desees esperar otro momento para hablarlo, ya sea más tarde ese mismo día o en cualquier otro.

Cuando consideres que el tiempo transcurrido sea el adecuado, baja tus sentimientos del estante y realiza el proceso de validación exactamente como lo hemos descrito, con los roles invertidos.

Para aquellos que tienden a evitar los conflictos o tienden a ser indiferentes, es especialmente importante verificar si hay algo en el estante que aún deba ser discutido.

Hacer de la validación un proceso recíproco puede profundizar el nivel de conexión y así impedir dejar un espacio libre en el que las semillas del resentimiento se arraiguen.

Aquí, en resumen, está el proceso del Comunicador y el Validador:

EL PROTOCOLO DE VALIDACIÓN

Comunicador (SANO)	Validador (REHACE)
1) **S**é breve: Cuando estés hablando, no inundes a tu cónyuge con demasiadas palabras.	1) **Re**pite lo escuchado – Como un espejo, repite o parafrasea lo que oyes (comunicación reflexiva)
2) **A**firmaciones "yo": Usa afirmaciones que contengan las palabras "yo" y "me" cuando empieces a compartir algo.	2) **Ha**z preguntas – Obtén información, preguntándole sobre lo que sintió y experimentó.
3) **N**o culpes, supongas ni acuses: No señales con el dedo acusador cuando expreses lo que te está molestando.	3) **C**onfirma: Comunica lo que entiendes y comprueba si entendiste bien.
4) **O**pta por un tema o un momento: Comparte sobre solo un momento o una inquietud a la vez.	4) **E**xpresa empatía: Expresa que lo comprendes, compartiendo tu propia experiencia.

EJERCICIOS

EJERCICIO DE VALIDACIÓN: SANO Y REHACE (¡UN DIÁLOGO SANO REHACE SU CONEXIÓN!)

1. Dense suficiente tiempo para hacer este ejercicio. No apresuren el proceso, especialmente cuando intentan hacerlo por primera vez. No intenten hacerlo en cinco minutos, o mientras estén en su auto, justo antes de irse a la cama, o justo antes de salir por la puerta para ir a algún lugar. Tomen un tiempo y un espacio que sea privado en el cual puedan hablar abiertamente.

2. Elijan una interacción entre ustedes que haya originado un conflicto menor. Es importante que elijan algo pequeño que no esté cargado con los problemas más importantes de su relación; algo parecido a una interacción frustrada sobre el tema de la basura, la jardinería, los perros, etc. Esta interacción debe incluir algo que haya sido difícil para ambos.

3. Revisen las reglas tanto para SANO como para REHACE. Coloquen las reglas frente a ustedes. Cuando practiquen esta forma de hablar sobre un problema o conflicto, es importante que ninguno de los dos asuma el rol de enseñar al otro. Cada uno debe prestar atención a las reglas que le corresponden según el rol que asuma. Si se vuelve algo frustrante o sientes que tu cónyuge se niega a seguir las instrucciones de SANO y REHACE, no continúes con el ejercicio. Sería mejor que ambos hablaran sobre ello o bien se reunieran con alguien de su confianza para obtener ayuda y decidir cómo desean utilizar esta herramienta.

4. Usando el conflicto arriba elegido, elijan quién será el Comunicador primero. Esto puede ser una lucha porque ambos quieren ser escuchados. Si es una lucha en tu corazón, esta puede ser una buena oportunidad para un tiempo de pausa para que tu corazón logre ubicarse en el lugar adecuado. El Comunicador, usando SANO, debe compartir sus sentimientos sobre el conflicto. Luego, el Validador, usando REHACE, responde y llega a la etapa de expresar empatía.

5. En la medida de lo posible, siéntense con otra pareja que los supervise y entrene durante el proceso de uso de SANO y RE-HACE. Pídanles que interrumpan y que indiquen cuando no estén siguiendo alguna regla.

6. Después de que el primer Comunicador comparta y el Valida-dor llegue a expresar empatía, los cónyuges pueden cambiar de rol. El Validador se convierte en el Comunicador, compartiendo sobre "un tema o un momento" durante el conflicto. El cónyuge asume la posición de Validador, respondiendo y expresando la empatía.

7. Una vez que hayan terminado, dediquen tiempo a hablar sobre cómo se sintieron mientras participaban en este proceso. ¿Te sentiste comprendido? Acá no se trata de que el cónyuge entienda el estado de su relación desde un panorama grande, sino simplemente de que, cuando tratan cierto problema ocurrido en un momento específico, comprenda de alguna manera lo que tú sentiste. Comparte con tu cónyuge qué fue lo que te hizo sentir que te entendió lo que quisiste expresarle.

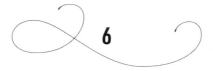

HABLANDO DEL SEXO

Con frecuencia, les comentamos a las parejas que es más fácil tener relaciones sexuales que hablar sobre el sexo. No hay casi nada que sea más vulnerable que ser abierto y hablar de lo que pensamos, sentimos, creemos y hemos experimentado sobre el sexo. Una vez, un cliente me preguntó si siempre había sido fácil para mí (Jennifer) hablar de una manera tan específica y abierta sobre temas sexuales. Esto sucedió luego de que le diera una explicación detallada de la fisiología de la excitación sexual y del orgasmo, en la cual usé muchos términos (clítoris, pene, orgasmo, ano, labios vaginales, vagina, cabeza, etc.); hice dibujos; compartí diapositivas, y detallé cuáles eran las barreras y los sentimientos que obstaculizaban el camino de experimentar una intimidad sexual satisfactoria. Me reí cuando mi cliente me hizo esa pregunta y le conté que era mucho más fácil para mí explicar este tipo de información con los clientes, o pararme al frente de un grupo y hablar sobre los detalles gráficos de la sexualidad, que hablar abiertamente con mi esposo sobre nuestra vida sexual. Eso sí, nosotros lo hacemos de todas maneras. Hablamos abierta y específicamente, pero en verdad, la mayoría de las veces, lo único que quisiera es morir cuando tenemos esas conversaciones. Es como si prácticamente tuvieran que sacarme a la fuerza las palabras de mi boca, me siento profundamente incómoda. Para la mayoría de nosotros, hablar con nuestro cónyuge abiertamente sobre el sexo es algo desafiante.

En la auto-revelación sexual recíproca, es decir, cuando la pareja habla abiertamente sobre cómo se siente acerca de su vida sexual, es especialmente importante cuanto más tiempo hayan permanecido juntos.[1] Cuando se le dice al cónyuge lo que se prefiere, ello le puede ayudar a tener más comprensión y permitirle elegir qué hacer sexualmente para complacer a su pareja, lo que a su vez puede llevarlos a una intimidad más profunda. Sin embargo, algunas personas sienten un poco de vergüenza de expresar las cosas que les gustan. Esto puede ser especialmente difícil para las mujeres. Compartir abiertamente cómo te sientes acerca del sexo y lo que no te gusta también es muy arriesgado. ¿Qué sucede si recibes una respuesta negativa cuando le cuentas a tu cónyuge algo que no te gusta en cuanto al sexo? ¿Qué pasa si le dices a tu cónyuge lo que te gustaría, pero no hace nada para cumplir con ello? ¿Qué pasa si le dices lo que no te gusta y lo sigue haciendo? ¿Y qué pasa si lo que le pides lo enoja y causa que te reclame? Cualquiera de dichas respuestas negativas puede hacer aún más difícil hablar sobre el sexo. De hecho, el solo miedo de recibirlas puede hacer que evitemos siquiera decir alguna palabra.

Para muchas parejas, es importante hablar sobre su vida sexual de modo deliberado. El estudio de investigación que hizo Jennifer se centró en cómo las parejas se comunican sobre el sexo, explorando esos lugares vulnerables y compartiéndolos con su cónyuge. Sobre la base de estos hallazgos, un objetivo de su modelo de terapia sexual es crear una mayor intimidad relacional, física, emocional y sexual. Esto se hace ayudando a las parejas a crecer en su empatía, llevándolos a tener una sincera comunicación sobre su relación y sobre el sexo, y aumentando sus habilidades para una intimidad verbal, física, sensual y sexual. Uno de los enfoques principales de este tipo de trabajo es apoyar a la pareja para que aprenda a correr el riesgo de hablar de manera abierta, honesta, específica y vulnerable sobre su relación y sobre sus gustos, aversiones, miedos, esperanzas, qué los excita o activa, qué los apaga o desconecta, sus sentimientos, necesidades, etc. ¿Cómo sería hablar abiertamente sobre el sexo?

CUÁNDO HABLAR SOBRE EL SEXO: CHARLA DE ALMOHADA ANTES, DURANTE Y DESPUÉS DEL SEXO

¿Cuándo deberías hablar de sexo? En cualquier momento. Cuanto más hables sobre el sexo, más cómodo te sentirás al hablar de ello. Suena simple. Sin embargo, es importante poder medir el grado de incomodidad de tu cónyuge al hablar de temas sexuales y considerar el ambiente en el que se dan esas conversaciones. Si hacer comentarios sexuales o aludir a temas sexuales sobre tu cónyuge o su vida sexual frente a otras personas hace que tu cónyuge se sienta incómodo, piensa en una manera más amable de hacer que la comunicación sexual sea más lúdica y normal sin hacerlo sentir humillado o avergonzado. Las personas a veces hacen chistes sexuales o comentarios sexuales inadecuados porque se sienten incómodos o porque se han acostumbrado a hablar de sexo de manera inapropiada. Sin embargo, hablar sobre el sexo de esas formas puede hacer más difícil entablar una conversación íntima. Además, por lo general, no ayuda en nada a la intimidad con tu pareja si hablas de tu relación sexual cuando estás enojado. Si tienes sentimientos de resentimiento, enojo o dolor por la forma en que experimentas el sexo, haz todo lo posible para asegurarte de no reaccionar de modo emocional cuando te tomes el tiempo para hablar sobre ello.

Cuando tengan que hablar sobre las preferencias o los deseos que tienen en cuanto a su relación sexual, tómense un tiempo especial para sentarse y discutir sobre ello. No esperen a hacerlo hasta el momento en que están en medio del tiempo sexual juntos. Por supuesto, es útil aprender a hablar abiertamente sobre preferencias, gustos y aversiones cuando uno está llevando a la práctica lo sexual; y estos capítulos contienen una gran cantidad de instrucciones y ejercicios sobre cómo hacerlo. Sin embargo, también es útil tomarse el tiempo para hablar sobre lo que prefieren antes y después de tener relaciones sexuales, en lugar de simplemente hacerlo cuando están en medio de ello. Por lo tanto, tomen una taza de café o una copa de vino, lean uno de estos capítulos y luego hablen sobre el tema. Ora por tu relación sexual. Si las cosas están difíciles, es posible que desees orar antes de tener relaciones sexuales. Dios quiere que oremos por todo (Filipenses 4:6), y esto incluye nuestra intimidad.

¿Qué tal si hablamos después del sexo? Intenta también tener charlas de almohada después de hacer el amor. Mientras se abrazan o están echados uno junto al otro, comparte algo que aprecies sobre lo que tu cónyuge te acaba de dar. Dile lo que aprecias de él como un buen amante: *Tienes dedos maravillosos* o *Me encanta lo dispuesto que estás a probar cosas*. Dile cómo te trajo placer: *Eso se sintió maravilloso* o *Me encanta cuando me besas allí*. Felicita a tu cónyuge por sus habilidades para hacer el amor: *Eres muy bueno en eso*.

También puedes hablar al día siguiente sobre su tiempo juntos la noche anterior. Tomen esa taza de café o copa de vino, siéntense en un lugar cómodo e íntimo y hablen sobre cómo les fue anoche. Pueden tocar el tema mientras están sentados en la terraza, viajando en auto o alistándose para ir a la cama. Dile a tu cónyuge lo que disfrutaste, lo que te gustaría que hiciera más o algo que te gustaría hacer de manera diferente. Comparte aquello que te hace sentir deseado y amado y lo que te ayuda a ser sexualmente receptivo. Este tipo de conversación posterior al sexo fomenta una continua renovación en tu relación sexual.

El objetivo de profundizar en su comunicación sobre su relación sexual es aumentar el placer sexual, mejorar el funcionamiento sexual, desarrollar la intimidad en la relación y en lo sexual, así como aprender a disfrutar del sexo como Dios lo desea. Existe una razón por la cual la mayor concentración de terminaciones nerviosas se encuentra en las zonas erógenas sensibles de los genitales: Dios quiere que disfrutemos nuestra sexualidad. Y el primer paso para guiarte a llegar allí es aprender a hablar sobre ello.

EJERCICIOS

Antes de comenzar estos ejercicios, y cualquiera de los que se encuentran en el resto de los capítulos, considera cuál es el estado de su relación y la posibilidad de que primero debas realizar los ejercicios en los capítulos dedicados a la resolución de conflictos, la intimidad de las relaciones, y el tacto y afecto.

Dependiendo de si están listos para hablar sobre temas sexuales, pueden decidir comenzar con los ejercicios que figuran a continuación (ejercicios 1 y 2 en este capítulo), y luego esperar a hacer el ejercicio de comunicación de lenguaje sexual cuando el trabajo que hayan hecho en su relación esté más avanzado.

Entonces empecemos. Como pareja, pongan en práctica estos sencillos juegos que se describen a continuación para comenzar a aumentar su intimidad verbal y sentirse cómodos con el uso de estos términos sexuales básicos.

EJERCICIO DE COMUNICACIÓN ÍNTIMA 1: DECIR FRASES Y REPETIR

* Nota: Los ejercicios de Decir frases y repetir se encuentran en todo el libro. Sigue las instrucciones que figuran abajo, cada vez que realices estos ejercicios.

Este es un ejercicio de comunicación relativamente simple. En él, cada una de las oraciones es sobre *cómo te sientes acerca de tu intimidad y del proceso de trabajar para mejorar tu intimidad.* No tratan necesariamente sobre el aspecto sexual de su relación. Antes de comenzar, siéntense en dos sillas que puedan colocar una frente a la otra. Esposos, siéntense con las piernas abiertas. Esposas, metan por dentro la silla lo más cerca que puedan, de modo que sus rodillas lleguen a tocar la silla de su esposo. Pónganse cómodos y luego tómense de las manos. Cuando digan su oración, miren directamente a los ojos de su cónyuge.

Decidan quién comenzará primero. Quien vaya primero comienza con la primera frase y completa la oración. Luego, el cónyuge simplemente repite la oración (solo la dice de nuevo; la regresa sin agregar ninguna interpretación o reformulación de palabras). Luego, el cónyuge que es segundo dice la primera frase y el cónyuge que fue el primero es quien repite ahora la oración. Haz esto para cada frase. En el caso de algunas de ellas, puede que estés compartiendo algo del historial de su relación. Empiecen.

1. "Una cosa de la que me preocupo es _____".
2. "Una cosa que temo es _____".
3. "Algo que me hace sentir inseguro es _____".
4. "Me siento culpable de/por _____".
5. "Una cosa que espero es _____".
6. "Algo que es difícil para mí es _____".

Después de pronunciar todas las frases anteriores, pregúntense:
"¿Hay algo de lo que dije de lo cual quisieras preguntarme o que te explicara?"

EJERCICIO DE COMUNICACIÓN ÍNTIMA 2: ENTREVISTA A TU PAREJA SOBRE SU TRASFONDO SEXUAL

Lean las instrucciones a continuación.

1. Mientras están uno frente al otro, decidan quién hará las preguntas primero.
2. Para el cónyuge que va primero, haz cada pregunta y escucha con atención. Parafrasea con amabilidad lo que escuchas decir a tu cónyuge sin agregar mucho comentario. Se oirá algo como: "¿Entonces, tu mamá no te habló sobre cómo se hacían los bebés? Entiendo".
3. Simplemente escucha, parafrasea y luego haz la siguiente pregunta.
4. Después de que todas las preguntas hayan sido formuladas y respondidas, cambien de turno sobre quién pregunta y quién responde.
5. Después de leer las instrucciones anteriores, siéntense frente a frente y comiencen:
   a. ¿Cómo aprendiste del sexo mientras ibas creciendo?
   b. ¿Tu familia te habló de sexo de alguna manera?
   c. ¿Experimentaste algo negativo en lo sexual cuando eras niño o adolescente?

d. ¿Qué tipo de experiencias has tenido que te hicieron sentir vergüenza del sexo?

e. ¿Hay algo que hayas querido abordar sobre el sexo, pero no te sentiste cómodo de hacerlo?

f. ¿Sientes que ahora tenemos amistades con las que podemos hablar abiertamente sobre cosas sexuales?

Después de que ambos respondan cada pregunta, hablen sobre cómo fue tener esta conversación.

EJERCICIO DE COMUNICACIÓN ÍNTIMA 3: LENGUAJE SEXUAL

*El propósito de este ejercicio es eliminar tensiones o relajar cualquier sentimiento de incomodidad y vergüenza que puedan sentir sobre el uso de términos y temas sexuales. ¡Diviértanse un poco con este ejercicio!

Hagan una copia impresa de los términos que aparecen al final de este capítulo. Junten algunos objetos sencillos de tu casa, como un lápiz, una banda elástica, un clip, un resaltador o marcador, un brillo de labios, una taza pequeña, una grapadora, una botella pequeña de loción corporal, etc. Coloquen la impresión y los diversos objetos en frente de ustedes dos. Sigan estas instrucciones:

1. Elijan quién va primero.

2. Toma un objeto y dile a tu cónyuge: "Esto es un lápiz", y agrega un término de la impresión. Tu frase sería algo así como: "Esto es un lápiz. Labios vaginales", o "Esto es una banda de goma. Testículos".

3. Ahora tu cónyuge realiza la misma comunicación, algo como, por ejemplo: "Esto es una taza. Orgasmo".

4. Hagan esto por turnos durante varios minutos o hasta que cada uno haya usado la mayoría de los términos.
5. ¡Ríanse!
6. Hablen luego sobre esto: ¿Qué tan incómodo, extraño o tonto fue para mí este ejercicio?
7. Tomen la copia impresa de los términos y péguenlos en la pared. Jueguen a los dados y cada vez que salga determinado número, digan uno de los términos en la hoja. "Tres, pene", "Catorce, vagina".

Términos: vagina, semen, vulva, pechos, labios vaginales, escroto, sexo, pene, orgasmo, sexo oral, clítoris, testículos, pezón, vello púbico, cabeza

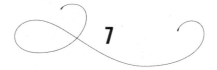

MI AMANTE, MI AMIGO: LA AMISTAD EN EL MATRIMONIO

¡Tal es mi amado, tal es mi amigo!
(Cantares 5:16)

Rolando y Marisel han estado casados por dieciocho años y relativamente pocas veces tienen conflictos. Toman la mayoría de las decisiones juntos y crían a sus tres hijos de manera efectiva. Aunque saben cómo hacer actividades divertidas juntos, ambos sienten que se han convertido en compañeros de habitación que se llevan bien, pero que tienen poca conexión emocional. Sus relaciones sexuales son escasas e insatisfactorias.

Carlos y Katia trabajan a tiempo completo y tienen dos hijos con horarios recargados de actividades extraescolares. Si bien pasan tiempo juntos como familia, tienen poco tiempo para estar solos los dos. Las interacciones que tienen constantemente están llenas de irritación y frustración que va acumulándose por dentro. No pueden recordar cuándo fue la última vez que salieron juntos en una cita, además sus relaciones sexuales los hacen sentir mucha frustración y enojo.

Eduardo y Rosa se casaron recientemente, y sus vidas andan ocupadas en su ministerio. Cuando pasan tiempo juntos, se dedican a hablar de las personas a las que ayudan. Su relación física íntima es mínima, y han perdido gran parte de la conexión emocional que tenían en la etapa previa al matrimonio.

Marcos y Silvia han estado casados por veintisiete años y han criado a varios hijos, pero ahora todos viven fuera del hogar. Discuten con frecuencia y en voz alta. Ambos expresan que no tienen intimidad emocional ni sexual. No hacen nada divertido juntos y rara vez su tema de conversación va más allá de sus hijos, sus nietos y las tareas por hacer en casa.

Puede haber partes de estas historias que te resulten familiares. La vida es atareada. Los niños exigen dedicarles mucho tiempo. Los conflictos pueden hacer difícil tener una intimidad. Priorizar el tiempo para los dos puede resultar complejos. También es cierto que, para muchas parejas, el aspecto sexual de su relación no los satisface mutuamente, sobre todo porque han descuidado la intimidad de su relación en general. Las parejas escuchan descripciones sobre cómo debe ser la intimidad conyugal y, a veces, sienten que esas palabras no describen su matrimonio. Su amistad se ha debilitado, y su nivel de intimidad emocional y de diversión es bajo o inexistente. Pero ¿por qué es importante tener un capítulo sobre la intimidad relacional con tu pareja en un libro cuyo enfoque es la relación sexual? La verdad es que la intimidad sexual tiene muchas más posibilidades de andar bien y ser mutuamente satisfactoria cuando existe una base sólida de amistad y conexión emocional.

¿Qué es exactamente la intimidad relacional y qué características tiene? En las investigaciones sobre el tema, vemos que la intimidad se ha definido de muchas y variadas maneras: como comunicación verbal y no verbal que hace que las personas se sientan aceptadas y, por ende, se comprometan mutuamente; como autorrevelación recíproca, un compartir vulnerable de uno mismo con el otro que lleva a sentirse cercano; o como una pertenencia y unión que se ha desarrollado como resultado de compartir interacciones emocionales.[1] La intimidad generalmente implica interacciones íntimas (como el tocarse y tener relaciones sexuales) y conversaciones íntimas (compartir sentimientos y experiencias). Algunos cónyuges definen la intimidad como la autorrevelación, el compartir cara a cara acerca de sí mismos. Otros definen la intimidad como la risa y la diversión que viven al experimentan aventuras juntos. Todas estas áreas son vitales.

Las parejas que participaron en la investigación de terapia sexual de Jennifer[2] describieron la intimidad de varias maneras, y a continuación van algunas de las palabras exactas que usaron y que se registraron durante el estudio de investigación:

Cercanía y conexión: una estrecha relación entre dos personas

- Cercanía física, sexual, emocional y espiritual
- Satisfacer las necesidades de cada uno
- Necesitarse el uno al otro; desearse el uno al otro
- Estar en la misma página

Conocimiento íntimo: la sensación de conocer verdaderamente a alguien

- Conocer cómo se siente, cómo piensa, cómo responde
- Que esa persona sepa cómo te sientes, piensas y respondes
- Confianza que te permite sentirte cómodo siendo quién eres
- Confianza que le permite a la otra persona ser quien es

Seguridad: tener una relación segura

- Confianza del uno al otro
- Alguien en quien apoyarte cuando los tiempos sean difíciles
- Sentirse seguro a nivel emocional con tu pareja
- Estar en un ambiente seguro, amoroso y enriquecedor
- Sentirse amado, apoyado y valorado
- Ser recíproco con tu cónyuge en cuanto a los sentimientos en esta lista

Ser vulnerable: sentirte cercano a alguien, lo suficiente como para compartirle algo de ti

- Capaz de compartir abiertamente todo tu pasado sin temer a ser juzgado
- Ser vulnerable a nivel emocional
- Sentir confianza, seguridad
- Estar dispuesto a compartir todo sobre ti (a nivel emocional, sexual, espiritual) con tu cónyuge
- Tener una comunicación a un nivel profundo, personal y con el alma desnuda
- Dar algo de sí mismo el uno al otro
- Ser capaz de comunicar tus sentimientos más profundos sabiendo que serán validados

Ser real: cuando dejamos que otros nos vean tal cual como somos

- No intentar engañar a las personas sobre quienes somos o tratar de presentarles una versión "mejorada" de nosotros
- Tener tal honestidad que nos lleve a ser vulnerables con nuestras emociones

Empatía: intimidad emocional

- Sentirte cómodo con alguien
- Comprender y sentir empatía por sus sentimientos

Divertirse juntos: compartir actividades que ambos disfruten

- Ver películas románticas

Darle prioridad a la pareja: experimentar mutuamente amor, cuidado, abnegación y autosacrificio

- Poner como prioridad tu relación, incluso por encima de ti mismo
- Enriquecer y respetar esa relación

Intimidad física y sexual: besarse, acariciarse, estar muy cerca uno del otro

- Ser abrazado por tu pareja
- Acostado, descansar la cabeza en el regazo de tu pareja
- Demostrar cariño a tu cónyuge
- Sonrisas, caricias, abrazos, mensajes de texto, llamadas, salir en cita y tener relaciones sexuales
- La intimidad sexual, tocarse, besarse, tomarse de las manos, abrazarse
- Conexión sexual entre un hombre y una mujer
- Es algo más que físico; debe conectar a la pareja

Conexión espiritual: orar juntos, estudiar la Palabra de Dios juntos
Tener una conexión única y exclusiva: conocer a alguien como te conoces a ti mismo

- Identificarte con alguien a un nivel más profundo que en una relación común
- Conectarte de una manera especial
- Ser muy cercano a alguien
- Hablar con esa persona sobre cosas de las que no hablarías con otros
- Compartir sentimientos y pensamientos que no compartirías fácilmente con cualquiera

Casi todas las parejas que dieron estas definiciones ingresaron a una terapia anhelando dichas cosas o volver a tenerlas en su matrimonio. Fue asombroso ver cómo estos deseos se volvieron mucho más reales cuando las parejas comenzaron a trabajar arduamente en su intimidad a nivel de la relación y en lo sexual. Y, sí, tuvieron que trabajar duro. Al hacerlo, el puntaje que alcanzaron en cuanto a sus niveles de intimidad cambió radicalmente. La moraleja de estas historias es que, para la mayoría de las parejas, cuando hacen un esfuerzo intencional y decidido por fomentar el tipo de intimidad en la relación matrimonial que Dios pretende, los resultados pueden ser muy animantes y transformarles la vida.

INTIMIDAD RELACIONAL EN EL MATRIMONIO

William Harley, en su libro *Lo que él necesita, lo que ella necesita*,[3] utiliza la idea de un banco de amor y explica cómo el no nutrir de modo intencional la cuenta bancaria de amor tendrá un impacto en una relación conyugal. Cuando una cuenta bancaria, hablando en términos literales, está llena de fondos, el tener problemas con tu auto y que por ello debas hacer un retiro de esa cuenta, por lo general ocasionará poca ansiedad. Pero si esa cuenta bancaria ya es baja, si tu auto se descompone y necesitas comprar nuevas partes que son imprescindibles, ello puede ocasionarte grandes estragos y estrés. Similarmente, en una relación, cuando la cuenta emocional del banco de amor está llena, un desacuerdo o un comentario hiriente causarán un retiro de la cuenta de la relación, pero dado que hay tanto capital en la cuenta, es decir, un colchón emocional, por lo general, el dolor de ese retiro no será algo difícil de superar. Si la cuenta del banco de amor ya se encuentra peligrosamente reducida o escasa, ese mismo desacuerdo o comentario hiriente puede producir gran angustia y desesperanza.

Si de modo regular estás haciendo depósitos a la cuenta bancaria de tu relación, tendrás una buena base, una especie de colchón que amortiguará los dolores y heridas que aun los compañeros cercanos se causarán mutuamente. Los depósitos en la cuenta pueden incluir hablar continuamente sobre la vida, los sentimientos, las esperanzas y los sueños, enfrentar conflictos de una manera tal que fomente la cercanía, pasar momentos divertidos juntos, hacerse actos sencillos de bondad mutuamente y practicar un contacto cariñoso e íntimo. Sin embargo, si no se depositan lo suficiente a su relación, es decir, si no hablan abiertamente y con frecuencia ni comparten sus esperanzas, sueños y temores, o no se ríen ni juegan juntos, no hacen de su tiempo compartido una prioridad o no lidian de manera constructiva con sus conflictos, la cuenta bancaria emocional de su relación puede ser escasa y los retiros pueden causar estragos.

Esposos, pregúntense: ¿cómo les va en hacer feliz a su esposa? (Deuteronomio 24:5). Esposas, pregúntense: ¿cómo les va en cuanto a traer paz a su esposo? (Cantares 8:10). ¿Cómo te va en cuanto a hacer depósitos intencionales en la cuenta bancaria emocional de su matrimonio? No hay duda de que tener un matrimonio saludable y lleno de vida requiere trabajo. Puede que sea un esfuerzo divertido y gratificante, pero es trabajo. Como John y Karen Louis explican en su libro *Elijo nosotros*,[4] el amor maduro, en comparación con el apasionamiento que hay al inicio de una relación, necesita ser alimentado. Entonces, ¿cómo debemos hacer eso? Comencemos con preguntarnos cómo nos va en la humildad.

LA HUMILDAD

Mejorar la relación sexual suele depender mucho del grado de disposición que hay en la pareja para reconocer sus faltas. Se necesita humildad para reconocer tus errores, pecados y defectos de carácter, así como para responder bien cuando alguien más los señala. La humildad o la falta de ella influye poderosamente para que haya cambios en ti, a nivel individual, y en ambos como pareja. Esto es aún más cierto cuando se busca alcanzar la intimidad emocional en el matrimonio. John Gottman, autor de *Los siete principios para hacer que el matrimonio funcione*,[5] describe este tipo de humildad como la capacidad de ser influenciado por tu cónyuge. Descubrió que un factor que pronostica el divorcio era el grado en que el esposo se dejaba influenciar por su esposa, aunque esto puede ser cierto también para el caso de la esposa. Les Greenberg, un terapeuta e investigador en Toronto, ha escrito sobre parejas que experimentaron infidelidad.[6] Encontró que la capacidad de sentir y expresar remordimiento, esa humilde respuesta de completa aceptación y reconocimiento de lo hecho, tenía una conexión muy fuerte con la posibilidad de que la pareja alcanzara un punto de perdón.[7] La investigación apoya lo que ya sabemos de las Escrituras: la capacidad de cada cónyuge para asumir humildemente su parte en cualquier problema en el matrimonio puede influenciar significativamente en el nivel de intimidad que una pareja puede alcanzar.

El concepto de humildad, aunque rara vez se discute en el mundo de la psicología, puede ser lo que realmente cree una auténtica transformación permanente en tu matrimonio. Para el discípulo de Jesús, esto significa comprender verdaderamente el sacrificio que Dios hizo en la cruz, así como el increíble amor y la misericordia que él da a aquellos que han sido rescatados por él. Como escribió el apóstol Pablo, comprender verdaderamente el amor de Dios puede obligarte a no vivir más para ti mismo (2 Corintios 5:15). Ser humilde y realmente aprender a considerar a tu cónyuge como mejor que tú (Filipenses 2:3-5) y seguir el ejemplo de Jesús puede tener un impacto significativo en la forma en que una pareja se conecta a nivel emocional y en su relación. Examínate (2 Corintios 13:5) y observa qué tal te va en cuanto a ser humilde con tu cónyuge.

NUTRIENDO LA INTIMIDAD: CARA A CARA

Fomentar la intimidad conyugal puede significar llegar a conocer a tu cónyuge de nuevo. Gottman[8] escribe sobre la importancia de conocer realmente a tu cónyuge, tener un mapa íntimo del territorio de su vida y conocer todas las pequeñas cosas de su mundo. Tener una comprensión más clara del mapa de la vida de tu cónyuge puede profundizar su conexión. La intimidad cara a cara es ese compartir verbal mutuo que ocurre cuando los miembros de una pareja pasan tiempo juntos hablando desde el fondo de su corazón. Ello crea esa seguridad, conocimiento íntimo y conexión única descrita por las parejas citadas anteriormente. Este tipo de comunicación, de aprender lo que está en el mapa de tu cónyuge, podría incluir aprender cómo fue su día, qué relaciones le son difíciles, cuál es su recuerdo favorito de la infancia, cuáles son sus esperanzas y sueños y cuál es la pareja o persona que más admira y por qué.

¿Cómo te va en cuanto a saber cosas como esas sobre tu cónyuge? ¿Cómo es el mapa detallado que tienes de su mundo interior? Saber realmente cómo es el mundo de tu cónyuge es parte integral de una auténtica intimidad. La verdad es que muchas parejas casadas, pasada la época de salir en cita o ser enamorados, de comprometerse o de los primeros años de matrimonio, han dedicado poco tiempo o esfuerzo a nutrir su intimidad emocional y su íntimo conocimiento mutuo. Mientras hemos dirigido ministerios de casados, yo (Tim) he visto la tendencia de muchas parejas a simplemente coexistir y transformar su mentalidad en una de "compañero de habitación", describiendo su relación como la de una sociedad en lugar de un matrimonio lleno de conexión emocional. Todos necesitamos este tipo de intimidad, pero no siempre hacemos el trabajo para tenerlo.

Hay varias cosas que puedes examinar para evaluar qué tan bien estás alimentando tu intimidad cara a cara. ¿Cuánto te involucras en conversaciones informales? ¿Cuánto estás participando en discusiones vulnerables? ¿Sientes que tu cónyuge realmente te entiende y siente que lo entiendes? ¿Te acercas a tu cónyuge y le hace preguntas, o simplemente preguntas: "¿Qué tal tu día?" y aceptas que solo responda "Bien"? ¿Sabes lo que le preocupa a tu cónyuge? ¿Sabes cómo se siente respecto a su matrimonio, a su relación con Dios, al trabajo de ambos y a sus hijos, así como a sus padres y hermanos?

Recomendamos que lean juntos un capítulo como este y analicen cómo cada uno de ustedes siente que le está yendo en esta área. Esta sola conversación, cuando se realiza de una manera que no es frustrante y no implica ningún ataque, puede encaminarlos hacia una intimidad más profunda. Para alimentar continuamente su conocimiento mutuo, trabajen en aumentar el tiempo que hablan juntos. Pueden hacer esto de varias maneras, tales como asegurarse de pasar un tiempo para conversar todos los días, salir en citas o ir a caminar para hablar sobre la vida, e incluso usar cartas de comunicación como las que mencionamos a continuación. En última instancia, en medio de sus vidas ocupadas, deben tener un cambio intencional sobre cuánto tiempo pasan juntos hablando y compartiendo el uno con el otro.

NUTRIENDO LA INTIMIDAD: HOMBRO A HOMBRO

Construir tu banco de amor emocional en tu matrimonio también incluye pasar un rato divertido juntos, hacer pequeños actos de bondad entre sí y tener momentos sencillos de conexión. La intimidad hombro a hombro es el momento de amistad y la parte de aventura que tiene la intimidad conyugal. Hay varias cosas que puedes examinar para comprobar qué tan bien están alimentando esta intimidad hombro a hombro. ¿Salen en citas? ¿Cómo les va en cuanto a realizar escapadas románticas? ¿Con qué frecuencia disfrutan de pasar actividades recreativas juntos? ¿Cuándo fue la última vez que participaron de algún proyecto de servicio juntos?

Cuando hacemos talleres o cuando Jennifer provee terapia a las parejas, les dejamos como tarea que salgan en citas. Esto parece elemental, pero es crucial para que logren edificar su intimidad. No hay algo que pueda sustituir el pasar tiempo juntos. Dar prioridad a estos espacios es de mucha ayuda para llegar a construir una intimidad en su relación y llenar el banco del amor.

Algunas parejas necesitan ayuda para encontrar actividades mutuamente divertidas que puedan hacer juntos. Harley tiene una sección que recomendamos en *Lo que él necesita, lo que ella necesita* sobre compañía recreativa; ayuda a las parejas a explorar formas en que pueden volver a conectarse, pasando momentos divertidos, agradables y creativos. El libro de trabajo complementario, *Cinco pasos para el amor romántico*,[9] tiene una hoja de trabajo simple y detallada que demora unos veinte minutos en completarse. Ayuda a las parejas a identificar cómo les gusta relajarse o divertirse juntos y las guía en la elección de nuevas actividades para desarrollar, que van desde juegos de cartas hasta deportes, desde jardinería hasta bailes, y desde escalar rocas hasta visitar museos.

También les damos a las parejas el ejercicio de la taza (descrito a continuación), donde tanto el esposo como la esposa escriben sus pedidos, los colocan en una taza y luego llevan a cabo dichas cosas para su cónyuge durante esa semana. Pueden tratarse de pedidos sencillos, como un masaje de los pies de cinco minutos, sentarse en la terraza por la noche mirando las estrellas o poner una nota en el almuerzo para que sea llevada al trabajo. La diversión juntos, a menudo, comienza en los pequeños momentos en casa.

Además, es importante tener en cuenta, mientras discutimos cómo acercarnos, que las parejas a veces tienen dificultades para encontrar el equilibrio entre cuánto tiempo pasan juntos y cuánto espacio permiten en la relación para actividades individuales. Este equilibrio entre momentos por separado y momentos en pareja incluye comprender qué tan cómodos está cada uno de ustedes con las actividades independientes (la separación) y cómo negocian los intereses individuales y el pasar tiempo a solas o con amigos. Esto también incluye cómo se sienten los dos acerca de la cantidad de tiempo que pasan juntos (la unión), si se sienten ansiosos cuando están separados, si alguna vez se sienten sofocados, y cómo responden cuando sienten que no tienen suficiente tiempo juntos. Evalúen honestamente el equilibrio entre tiempos de unión y separación. Como hemos mencionado, una forma sencilla de evaluar esto es leyendo este párrafo y preguntarse mutuamente sobre estas diferentes áreas.

INTIMIDAD ESPIRITUAL

Más valen dos que uno,
porque obtienen más fruto de su esfuerzo.
Si caen, el uno levanta al otro.
¡Ay del que cae
y no tiene quien lo levante!
Si dos se acuestan juntos,
entrarán en calor;
uno solo ¿cómo va a calentarse?
Uno solo puede ser vencido,
pero dos pueden resistir.
¡La cuerda de tres hilos
no se rompe fácilmente! (Eclesiastés 4:9-12)

Juntos. La cuerda de tres hilos —esposo, esposa y Dios— es fuerte. Si están juntos, una pareja puede ganar batallas. Lo que resulta sorprendente es que estar en esa batalla juntos también tiene algunas ventajas. Pueden mantenerse el uno al otro calientes. Estas son las definiciones de amistad en esta escritura: ayudarse mutuamente cuando se caen, mantenernos calientes y luchar juntos contra el enemigo. Salmo 34:3 dice: "Alabemos *juntos* y a una voz la grandeza del nombre del Señor" (DHH, énfasis añadido). La intimidad espiritual puede ser alimentada de muchas maneras: orando juntos, sirviendo juntos, compartiendo entre sí lo que aprendieron en sus tiempos con Dios, enseñando juntos la Biblia a otra pareja, orando juntos cuando haya conflictos entre ustedes, ir a la cruz juntos y poner sus ojos en Jesús. Juntos.

Para algunos de ustedes que leen esto, ambos eran discípulos de Jesús cuando se casaron, y probablemente tuvieron sueños de cómo ser un equipo espiritual. Puede ser muy útil hacer una revisión y preguntarse cómo va eso. ¿Cuánto han nutrido esa parte de su relación? ¿Cómo les va trabajando juntos espiritualmente? ¿Cómo les va en cuanto a ser compañeros en difundir el evangelio? ¿Cómo sirves a Dios en cuanto a ayudar a llevar a tu cónyuge al cielo? Todos caemos. Todos nos tropeamos. ¿Se ayudan a levantarse mutuamente cuando se caen? ¿o se critican? ¿Sabes cómo está tu cónyuge espiritualmente? Anteriormente mencionamos lo importante que es tener un mapa de amor de tu cónyuge. ¿Qué tan bueno es tu mapa de amor de tu cónyuge, a nivel espiritual? ¿Sabes con qué lucha espiritualmente, qué escrituras lo inspiran, qué sueños espirituales tiene? ¿Qué tan bien conoces su mundo espiritual?

La escritura arriba citada enseña que dos son mejores que uno. Podemos ayudarnos mutuamente a ser mejores espiritualmente. Una pareja que sigue a Dios tiene la oportunidad única de defenderse juntos contra Satanás juntos. "Uno solo puede ser vencido, pero dos pueden resistir" (Eclesiastés 4:12). Es vital recordar la batalla espiritual en la que todos estamos comprometidos. Satanás es el enemigo, y como pareja podemos luchar contra él. Hablen acerca de cómo les van espiritualmente *juntos*. ¿Cómo pueden ustedes, como pareja, glorificar a Dios más consciente e intencionalmente? A continuación, hemos incluido una lista de preguntas para entablar una buena conversación espiritual. Permitan que este sea un punto de partida o un impulso para profundizar en su intimidad espiritual.

FORTALECIENDO LA INTIMIDAD RELACIONAL

Mientras observas estas formas de fortalecer la amistad en tu matrimonio, tal vez quieras elegir una cosa y practicarla constantemente. Ese cambio pequeño y continuo puede tener un enorme efecto multiplicador. Te recomendamos que, si aún no lo haces, comiencen orando juntos todas las noches (o cada día, según tu horario). Abajo, hemos incluido varios ejercicios para comenzar a caminar hacia el efecto multiplicador. Hablen entre ustedes sobre este capítulo y hablen de ello también con sus amigos cercanos. Recuerda, asegúrate de que el tono que usen al hablar de esto sea abierto, auténtico y sin ataques. Luego prosigan con algunas de las tareas a continuación.

¿ENTONCES QUÉ PASÓ?

¿Cómo superaron sus dificultades las parejas mencionadas al comienzo de este capítulo? Cada una de ellas llegó en busca de terapia sexual. Sin embargo, la intimidad de su relación en general necesitaba atención para mejorar su relación sexual. Rolando y Marisel (quienes se sentían como compañeros de habitación con poca conexión emocional) aprendieron a superar los temores y riesgos que conlleva una auténtica vulnerabilidad y comenzaron a ser intencionales acerca de su tiempo juntos dentro y fuera de la casa. Esto terminó haciendo una gran diferencia cuando trabajaron en su satisfacción sexual. Carlos y Katia (quienes se irritaban y enojaban mucho, además de pasar muy poco tiempo juntos) tuvieron que hacer un gran trabajo sobre cómo atacaban o evadían durante el conflicto. Una vez que reestablecieron en su agenda tiempos para disfrutar de modo regular de divertidas citas y así priorizar intencionalmente el tener tiempo solo para los dos, y experimentaron cierta victoria al sentir que se conectaban en medio del conflicto, su intimidad sexual mejoró dramáticamente. Eduardo y Rosa (quienes pasaban tiempo ayudando a otros, pero no mucho tiempo juntos) tuvieron que hacer un cambio significativo al priorizar su relación sobre sus responsabilidades ministeriales. Volvieron a reírse y comunicarse auténticamente, lo cual contribuyó en gran medida a trabajar en las dificultades que habían tenido en su relación sexual. Finalmente, Marcos y Silvia (quienes discutían mucho y tenían muy poca intimidad de cualquier tipo) trabajaron arduamente para deshacerse de las palabras ásperas y las interacciones dañinas. Cuando hicieron esto, fueron capaces de comenzar a disfrutar el uno del otro por primera vez en años. A medida que se reconstruía su amistad, el afecto regresaba, y fue entonces cuando pudieron trabajar en su relación sexual.

Para cada una de estas parejas, a medida que crecían en sus habilidades para la resolución de conflictos y reconstruían su amistad, también trabajaban para llegar a ser más íntimos espiritualmente y compartir lo que estaban aprendiendo en su tiempo con Dios. No hace falta decirlo, pero lo diremos de todos modos: cada uno de estos pasos para fomentar la amistad en el matrimonio tendrá una influencia significativa en su intimidad sexual.

EJERCICIOS

EJERCICIO DE INTIMIDAD DE RELACIÓN 1: DESARROLLANDO HABILIDADES PARA UNA COMUNICACIÓN ÍNTIMA

Busca en internet El Mapa de Amor (Gottman) http://www.psicolo-giayfertilidad.com/wp-content/uploads/2015/12/CUESTIONARIO-DEL-MAPA-DE-AMOR-Gottman-y-Silver.pdf, y escribe cada punto de la lista en un pedazo de papel, en forma de pregunta acerca de ti. Por ejemplo, 1. Conozco el nombre de los mejores amigos de mi pareja, debería ser escrito como: ¿Cuáles son los nombres de mis mejores amigos?

Compren la versión en español de The Ungame y también las cartas Intimidad en el matrimonio: barajas 1 y 2 (Konzen). Algunas de las preguntas y afirmaciones de estas y de las barajas 3-5 se encuentran en el apéndice C; puedes usarlas para hacer tus propias cartas. Las barajas completas están disponibles solo en inglés; en la última página hay información sobre cómo ordenarlas.

Estas barajas de cartas ayudan a las parejas a trabajar en profundizar los niveles de vulnerabilidad e intimidad de su relación. Recomendamos realizar este tipo de juego de cartas diariamente. El uso diario es muy importante; el solo hecho de agregar esto a su día puede crear un cambio significativo. Fijen una hora del día que pueda funcionar para ambos. Usar estas cartas que les sugerimos puede llevarlos a disfrutar de meses de conversaciones saludables, animantes, interesantes y muy necesarias.

*Si el nivel de conflicto en tu matrimonio es alto, puede que lo mejor sea no comenzar con las cartas de preguntas acerca de tu relación. En su lugar, es posible que desees comenzar con un juego menos personal, The Ungame.

Instrucciones:

1. Utilizando una de las barajas de las cartas anteriores, decidan quién va primero.
2. El cónyuge que va primero toma una carta de la baraja, la lee y responde a lo que leyó.
3. El cónyuge que escucha entonces repite o parafrasea lo que ha dicho su cónyuge.
4. Ahora le toca al otro cónyuge. Toma una carta, léela y contesta. Tu cónyuge repite o parafrasea.
5. Pasen cinco minutos cada día con esta actividad de responder y repetir, alternándose. Si es necesario, configura una alarma para no sobrepasar los cinco minutos. Cuando suene la alarma, retira las cartas. Limitar este ejercicio a cinco minutos puede garantizar que continuarás haciendo esto de manera permanente.
6. Para la persona que responde la carta: limita tu respuesta a dos o tres oraciones. Demasiada información puede inundar a tu cónyuge y hacerle difícil que parafrasee.
7. Durante los cinco minutos dedicados a responder y repetir, no comentes las respuestas de tu cónyuge ni converses sobre el tema. Debería ser algo como esto: tu cónyuge elige una carta que dice: "Cuéntale a tu cónyuge de tu fecha festiva del año favorita". Tu cónyuge responde: "Mi fiesta favorita es Navidad". Repite la respuesta de tu cónyuge diciendo: "Tu fiesta favorita es Navidad". Ahora toma una carta y la contestas, y tu cónyuge es quien repite.

*Nota: Este tipo de repetición mecánica puede parecer vacío y superficial. Sin embargo, según nuestra experiencia, aprender a repetir lo que dice tu cónyuge es una parte extremadamente importante para construir una mejor conexión. Tu cónyuge te agradecerá por convertirte en un gran oyente.

Cuando terminen los cinco minutos (y suene la alarma), retira las cartas. Luego de ello, puedes seguir hablando, hacer preguntas a tu cónyuge y discutir todo lo que desees sobre sus respuestas.

¡La parte más importante del ejercicio es que LO HAGAS DIARIA-MENTE! Si no eres constante en la práctica diaria, esto podría terminar siendo solo una cosa más que intentas que tiene poco impacto.

EJERCICIO DE INTIMIDAD DE RELACIÓN 2: DECIR FRASES Y REPETIR

*Recomendación: antes de hacer este ejercicio, asegúrate de manejar bien el protocolo de validación (que se encuentra en los capítulos sobre el Comunicador y el Validador). Además, asegúrate de que han estado haciendo los ejercicios con las barajas de cartas durante el tiempo sufi-ciente para adiestrarse en cómo responder de modo sencillo, escuchar atentamente y parafrasear.

Comprueba tu nivel de ansiedad al comenzar este ejercicio. Si tu an-siedad es alta, es posible que necesites hacer una pausa y respirar, com-partir sobre tu ansiedad con tu cónyuge o esperar hasta un momento posterior para hacer el ejercicio. Sean pacientes y amables el uno con el otro. No recomendamos hacer este tipo de ejercicios de comunicación forzándote a hacerlo ni tampoco hacer que tu cónyuge se sienta obliga-do a hacerlo.

Cada una de las frases que figuran a continuación se refieren a cosas que *hacen o han hecho que les ha permitido sentirse cerca y conectados*. Como se explica en las instrucciones sobre los ejercicios de Decir frases y repetir, antes de comenzar, siéntense en dos sillas que puedan colocar una frente a la otra. Esposos, siéntense con las piernas abiertas. Esposas, metan por dentro la silla lo más cerca que puedan, de modo que sus rodillas lleguen a tocar la silla de su esposo. Pónganse cómodos y luego tómense de las manos. Cuando digan su oración, miren directamente a los ojos de su cónyuge.

Decidan quién comenzará primero. Quien vaya primero empieza con la primera frase y completa la oración. Luego, el cónyuge simplemente repite la oración (solo la dice de nuevo; la regresa sin agregar ninguna interpretación o reformulación de palabras). Luego, el cónyuge que es segundo también comienza diciendo la primera frase y el cónyuge que fue el primero ahora es quien repite la oración. Háganlo así para cada frase. En el caso de algunas de estas frases, puede que estén compartiendo algo del historial de su relación. Empiecen.

1. "Me siento cerca de ti cuando _____".
2. "Realmente disfruto contigo haciendo _____".
3. "Es difícil para mí sentirme cerca de ti cuando _____".
4. "Algo que has hecho que me hizo sentir conectado contigo fue _____".
5. "Algo que has hecho y que me ha hecho sentir valorado fue _____".
6. "Me facilitas hablar contigo cuando _____".

Después de completar todas las frases anteriores, pregúntense entre ustedes:

7. "¿Hay algo de lo que dije de lo cual quisieras preguntarme o que te explicara?"

EJERCICIO DE INTIMIDAD DE RELACIÓN 3: INTIMIDAD ESPIRITUAL

Usando las preguntas a continuación, siéntense y conversen con sinceridad sobre cómo les va espiritualmente y las formas en que pueden crecer como un equipo íntimo espiritual. Decidan si usarán solo un par de preguntas para comenzar y si luego harán algunas más. Acuerden quién va a responder primero cada pregunta. Mientras tu cónyuge comparte, repite lo que has escuchado cada vez que hable.

*Recuerda equilibrar cuánto está hablando cada uno de ustedes. Piensa en el ejercicio de Validación y la regla Sé breve. Si eres el cónyuge que usa más palabras para explicarse, sé más conciso para no inundar a tu cónyuge con demasiadas palabras. Si eres el cónyuge que es menos probable que comparta mucho, tu cónyuge puede estar hambriento de escuchar tus pensamientos y sentimientos. Haz el esfuerzo de compartir tu mundo interior.

1. ¿Qué preocupaciones tienes acerca de tu propio caminar espiritual?

2. ¿Cuál fue tu decisión espiritual más difícil?

3. ¿Quién es tu persona favorita en la Biblia y por qué?

4. ¿Si pudieras retroceder en el tiempo, qué cambiarías espiritualmente?

5. ¿Cuáles son las áreas de fortaleza en tu matrimonio a nivel espiritual?

6. ¿Qué crees y piensas sobre el cielo?

7. ¿Dónde te gustaría estar espiritualmente a nivel personal?

8. ¿Qué duda espiritual tienes?

9. ¿Qué característica del carácter de Dios es la más impresionante para ti?

10. ¿Cuál crees que es tu mayor fortaleza espiritual?

11. ¿Cuál es el área en la que sientes que más necesitas rendir cuentas a nivel espiritual?

12. ¿Cuál es el área en la que sientes que más necesitan crecer en su intimidad espiritual como pareja?

13. ¿Cómo sientes que les va respecto a vivir el discipulado en su matrimonio?

14. ¿A qué pareja admiras espiritualmente y qué admiras de ellos?

Después de pasar este tiempo juntos, compartan cómo se sintieron al hablar sobre estas cosas y sobre cualquier incomodidad o ánimo que hayan experimentado. Discutan las maneras en que pueden continuar haciendo esto. Permite que este ejercicio los incentive a tener más conversaciones conforme avanza el tiempo.

EJERCICIO DE INTIMIDAD DE RELACIÓN 4: EL EJERCICIO DE LA TAZA

Cada uno de ustedes, toma dos trozos de papel y escribe en cada uno un pequeño pedido para su cónyuge. Hagan pedidos pequeños y simples, algo que sea posible hacer en casa y que tome entre cinco y quince minutos. Puede ser un masaje de cabeza, acurrucarse afuera en la hamaca, mirar las estrellas en la terraza o escribir una pequeña nota para poner en el almuerzo o maletín. Elige dos tazas, y cada uno ponga sus dos pedazos de papel en la suya. En algún momento de la próxima semana, saca los pedazos de la taza de tu cónyuge y haz su pedido. Vuelvan a llenar sus tazas cada semana.

EJERCICIO DE INTIMIDAD DE RELACIÓN 5: "CONSIDEREN BIEN" ESTAS COSAS (FILIPENSES 4:8)

Este es un ejercicio del cual muchos de nosotros hemos escuchado cuando hemos ido a retiros de matrimonio. Escribir una lista de cosas por las cuales estamos agradecidos de nuestro cónyuge es una excelente recomendación para cualquier pareja. Es importante que al hacer esto, lo hagas sinceramente. Una pareja, al enseñar este ejercicio, admitió que en un momento su relación había llegado a tal nivel que todo lo que podían poner en sus listas era que estaban agradecidos de que su cónyuge hubiera desarrollado el buen hábito de cepillarse los dientes. ¡Es de esperar que tu lista sea más larga!

1. Lean Filipenses 4:8. Lean esto en varias versiones y siéntanse libres de usar las palabras que sugerimos a continuación (hemos usado la versión NVI) y cualquiera de las otras versiones que deseen.

2. En una hoja de papel en blanco, escriban la palabra "verdadero". Junto a esa palabra, escribe lo que es animante y verdadero acerca de tu cónyuge.

3. Escribe las palabras "respetable" y "honorable". Junto a esas palabras, escribe lo que has visto en tu cónyuge que es respetable y honorable.

4. Escribe las palabras "justo" y "puro". Junto a esas palabras, escribe lo que has visto en tu cónyuge que es justo y puro.

5. Escribe la palabra puro. Junto a esa palabra, escribe lo que has visto en tu cónyuge que es puro. Continúa con las palabras "amable", "digno de admiración", "excelente" y "merece elogio".

6. Escribe la palabra "fortalezas". Agrega cualesquiera otras características, habilidades, acciones, actitudes, fortalezas, talentos, etc. que veas en tu cónyuge.

7. Recuerda, sé real. Sé sincero. Si tu lista es breve al comenzar, está bien.

8. Con Dios: ahora pasa tiempo orando por cada una de estas cosas, diciéndole a Dios las cosas buenas que ves en tu cónyuge.

9. Con otros: A lo largo de la próxima semana, comparte estas cosas con varias personas. Habla sobre tu cónyuge esta semana con otras personas, cuando estés en la iglesia, con amigos, en el trabajo o con sus hijos. Sin mencionar este ejercicio, cuéntales sobre tu cónyuge. Es especialmente importante que esta parte del ejercicio sea sincera. Comparte las cosas que puedes decir de corazón, que realmente crees acerca de tu cónyuge.

10. Con tu cónyuge: cuando sea apropiado, comparte esta lista con tu cónyuge. También puedes compartir diciendo algo simple: "Hoy hablé de ti en el trabajo. Le estaba diciendo a mi amigo que realmente aprecio cuán _____ (rellene el espacio en blanco: talentoso, amable, trabajador) eres".

EJERCICIO DE INTIMIDAD DE RELACIÓN 6: COMPAÑERISMO RECREATIVO

Compra el libro de Harley, *Lo que él necesita, lo que ella necesita* y lee el libro de trabajo complementario, *Cinco pasos para el amor romántico*. Lee el capítulo sobre "Compañerismo recreativo" y luego llena la hoja de trabajo que corresponde a dicho título en el libro de trabajo. Identifica dos o tres actividades que tengan el puntaje más alto. De esas, elige una para agregarla a tu agenda ahora. Puedes hacer planes para poner en práctica, en un futuro, las otras ideas.

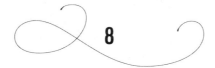

8

CONTACTO FÍSICO Y AFECTUOSO

Raúl y Raquel rara vez tienen relaciones sexuales, y ella nunca ha experimentado un orgasmo con él. Ellos expresan que hay poco contacto físico o pocas demostraciones afectuosas entre ellos, ya que han tenido problemas sexuales. Sin embargo, las muestras de afecto y el contacto físico han sido una fuente de conflicto entre ellos durante la mayor parte de su relación. Raquel dice que le encanta el afecto, pero que la única vez que Raúl la toca es cuando quiere tener relaciones sexuales.

Roberto y Sonia dicen que han tenido problemas sexuales a lo largo de su matrimonio. Tampoco están contentos con su intimidad en general. Aparte de las pocas veces que tienen relaciones sexuales, rara vez se tocan. No se expresan afecto cuando se despiden para irse al trabajo o cuando se saludan al llegar a casa. No se dan la mano mientras caminan juntos y nunca se han besado en público aparte del beso en su boda.

Inez y Malcolm tienen relaciones sexuales con regularidad, aunque no están contentos con cómo van las cosas en general. Inez a veces se siente claustrofóbica con Malcolm, sobre todo por lo mucho que le gusta tocarla a cada rato. Malcolm experimenta sentirse rechazado por Inez cuando ella se aleja rápidamente cuando él la quiere tocar.

El tacto puede ser un área sensible en una relación. Las parejas, a menudo, expresan que quieren tener una relación llena de cariño y amor, pero que es difícil hablar sobre el contacto físico y que es aún más difícil mantener en el tiempo cualquier cambio realizado a nivel de su afecto en general. Abordar los problemas con relación al contacto físico y al afecto puede significar trabajar directamente con ellos en su matrimonio, pero también puede significar analizar cómo cada hombre o mujer ha experimentado o no el contacto físico a lo largo de su vida. Este capítulo tiene como objetivo abordar las experiencias de afecto y contacto físico a lo largo de la vida y explorar los desafíos que surgen en este tema dentro del matrimonio, junto con las formas de mejorar esta área sensible de intimidad.

LA IMPORTANCIA DEL CONTACTO FÍSICO

El contacto físico era importante para Jesús. A pesar de que podía sanar a las personas sin tocarlas (Mateo 8:13; Mateo 12:13), aun así tocó al leproso (Mateo 8:3), tocó a la suegra de Pedro (Mateo 8:15), tomó de la mano a una niña cuando la regresó de la muerte (Mateo 9:25), tocó a quien lo iba a agredir para sanarle su oreja herida (Lucas 22:51), y tocó la lengua de un hombre sordo y también al interior de sus orejas (Marcos 7:33). Tocó o quiso tocar a sus enemigos, deseando reunir debajo de sus alas a quienes querían apedrearlo (Lucas 22:51; Mateo 23:37). Sostuvo a niños, los tomó en sus brazos y puso sus manos sobre ellos para bendecirlos (Marcos 9:36, 10:16).

Para Jesús, era importante ser personal en su contacto físico. Cuando una mujer se curó tocando su vestidura en medio de una gran multitud en movimiento, él detuvo todo para descubrir quién lo había tocado (Lucas 8:45). Sostuvo los malolientes y sucios pies de sus discípulos, para lavarlos con agua (Juan 13:5). Cogió firmemente la mano de Pedro después de que se asustara caminando sobre el agua (Mateo 14:31). Y qué asombroso debió haber sido para el niño que había sido poseído por un violento demonio que lanzaba chillidos, mirar hacia arriba y ver la mano de Jesús extendiéndose para levantarlo (Marcos 9:27). Qué gran afirmación hacen las Escrituras: que todos los que tocaron a Jesús quedaban sanos (Mateo 14:36). Efectivamente, su contacto físico trajo sanación física, pero también tocó a las personas únicamente para tranquilizarlas, sostenerlas, ayudarlas a sentirse seguras y servirlas.

No hay duda de que este tipo de contacto físico trajo la curación de otras maneras. Como seguidores de Jesús, nuestro contacto físico puede ser un reflejo del suyo, mostrando amabilidad y compasión y dando tranquilidad. Un simple abrazo puede hacer que los demás se sientan seguros y mostrarles el valor que tienen para nosotros. Nuestro contacto afectuoso con los que están en dificultades puede provocar su curación emocional. Dar de esta manera también nos da la oportunidad de recibir contacto físico de otros de una forma que nos haga sentir amados, seguros, sanados y que creen en nosotros.

Actualmente, en el campo de la salud física y mental, hay una cantidad considerable de investigaciones sobre el contacto físico. El contacto cálido, como los masajes, las caricias, los abrazos, y tomarse de las manos, se relaciona con un aumento de la oxitocina (es decir, la hormona del abrazo), una disminución de la presión arterial y la frecuencia cardíaca, una mejor circulación cardiovascular y una reducción de los niveles de hormonas del estrés en la respuesta de activación del cortisol ante el estrés.[1] Cuando alguien los sostiene, los bebés lloran menos; y cuando reciben contacto físico afectuoso, los pacientes con coma profundo tienen una frecuencia cardíaca mejorada.[2] El contacto físico cálido y amoroso disminuye la ansiedad y mejora la salud. El contacto físico saludable mejora el trabajo y el rendimiento deportivo. El tacto tiene un efecto terapéutico sobre el trastorno por déficit de atención e hiperactividad (TDAH), la diabetes, las migrañas, el asma y el funcionamiento inmunológico. Y sí, las meseras que suave y brevemente tocan las manos o los hombros de los clientes reciben propinas más grandes.[3] Las personas que experimentan niveles más bajos de contacto físico afectuoso tienen una menor autoestima.[4] De hecho, los que se quedan sin contacto físico a menudo experimentan una especie de hambre en la piel, ese fuerte deseo y necesidad de conexión física humana. Definitivamente necesitamos contacto físico.

Ha habido algunas investigaciones importantes sobre cómo el contacto físico influye en la calidad del matrimonio y la relación sexual conyugal. Para las parejas, el contacto físico no solo produce excitación, sino que también alivia y conforta.[5] Las parejas sienten que el contacto físico es una expresión de calidez y apoyo, especialmente en medio del conflicto.[6] De hecho, cuanto más una pareja experimente el dar y recibir continuamente un contacto físico cariñoso, más profunda es su conexión íntima.[7] Por otro lado, las parejas que son menos cariñosas a menudo están menos satisfechas en su matrimonio.[8]

En la relación sexual, el contacto físico afectivo frecuente puede hacer que una pareja se sienta más satisfecha con su vida sexual y más relajada cuando discute sobre la sexualidad.[9] Las parejas que se abrazan, se acarician, se besan y miman más tienen mayor satisfacción matrimonial y sexual.[10] El tacto cálido también puede ayudar a las parejas a llegar a ser más resilientes ante las secuelas de la disfunción sexual o dolor sexual.[11] Por otro lado, cuando los esposos o esposas dicen que se sienten incómodos con el contacto físico afectivo, también experimentan obstáculos adicionales para su intimidad relacional y sexual.[12] Y si el contacto físico tiene tantos beneficios, ¿cómo es que puede volverse algo problemático?

TOQUE PROBLEMÁTICO

Si bien necesitamos contacto, no es raro que a alguien le disgusten ciertos tipos de contacto físico. Esta respuesta podría estar vinculada a una variedad de cosas: el estado emocional en el que se encuentra alguien en ese momento; experiencias negativas sobre contacto físico que alguien tuvo como niño o adolescente; dolor o enfermedad física o crónica; o conflictos no resueltos en el matrimonio. Para algunas personas, a medida que crecieron, los familiares y amigos de la familia exigían que les dieran abrazos y besos. Otros han experimentado abuso físico o sexual en esos años de formación, lo que puede haber tenido un efecto significativo en cómo se sienten respecto al contacto físico cuando son adultos. Si luego continúan experimentando el contacto físico como algo invasivo o como una violación en sus relaciones íntimas adultas, esto puede tener una fuerte influencia en cómo se sienten incluso cuando el contacto físico es positivo.

Puede que recuerdes que no te agradaba el contacto físico incluso cuando eras niño. Tal vez rápidamente hayas rechazado y evitado o cortado rápidamente cualquier muestra de afecto iniciado por otros. Como adulto, es posible que hayas experimentado el aumento de tu nivel de disfrute del contacto físico en las relaciones románticas, aunque esto puede haberse desvanecido con el tiempo. El placer de dar y recibir contacto físico puede haber aumentado mucho después de tener hijos. Los padres experimentan el placer de cargar a su bebé, abrazar a su niño pequeño y recibir abrazos de su hijo. Sin embargo, a algunos de nosotros todavía nos resulta difícil desear sostener o tocar a nuestros hijos, aunque deseamos ser más afectuosos. Si tienes hijos pequeños, especialmente niños más cariñosos, puedes sentirte fastidiado (y luego culpable) cuando tu hijo exige contacto físico o se te pega constantemente a ti. Si eres el cuidador principal de tus hijos, también puedes tener dificultades para aceptar el contacto físico frecuente de tu cónyuge. "Estoy con los niños todo el día, y ellos andan a cada rato tocándome y sosteniéndose de mí. Y cuando mi esposo entra y trata de abrazarme y besarme, yo solo quiero empujarlo para alejarlo de mí. Siempre hay alguien que me está tocando y, a veces, eso simplemente me vuelve loca". Esta puede ser una lucha muy natural para los padres de niños pequeños y especialmente para las madres que sienten que ya no son dueñas de sus propios cuerpos.

Hay una serie de otros problemas que afectan la forma en que experimentamos el contacto físico. La necesidad de tener contacto físico puede cambiar según nuestro estado emocional. Durante el sufrimiento emocional, es posible que no nos guste cierto tipo de contacto físico o que no deseemos absolutamente ninguno. Algunos de nosotros queremos ser sostenidos en los brazos de alguien cuando estamos molestos o tristes. Otros de nosotros no queremos ser tocados mientras nos sentimos tan vulnerables, aunque todavía podemos querer que alguien se quede con nosotros como una presencia de apoyo. Es posible que estemos abiertos a tener una mano suave sobre nuestro hombro o al ligero toque de una rodilla en el momento adecuado que pueda decir: "Estoy aquí". Más allá de eso podría ser difícil.

El dolor físico también influye en qué tanto contacto físico deseamos tener. Esto es especialmente cierto para aquellos que experimentan neuropatía asociada con lupus, diabetes, trastornos renales, cirugías y quimioterapia, dolor crónico o infecciones. Cuando uno lucha contra este tipo de enfermedades crónicas, puede ser literalmente doloroso ser tocado, lo que puede ser un desafío para ambos cónyuges. A veces, las parejas de quienes padecen enfermedades o dolor crónicos pueden sentirse rechazados incluso cuando intentan ser comprensivos y compasivos.

El contacto físico también es problemático cuando las parejas tienen conflictos crónicos. Algunos de nosotros queremos más contacto cuando hay conflictos. Otros no quieren contacto de ningún tipo durante un conflicto. De hecho, el afecto cálido y que reafirma, tienden a desaparecer debido a la falta de seguridad y al aumento de la desconexión, el resentimiento y la ira que acompañan a los conflictos crónicos.

Para algunas parejas, el problema no es la falta de contacto físico sino su exceso. Algunos cónyuges sienten que la cantidad y la frecuencia con que sus cónyuges los tocan los hacen sentir asfixiados o irritados. Puede que siempre hayan sido conscientes de que su pareja era la más cariñosa de los dos, pero con el tiempo pueden haber comenzado a evitar el contacto físico o a alejar a su cónyuge. A otros no les gusta que los toquen a cada momento, pero no expresan cómo se sienten o la única vez que lo hacen es cuando se enojan o se irritan. Para algunas parejas, las diferentes preferencias de contacto físico pueden convertirse en un área de conflicto; una fuente continua de frustración no revelada y que causa división, pero respecto de la cual no se habla.

Para cualquiera de ustedes que experimenta estas respuestas al contacto físico en su relación, puede ser muy curativo comenzar a hablar sobre los sentimientos que tienes cuando tu cónyuge te toca o cómo te sientes cuando hay poco afecto entre ustedes. Este podría ser un paso importante para mejorar la conexión física en tu matrimonio. Si estos pasajes te describen a ti o a tu cónyuge, dedica algún tiempo a hablar sobre este capítulo. Asegúrate de hablar y escuchar sin juzgar. El contacto físico puede ser un tema muy delicado.

TOQUE Y AFECTO EN EL MATRIMONIO Y LA SEXUALIDAD

No es raro que las parejas compartan que su nivel de afecto se ha ido extinguiendo lentamente con el paso del tiempo. Puede que tú y tu cónyuge hayan experimentado un afecto que era libre, emocionante, divertido y fácil durante el tiempo en que salían en cita y al comprometerse en matrimonio. Más tarde, sin embargo, ese contacto físico simple, lúdico y no sexual desapareció gradualmente, comenzando al inicio del matrimonio o con el nacimiento de los hijos. No es poco frecuente que las parejas limiten intencionalmente el contacto físico y el afecto antes de casarse, ya sea por la preocupación de caer en pecado sexual o porque se dan cuenta, desde el principio de su relación, de los diferentes gustos y aversiones que tienen en cuanto al afecto. Como pareja, puede ser útil hablar sobre la cantidad de afecto que tuvieron cuando salían en cita, cuando estaban comprometidos, o al principio de su matrimonio y explorar qué pudo haber causado que ello cambiara.

Los sentimientos acerca del contacto físico pueden llegar a estar muy vinculados a la sexualidad en el matrimonio. A algunas mujeres, les gustaría tener más contacto físico, pero a veces sienten que se ha relacionado únicamente a la sexualidad. "Solo me tocas cuando quieres sexo" es una expresión común. Las investigaciones han demostrado que cuando el afecto físico se expresa principalmente en el contexto del sexo, la relación y la satisfacción sexual es menor.[13] Por otro lado, los esposos cuyas esposas han abandonado el contacto físico porque el sexo se ha vuelto problemático a menudo comparten que se sienten solos y aislados.

También es común que hombres y mujeres tengan diferentes interpretaciones y respuestas frente al contacto físico. Para muchos hombres, el contacto físico de su pareja que les comunica deseo sexual y excitación los hace sentir amados.[14] Sin embargo, para muchas mujeres, si su pareja las toca sobre todo cuando quiere tener relaciones sexuales, entonces el contacto físico no las hace sentir amadas. A veces, sin embargo, es el marido el que se siente así. Los hombres a veces sienten que sus esposas rara vez los tocan a menos que estén teniendo relaciones sexuales. También hay esposas que se sienten lastimadas y enojadas porque, dado que su esposo no ha llegado a tener relaciones sexuales con ellas, cualquier otro contacto físico también ha desaparecido en su relación. Por lo general, es útil poder hacer una separación, de modo que la expresión de afecto no se asocie únicamente a tener relaciones sexuales (más abajo). Para curar esta conexión vital es necesario que la pareja se comunique más acerca de sus necesidades y deseos de contacto físico y afecto. Este tipo de cambios son fundamentales para experimentar y renovar la alegría del afecto físico en el matrimonio.

EXPRESANDO PREFERENCIAS

Los esposos o esposas, a menudo, no le dice a su cónyuge lo que no les gusta del contacto físico o, si lo hacen, lo dicen cuando están irritados y en un tono que muestra desagrado. Algunas parejas se han estado besando y tomándose de las manos durante años y no se han dicho entre sí: "Realmente no disfruto besarnos así" o "Me molesta tener las manos así y preferiría hacerlo de esta manera".

Es posible que desees que tu cónyuge sostenga tu mano mucho más, o que te acaricie o juegue con tu cabello, o que vaya detrás de ti y te sorprenda con un abrazo espontáneo. Es posible que desees que tu cónyuge se siente más cerca de ti cuando esté en la iglesia, o que estire su brazo y coloque su mano en tu muslo mientras conduce en el automóvil. Tal vez te guste que tu cónyuge te sostenga cuando estás estresado o que te bese espontáneamente mientras camina junto a ti en la casa. ¿Le has dicho eso? ¿Tu cónyuge lo sabe? ¿Te causa vergüenza verbalizar eso y pedirlo? ¿Sientes que te ves muy desesperado si le dices que deseas más afecto? ¿El hecho de pedir directamente eso sientes que es algo poco varonil o como si fueras una mujer hostigosa? ¿Desearías que te amaran lo suficiente como para simplemente saberlo? Quizás piensas que tu cónyuge debería saberlo, porque eso es lo que se supone que hacen las parejas que se aman, ¿verdad? ¿Tu cónyuge era más afectuoso al principio de su relación y te duele que ya no lo sea más? ¿Lo has dicho ya innumerables veces y aún no ha cambiado? ¿Has empezado a sentir que es demasiado doloroso volver a mencionarlo?

¿Cuánto hablas del contacto físico en tu matrimonio? Es posible que necesites encontrar una manera de comenzar. Puede ser difícil, doloroso y causarte vergüenza, pero es crucial. Hablen entre ustedes acerca de sus sentimientos con respecto a tomarse de las manos en público y en privado. ¿Se besan cuando se saludan o cuando se despiden? Habla sobre el tipo de beso que preferirías en esos momentos. Dile a tu cónyuge qué tipo de caricias sencillas te gustaría que se dieran mientras pasan cerca uno del otro en la casa. ¿Preferirías un apretón de hombros o un ligero toque en la curva de tu espalda? Comunica a tu cónyuge por cuánto tiempo y adoptando qué posturas prefieres que te acaricie, abrace o bese. Hablar abiertamente sobre cómo prefieren las demostraciones de afecto, en lugar de simplemente suponer que tu cónyuge sabe, puede ser el primer paso para cambiar cómo se sienten los dos acerca del contacto. Algunos de los ejercicios a continuación pueden ayudarte a moverte en esa dirección.

TRABAJANDO EN EL CONTACTO FÍSICO Y EL AFECTO

Puedes descubrir que cuando tú y tu cónyuge comienzan a trabajar en su contacto físico, muchos de sus conflictos, heridas y frustraciones que estaban ocultos salen a la superficie. Esto no siempre es negativo o inesperado. Es por eso que siempre recomendamos que, antes de trabajar en el contacto físico, las parejas trabajen en la construcción de una intimidad verbal y emocional de calidad paralelamente al trabajo de sus habilidades para la resolución de conflictos que conducen a la empatía, la comprensión y la conexión. Si ya has estado trabajando en estas habilidades y estas han ido desarrollándose bien, ahora tendrás la oportunidad de poner estas habilidades en práctica cuando surja un conflicto en torno al contacto físico afectivo.

Si has estado profundamente desconectado hasta este punto, trabajar en el contacto físico puede ser muy complicado. Los conflictos graves no resueltos pueden requerir una curación adicional antes de que empieces a trabajar en mejorar el afecto en tu relación. Tratar de mejorar el afecto físico sin abordar estos problemas puede ser bastante dañino, ya que puede estancar el mejoramiento de la relación. Cuando una pareja todavía está desconectada emocionalmente, hacer ejercicios de contacto físico puede sentirse como algo mecánico. Si te quedas atascado mientras tratas de resolver problemas de contacto físico, reduce la cantidad de ellos o detente. Busca y obtén ayuda, ya sea de una pareja cercana o de un profesional.

Entonces, ¿qué tipo de contacto físico suele ser agradable en el matrimonio? Por lo general, las personas disfrutan que se les toque el cabello y la cabeza, recibir ligeras caricias en las mejillas y mentón, un simple movimiento de los pulgares sobre los nudillos de los dedos, un toque cálido de las manos en las piernas y los brazos, suaves rasguños en la espalda o abrazos que duran lo suficiente como para decir algo. Algunos disfrutan acomodando su pierna sobre la pierna de su pareja, sentarse o recostarse en su regazo, ser suavemente envuelto en los brazos de su cónyuge por detrás, o recibir un masaje en los pies. Dado que las preferencias de contacto físico son únicas para cada individuo, puede que debas preguntarle a tu cónyuge qué le gusta y a la vez decirle lo que tú disfrutas.

También es importante identificar los tipos de contacto físico que no son agradables o que incluso son irritantes. Aquel que resulta repetitivo y que se realiza una y otra vez en la misma zona del cuerpo puede causar irritación. El pellizco, aunque es agradable para algunos durante el juego sexual, puede ser desagradable en otros momentos. Algunas mujeres se sienten sobresaltadas o no se sienten apreciadas cuando sus cónyuges las manosean, las agarran por las nalgas o los senos, o les dan abrazos que se sienten agresivos. Si tus manos están ásperas por tu trabajo, es posible que desees usar un humectante fuerte para suavizar tus dedos. Esto es especialmente relevante durante el contacto sensual y sexual, ya que las lociones y los aceites pueden contribuir en gran medida a aumentar el placer del contacto físico durante el acto sexual. Es importante que te asegures de comunicar el tipo de contacto físico que te es desagradable de una manera que no avergüences a tu cónyuge o que le haga sentir lastimado o a la defensiva. Y si tú o tu pareja han sufrido abuso físico o sexual, puede que debas reaprender el contacto físico y cómo hablar sobre ello dentro de la seguridad de su relación (consulta los "Ejercicios de contacto físico adicionales" por Wendy Maltz, que te recomendamos abajo).

Los siguientes ejercicios pueden ser útiles tanto para hablar sobre las preferencias en el afecto y el contacto físico, así como para practicar pequeños comportamientos que hacen que el contacto físico sea placentero para una pareja casada.

TOMARSE UN TIEMPO SIN TENER RELACIONES SEXUALES

Quizás te preguntes por qué hay una sección sobre abstenerse de relaciones sexuales en un capítulo sobre el contacto físico afectivo. Cuando las parejas deciden trabajar en mejorar aspectos de su relación sexual, muchas de ellas tienden a enfocarse directamente en el sexo: hablar de ello, hacerlo, probar cosas diferentes. Sin embargo, generalmente es importante trabajar primero en todos los otros tipos de contacto físico íntimo. Para algunas parejas, todas las formas de contacto físico pueden haberse vuelto fuertemente asociadas al sexo. Los cónyuges pueden reaccionar ante el simple contacto físico o al trabajar con un simple contacto físico, si piensan que explorar estas cosas significa que el sexo, el orgasmo o las relaciones sexuales son una expectativa automática.

Para algunas parejas, las reacciones al contacto físico se han vuelto tan fuertes que, para mejorar la parte sexual, sensual y afectuosa de la relación, necesitan abstenerse por un tiempo de relaciones sexuales. Durante ese tiempo, las parejas deciden no tener relaciones sexuales o practicar ninguna cosa que conduzca al orgasmo hasta que hayan alcanzado un cierto punto de curación, conexión, apertura y seguridad. Aunque puede ser difícil, es importante que las parejas discutan abiertamente al respecto y tomen una decisión mutua sobre si deben abstenerse del coito y el orgasmo por un tiempo para mejorar su relación íntima. Si tú deseas esto y tu cónyuge no está de acuerdo, involucra a otra pareja para que los ayuden a tomar esta decisión de una manera que los honre a ambos.

Entonces, ¿cómo se aplica esto a las parejas que deciden continuar teniendo relaciones sexuales mientras trabajan en las cosas que se encuentran en este libro? Es *vital* que los ejercicios realizados en este capítulo y en los que se refieren al contacto físico sensual y sexual se realicen sin que a continuación tengan relaciones sexuales. No podemos enfatizar lo suficiente el valor fundamental de aprender a disfrutar del contacto físico sin que esté vinculado al orgasmo. Esto puede ser bastante desafiante para algunos y puede generar una gran ansiedad para aquellos que sienten que no han estado teniendo mucho sexo. Sin embargo, por favor, créenos cuando decimos que tomar un descanso del sexo o retrasar el orgasmo, el coito y la liberación sexual para aprender a internalizar el increíble placer del contacto físico afectivo y sensual tendrá un impacto inconmensurable a largo plazo en la calidad de tu relación sexual.

¿ENTONCES QUÉ PASÓ?

¿Qué sucedió con las parejas que describimos al principio del capítulo? Raúl y Rachel y Roberto y Sonia (quienes no habían experimentado mucho contacto físico y afecto en sus relaciones) primero tenían que trabajar en su intimidad verbal y salir en citas regularmente. Trabajar en volverse cariñosos fue muy incómodo al principio. Fue muy importante para cada uno de ellos que aprendieran a ser sinceros con su cónyuge sobre sus sentimientos, sus miedos y lo que les desagradaba de un simple contacto físico. Cuando el contacto físico afectuoso se convirtió en algo realmente placentero para cada pareja, pudieron comenzar a trabajar en el disfrute del contacto físico sensual y sexual. A través del proceso de terapia, cada pareja tuvo que regresar periódicamente y verificar las áreas de intimidad verbal y relacional y el contacto físico afectivo para ver si alguna de esas áreas debía fortalecerse antes de continuar. Después de que las cosas mejoraron en su relación y en su contacto físico afectivo, sensual y sexual, Rachel experimentó su primer orgasmo.

Para Inez y Malcolm (quienes tenían tanto afecto en su relación que Inez se sentía asfixiada), tuvieron que resolver algunas de las reacciones traumáticas que Inez tenía ante el contacto físico. La habían violado cuando era una muchacha y, aunque sabía que Malcolm la amaba y nunca la lastimaría, algo de su contacto físico se sintió dominador. A medida que ella pudo verbalizar lo que sentía y ser asertiva, sumado al hecho de que Malcolm se volvió más sensible en lugar de tomar su reacción como algo personal, pudieron alcanzar un nivel saludable de contacto físico afectuoso que era mutuamente placentero. Resolver los desafíos que tenían con el contacto físico fue un gran paso para llevar su relación sexual a un lugar nuevo y emocionante.

EJERCICIOS

EJERCICIOS DE CONTACTO FÍSICO AFECTIVO

*Antes de realizar cualquiera de los ejercicios a continuación, asegúrate de que el hacerlo sea una decisión mutua. Estos ejercicios son apropiados cuando la resolución de conflictos y la intimidad relacional van bien. Además, verifiquen mutuamente el nivel de ansiedad que tienen durante estos ejercicios. Si en algún momento uno de ellos se vuelve problemático, deténganse, tómense una pausa y regresen más tarde. Si es necesario, busquen ayuda antes de comenzar de nuevo.

**Recordatorio: Estos ejercicios deben realizarse sin tener relaciones sexuales antes o después del ejercicio.

***Al final de cada ejercicio, hablen acerca de cómo se sintieron mientras hacían el ejercicio.

EJERCICIO DEL CONTACTO FÍSICO AFECTUOSO 1: LA CUNA DE LA MANO

Antes de comenzar este ejercicio, lean las instrucciones hasta el final, luego empiecen. Decidan quién va primero. Quien lo haga primero debe tomar la mano de su cónyuge con la palma hacia abajo y luego sostenerla y balancearla con sus dos manos como si estuviera en una cuna.

1. Después de sostenerla por un breve tiempo, dile a tu cónyuge cómo sientes físicamente su mano (algo así como: "Tu mano está caliente. Es suave. Está seca").
2. Ahora toma la palma de su mano y acaricia suavemente el dorso de la mano de tu cónyuge mientras continúas acunándola con la otra mano (solo la mano y no el antebrazo). Usa las puntas de los dedos para explorar suavemente los dedos de tu cónyuge y la parte posterior de la mano. Ahora voltea su mano y explora su palma. Observa las diferentes texturas de su piel. Describe a tu cónyuge cómo se siente su mano mientras la sigues acariciando suavemente.
3. Vuelve a acunar suavemente su mano, con la palma hacia abajo, con ambas manos tuyas.
4. Mientras sostienes su mano con la tuya, describe a tu cónyuge lo que sabes de esta mano. Dile lo que has visto hacer a esta mano. Comparte qué recuerdos tienes de esta mano. Esto sería algo así como: "Cuando pienso en esta mano, pienso en _____" o "He visto esta mano_____" (explica lo que has

visto hacer esta mano a través de los años en cuanto a tareas, contacto físico, con tus hijos, etc.). Tómate un tiempo para esta parte.

5. Termina la cuna de mano con una suave caricia final.

6. Continúen el ejercicio cambiando de lugar para que el otro cónyuge sea quien realice la cuna de mano, la caricia y la descripción y los recuerdos de la mano de su cónyuge.

7. Luego compartan mutuamente cómo les pareció el ejercicio.

EJERCICIO DEL CONTACTO FÍSICO AFECTUOSO 2: CARICIAS MANO A MANO, MANO A CABEZA, MANO A CARA

Lean primero las instrucciones a continuación, hasta el final, para que entiendan lo que van a hacer y puedan hacer el ejercicio sin tener que consultarlas a cada momento. Luego, sigan las instrucciones especificadas:

1. Sentados cómodamente, uno frente al otro, decidan quién va primero (quién es el primero que da las caricias).

2. **Mano a mano/antebrazo:** A quien vaya primero, toma la mano de tu cónyuge con una de tus manos; con la otra, acaricia ligeramente la mano y el antebrazo de tu cónyuge.

3. Describe qué sensaciones físicas notas cuando acaricias su mano y antebrazo.

4. El cónyuge que recibe la caricia debe describir cómo se siente la caricia y qué emociones está experimentando al recibirla.

5. Ahora cambien y sigan las instrucciones anteriores. Después de que ambos hayan tomado tiempo para ser el que da las caricias, hagan el siguiente ejercicio de caricia.

6. **Mano a cabeza/cabellera**: después de que ambos cónyuges completen la caricia de la mano y el antebrazo, el cónyuge que fue primero es el que da la caricia una vez más.

7. Sentados frente a frente, toma tus manos y comienza a explorar suavemente la cabellera y cabeza de tu cónyuge (pero aún no la cara).

8. El cónyuge que recibe la caricia debe describir cómo se siente

la caricia en la cabeza y cabellera y qué emociones está experimentando al recibirla.

9. Ahora cambien y sigan las instrucciones anteriores. Después de que ambos se hayan tomado el tiempo de ser el que da la caricia de la mano a la cabeza/cabellera, hagan el siguiente ejercicio de caricia.

10. **Mano a cara:** después de que ambos cónyuges completen la caricia de la cabeza y la cabellera, el cónyuge que fue el primero es el que da la caricia una vez más.

11. Sentados frente a frente, toma tus manos y suavemente, luego de pedir permiso, comienza a explorar la cara de tu cónyuge. Usando dedos suaves, explora la frente, las mejillas, el mentón, la nariz, las cejas y los labios.

12. Para el que recibe la caricia, dile a tu cónyuge en qué parte de la cara prefieres que no te toquen y el nivel de presión que deseas que use para tocarte.

13. Describe cómo sientes la caricia en la cara y qué emociones estás experimentando a medida que la recibes.

14. Ahora cambien y sigan las instrucciones anteriores.

EJERCICIO DEL CONTACTO FÍSICO AFECTUOSO 3: ABRAZAR Y CUCHAREAR

Nivel 1: Estando de pie, tomen turnos para abrazarse hasta que estén relajados; hasta que experimenten un suspiro interior.

Nivel 2: En otro momento, elijan un lugar, ya sea en su habitación o en un sofá. Tomen turnos para ver quién se colocará primero detrás del otro, busquen adoptar una posición cómoda de cuchara. Uno de ustedes, se acuesta teniendo la espalda de su cónyuge acurrucada en su pecho y estómago, y lo envuelve con sus brazos.

1. Cuchareen hasta que experimenten un suspiro interior de placer y satisfacción.

2. Cambia ahora la posición de quien esté acostado detrás del

otro, y cambien de posición hasta que se sientan cómodos. Cuchareen de nuevo hasta que estén relajados.

3. En diferentes momentos, pregúntense mutuamente: "¿Te gustaría que nos detuviéramos o que continuáramos?". Si deciden detenerse, agreguen compartir: "Lo que preferiría hacer es _____".

EJERCICIO DEL CONTACTO FÍSICO AFECTUOSO 4: PEINAR Y ACARICIAR

1. Encuentren un lugar cómodo para sentarse con tu pareja, donde ambos puedan mirar en la misma dirección.
2. Decidan quién se sentará detrás del otro, mirando la espalda de su pareja.
3. El cónyuge sentado detrás, luego acaricia suavemente el cabello, los brazos, la espalda y los hombros de su pareja.
4. El cónyuge que recibe la caricia le dice a su cónyuge qué preferiría (por ejemplo, el tipo de presión, si les gustaría que usaran sus dedos). Recuerda, este ejercicio es un ejercicio de caricia, no un masaje.
5. Usando un peine o un cepillo, o con los dedos, si lo prefieren, cepilla y peina el cabello de tu cónyuge.
6. Haz esto durante diez minutos, y luego dale una palmadita suave a tu cónyuge en el cabello para que sepa que ha terminado.
7. Ahora cambien quién está sentado detrás, y este cónyuge le da las mismas caricias al cabello, los brazos, la espalda y los hombros de su pareja, y esta dice sus preferencias. Sigan las instrucciones anteriores usando el peine, el cepillo o los dedos para peinar el cabello de su cónyuge.
8. Haz esto también durante diez minutos, terminando con una palmadita en el cabello.

EJERCICIO DEL CONTACTO FÍSICO AFECTUOSO 5: MASAJE DE MANOS Y ANTEBRAZOS

Antes de comenzar este ejercicio, lean completamente las instrucciones a continuación. Empiecen.

1. Elige una loción para este ejercicio. Decidan quién va a dar la caricia primero. Para quien va primero, toma la mano de tu cónyuge entre las tuyas. Comienza a masajear su mano y antebrazo utilizando la loción.

2. Para el que recibe la caricia, dile a tu cónyuge qué te gusta del masaje que estás recibiendo. "Me gusta cuando tú _____".

3. Dile verbalmente a tu cónyuge lo que te gustaría que hiciera de manera diferente y dónde te gustaría que te diera masajes. Dile el tipo de presión que quieres. Usa palabras como "más fuerte", "más suave", "más rápido", "más lento". "Se siente bien allí. Sigue y hazlo más fuerte".

4. Ahora toma la mano de tu cónyuge y guía su mano hacia donde deseas que te haga un masaje y con tu mano (sin hablar) muéstrale el tipo de presión y movimiento que deseas.

5. Dile a tu cónyuge lo que te gusta de cómo te está masajeando la mano y el antebrazo y cómo se siente. "Eso es muy _____" y "Me gusta la forma en que tú _____".

6. Detenerse/continuar: para el cónyuge que da el masaje, pregunta: "¿Te gustaría que me detuviera o que continuara?". Para el cónyuge que recibe el masaje, responde diciendo: "Me gustaría que siguieras" o "Me gustaría parar, y preferiría que _____".

7. Ahora cambien lugares y continúen.

EJERCICIOS DE CONTACTO FÍSICO ADICIONALES: WENDY MALTZ

Para aquellos de ustedes que tienen un trasfondo de abuso sexual, o si el contacto físico se ha vuelto bastante problemático en su relación por otras razones, recomendamos encarecidamente que hagan algunos ejercicios de contacto físico adicionales para lograr la curación. Puedes acceder en línea el video *Relearning Touch* (reaprender el contacto físico) de Wendy Maltz (http://healthysex.com/booksdvdsposters/videos/) y practicar el ejercicio con el lapicero, el ejercicio de aplaudir, el ejercicio de escritura en la espalda, el ejercicio de anidación y otros.

EJERCICIOS DE COMUNICACIÓN DEL CONTACTO FÍSICO Y AFECTUOSO
EJERCICIO DE COMUNICACIÓN DEL CONTACTO FÍSICO Y AFECTUOSO 1: DECIR FRASES Y REPETIR

Cada una de las oraciones son sobre el contacto físico y el afecto. Como se explicó antes, siéntense en dos sillas que puedan colocar una frente a la otra. Esposos, siéntense con las piernas abiertas. Esposas, metan por dentro la silla lo más cerca que puedan de modo que sus rodillas lleguen a tocar la silla de su esposo. Pónganse cómodos y luego tómense de las manos. Cuando digan su oración, miren directamente a los ojos de su cónyuge.

Decidan quién comenzará primero. Quien vaya primero comienza con la primera frase y completa la oración. Su cónyuge simplemente repite la oración. Luego, el cónyuge que es segundo también comienza diciendo la primera frase y el cónyuge que fue el primero ahora es quien repite la oración. Hagan así para cada frase. En el caso de algunas de ellas, puede que estén compartiendo algo del historial de su relación. Empiecen.

Recuerda, cada una de estas frases son sobre el contacto y el afecto:

1. "Uno de mis recuerdos favoritos fue cuando _____".
2. "Realmente disfruto cuando tú _____".
3. "Una forma en que me gusta tocarte es _____".
4. "Una forma en que me gusta que me toques es _____".
5. "Eres muy bueno en _____".
6. "El tipo de contacto físico que no me gusta tanto es _____".
7. "Una cosa sobre el contacto físico y el afecto del que me siento inseguro es _____".
8. "El tipo de toque afectuoso que me gustaría ver más es _____".

Después de hacer este ejercicio, pregúntense:

9. "¿Hay algo de lo que dije de lo cual quisieras preguntarme o que te explicara?"

EJERCICIO 2 DE COMUNICACIÓN DEL CONTACTO FÍSICO Y AFECTUOSO: LAS PREFERENCIAS

Tómense el tiempo para *mostrarse* mutuamente cuáles son sus preferencias de contacto físico. Este no es tanto un ejercicio para hablar. Cada parte de este ejercicio se trata de demostrar y compartir. Hagan esto cuando no estén presionados por el tiempo y cuando tengan privacidad. Comiencen diciendo:

1. "La forma en que me gusta que nos tomemos de las manos cuando caminamos es esta".
   Toma la mano de tu cónyuge y hazle una demostración. Ahora tu cónyuge dice la frase y hace lo mismo. Luego continúen con cada una de las siguientes frases, mostrándose mutuamente lo que prefieren:
2. "La forma en que me gusta que nos tomemos de las manos mientras estamos sentados es esta".
3. "La forma en que me gusta que nos sentemos juntos en público es así".
4. "La forma en que me gusta que nos sentemos juntos cuando estamos solos es esta ".
5. "La forma en que me gusta que me abraces es esta".
6. "La forma en que me gusta que nos besemos cuando nos saludamos o nos despedimos es esta".
7. "Otras formas en las que me gusta besar son estas".

EJERCICIO DE COMUNICACIÓN DEL CONTACTO FÍSICO Y AFECTUOSO 3: AGREGAR COMPORTAMIENTOS AFECTUOSOS

1. Consideren las respuestas de los Ejercicios 1 y 2 de comunicación del contacto físico y afectuoso que se encuentran arriba.
2. Elijan el comportamiento afectuoso que más desee tu cónyuge.

3. Sin decírselo a tu cónyuge, realiza o pon en práctica ese comportamiento afectuoso durante tres semanas.

4. Cuando pongas en práctica el comportamiento elegido, asegúrate de hacerlo sin burlas, sarcasmos ni fastidiar a tu cónyuge. Hacer cambios en el afecto puede ser algo sorprendentemente vulnerable. Hazlo con consideración y con cuidado.

EJERCICIO DE COMUNICACIÓN DEL CONTACTO FÍSICO Y AFECTUOSO 4: LAS CARTAS DE MATRIMONIO ÍNTIMO

Compren las cartas Intimidad en el matrimonio, baraja 3 (mira la contratapa para obtener información sobre pedidos). Usa únicamente hasta la carta de Contacto físico sensual. Las frases de las primeras cartas aparecen en el apéndice C. Juega esto diariamente, y sigue estas instrucciones:

1. Fijen un tiempo todos los días en que puedan pasar cinco minutos jugando esto.

2. Cuando se sienten a jugar, decidan quién irá primero y luego configuren la alarma para que suene en cinco minutos.

3. El cónyuge que va primero toma una carta de la baraja, la lee y luego responde la carta.

4. El cónyuge que escucha simplemente repite lo que su cónyuge ha dicho. La carta puede decir: "Dile a tu cónyuge en cuál de estas zonas te parece que el contacto físico te excita: muslo interno, cuello, estómago, trasero, pies, espalda baja". El cónyuge que va primero dice su respuesta, y el otro cónyuge repite.

5. Ahora el cónyuge que va segundo toma su turno. Toma una carta de la baraja, la lee y responde. El otro cónyuge repite.

6. Continúen hasta que la alarma suene a los cinco minutos, retiren las cartas y terminen.

7. Durante los cinco minutos, solo lean, respondan y repitan. Una vez que las cartas estén retiradas y regresen a los planes que tienen para su día o noche, siéntanse libres de hablar más sobre las preguntas y respuestas.

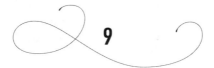

LOS FACTORES QUE INFLUYEN EN LAS DIFICULTADES SEXUALES EN EL MATRIMONIO

Para muchos que leen este libro, están buscando alguna dirección para mejorar su relación sexual, pues las cosas van bien, pero les gustaría mejorarlas. Para otros de ustedes que estudian estos capítulos, hay varias cosas que han sucedido, o están sucediendo, en su vida, ya sea a nivel médico, relacional o sexual, que influyen en la forma en que el sexo funciona para ustedes. De ello es lo que estamos tratando en este capítulo.

Dios tiene la capacidad de crear una belleza increíble en nuestra intimidad sexual conyugal. Mientras has estado leyendo y poniendo en práctica los ejercicios que se encuentran aquí, es esperable que hayas tenido algún crecimiento en tu forma de pensar y en tu relación. Para algunos de nosotros, puede ser difícil solucionar ciertos problemas que tenemos para construir una intimidad duradera y satisfactoria. Es posible haya ciertos desafíos físicos que estén creando dificultades en la relación sexual y que requieran atención médica. El pecado sexual, ya sea del pasado o más reciente, puede haber incrementado los problemas. El abuso sexual sufrido en el pasado puede estar afectando tu relación ahora. En este capítulo, exploraremos cada uno de estos temas. Alguna parte de este material puede ser un poco técnico debido al tema, pero esperamos que te ofrezca maneras de obtener ayuda y hablar sobre los desafíos que enfrentas.

PROBLEMAS FISIOLÓGICOS Y MÉDICOS QUE COMPLICAN EL SEXO

Desafíos médicos con el sexo. Una de las áreas que a menudo es territorio inexplorado por las parejas cristianas es la posibilidad de problemas médicos o problemas fisiológicos/biológicos que crean dificultades sexuales.[1] Algunos de estos pueden necesitar un diagnóstico médico junto con atención médica. Siempre recomendamos que, si alguien experimenta síntomas de problemas en la erección, la eyaculación o el orgasmo, o si existe dolor, debe buscar un especialista en medicina sexual. Si bien los médicos generales suelen ser el primer punto de contacto para preguntas sobre problemas sexuales, muchos en el campo médico tienen una formación o experiencia limitada en el diagnóstico y tratamiento de la disfunción sexual, el dolor sexual y los trastornos sexuales. Aunque el tratamiento en estas áreas se enfoca mejor desde los campos de la ginecología y urología, los especialistas en medicina sexual suelen tener una capacitación más actualizada con tratamientos que pueden no ser ofrecidos por otros profesionales. Los médicos pueden hacer uso de soluciones rápidas y simples, como recetar una píldora o crema para el problema, pero muchas veces el problema sexual no es tan simple. Si estos son desafíos que estás enfrentando, habla con un especialista en medicina sexual que comprenda mejor los problemas específicos relacionados con la disfunción sexual que afrontas, o visita al médico al que acudes para atención primaria en salud para que te pueda recomendar un especialista.

Para los hombres, es importante averiguar si hay problemas con el flujo sanguíneo (ya que los problemas con la erección pueden ser la primera indicación de problemas cardiovasculares), con los niveles de testosterona (los análisis de sangre deben verificar los niveles de *testosterona libre*, no solo la *testosterona total*) o con el suelo pélvico (dolor, nervios y problemas musculoesqueléticos). Para las mujeres, es importante evaluar si hay algún problema con el dolor (vaginal, interno, externo), la lubricación y la elasticidad de los tejidos, o en alcanzar el orgasmo. Los problemas médicos que afectan el deseo y la excitación y el funcionamiento sexual incluyen enfermedades crónicas (p. ej., lupus, enfermedad renal, diabetes), dolor crónico, problemas de espalda, hipertensión y problemas cardiovasculares, cirugías (p. ej., cirugías de próstata, histerectomía, cirugías vaginales y cervicales), cáncer y tratamiento del cáncer, niveles hormonales, lesión cerebral traumática y trastornos neurológicos (p. ej., esclerosis múltiple). Todo esto también puede afectar el deseo, la erección, la eyaculación, la capacidad de alcanzar el orgasmo y el dolor sexual. Otros temas médicos pueden causar problemas, como dificultades urinarias, infecciones por hongos y cambios hormonales que, a su vez, afectan la sexualidad.

Medicamentos, drogas y sexo. Tanto los medicamentos recetados como los de venta libre (p ej., medicamentos para la presión arterial, inhibidores selectivos de la recaptación de serotonina [los ISRS], antihistamínicos, analgésicos) pueden tener un efecto significativo en el funcionamiento sexual.[2] Los medicamentos contra la ansiedad pueden influir en el deseo y la capacidad para el orgasmo en hombres y mujeres, así como causar retraso en la eyaculación de los hombres. Los antidepresivos (especialmente los antidepresivos ISRS) y ciertos anticonvulsivos pueden afectar el deseo en hombres y mujeres y el funcionamiento eréctil en hombres. Los antidepresivos también están asociados con la eyaculación tardía en los hombres y los desafíos para alcanzar el orgasmo en el caso de las mujeres. Los antihipertensivos pueden causar disminución del deseo, sequedad vaginal, dificultad para alcanzar el orgasmo y problemas de erección y eyaculación.

Los medicamentos de venta libre también pueden tener un efecto en las complicaciones sexuales. Los antihistamínicos pueden causar sequedad vaginal en las mujeres, y los tratamientos de pérdida de cabello se asocian con disminución del deseo, disfunción eréctil y retraso en la eyaculación en los hombres. Los analgésicos como el ibuprofeno o el naproxeno pueden causar problemas de erección y sequedad vaginal. Los medicamentos para la acidez estomacal y los analgésicos opiáceos (p. ej., codeína e hidrocodona) afectan el deseo, la disfunción eréctil y la sequedad vaginal. Los efectos de estos medicamentos en la sexualidad pueden no ser necesariamente una razón suficiente para interrumpir su uso. Sin embargo, ser consciente de estos efectos secundarios puede explicar algunas de las complicaciones que podrías tener en tu respuesta sexual. Este conocimiento también puede ayudarte a hablar con tu médico sobre posibles alternativas.

Tanto las drogas legales (es decir, el alcohol y el tabaco) como las recreativas o ilegales tienen un efecto en el funcionamiento sexual. El consumo de tabaco influye en la disfunción eréctil y el deseo sexual. Con el alcohol, es común que las personas beban para sentirse animadas o "estar en onda". Si bien el uso inicial del alcohol puede reducir la inhibición, lo cual algunos sienten que les ayuda a superar su ansiedad o sus reservas acerca de tener relaciones sexuales, es importante entender que el alcohol es un depresor que puede alterar el funcionamiento del orgasmo para hombres y mujeres, así como retrasar la eyaculación. Los hombres que usan alcohol regularmente para aumentar la cantidad de tiempo antes de eyacular pueden desarrollar problemas con la erección y la eyaculación. Las mujeres que usan alcohol para ayudarlas a disfrutar más del sexo pueden comenzar a tener problemas para alcanzar el orgasmo. El consumo regular o diario de alcohol también disminuye el deseo sexual.

Finalmente, aunque las drogas ilegales o recreativas se usan para intensificar la experiencia sexual, la mayoría de los usos de drogas ilícitas con el tiempo causan problemas con la erección, la eyaculación y el deseo. Estas drogas se han usado con frecuencia para compensar las dificultades sexuales. Por ejemplo, la heroína se ha utilizado para aumentar la rigidez del pene, pero el uso continuo conduce a problemas para alcanzar el orgasmo. Estas drogas al inicio se usan para mejorar la sexualidad, pero terminan obstaculizando el funcionamiento sexual.

Edad y sexo. El envejecimiento trae un conjunto único de desafíos a la sexualidad tanto para hombres como para mujeres. La pregunta más común que hacen las mujeres es cómo la menopausia afecta la sexualidad. Los desafíos sexuales pueden asociarse con la menopausia natural, la menopausia inducida quirúrgicamente (por ejemplo, la histerectomía) o la menopausia y la insuficiencia ovárica inducida químicamente por el tratamiento del cáncer. Los cambios hormonales en el estrógeno, la progestina y la testosterona relacionados con la menopausia sí tienen un efecto sobre la elasticidad de los tejidos vaginales, la atrofia del clítoris, la atrofia de los tejidos vulvares, la cantidad de lubricación (mucosa vaginal) en la vagina y la sequedad vaginal. Estos cambios inducidos por las hormonas que conducen a la pérdida de elasticidad o aumento de la sequedad pueden irritar aún más los labios y el vestíbulo de la vagina. Las glándulas en el vestíbulo (véase "La fisiología de la sexualidad" para obtener más información) pueden enrojecerse e irritarse, y las mujeres pueden experimentar una sensación de ardor y desgarro que es común a las experiencias de dolor vaginal durante el coito.

Para las mujeres, estos cambios hormonales también pueden influir en los niveles de deseo y excitación sexual, complicaciones para alcanzar el orgasmo y la intensidad del orgasmo. El tratamiento de estos problemas sería muy similar al tratamiento del dolor sexual que se encuentra en el capítulo dieciséis, "Desafíos sexuales para las mujeres". Las mujeres mayores que experimentan sequedad y malestar o dolor durante las relaciones sexuales se han beneficiado del uso de lubricantes sexuales o cremas hidratantes como Replens. A algunas mujeres también les ha sido útil el reemplazo de estrógeno. Sin embargo, los tejidos del vestíbulo se alimentan con testosterona, y la elasticidad y la atrofia de estos y otros tejidos circundantes pueden beneficiarse del reemplazo de testosterona. La mayoría de las mujeres solo han sido tratadas con estrógeno, el cual podría fallar en tratar los problemas cuya causa es un nivel bajo de testosterona. Sería necesaria una evaluación completa de un especialista en medicina sexual para determinar el mejor rumbo a tomar en el tratamiento médico. Cuando las mujeres mayores experimentan el dolor vaginal asociado con la sequedad vaginal y la disminución de lubricación y elasticidad, esto puede tener un efecto en cuánto desean y disfrutan del sexo. Esto hace que sea vital la búsqueda de atención de medicina sexual especializada para estos problemas.

A medida que los hombres envejecen, la mayoría experimentará una disminución en el deseo sexual, un aumento en las dificultades eréctiles y un incremento en la cantidad de tiempo necesario para alcanzar la erección completa o lograr la eyaculación. Aunque esto, con frecuencia, se ve influenciado por la caída significativa en los niveles de testosterona que se produce a medida que los hombres envejecen, el reemplazo de testosterona ha tenido resultados no concluyentes en la investigación. La introducción de Viagra en 1998 fue revolucionaria en el tratamiento de muchos de estos problemas. Sin embargo, puede haber varios factores que influyen en los hombres al avanzar en edad que también deben abordarse, incluida la calidad general de la intimidad conyugal, la nutrición y la salud. Por ejemplo, el aumento de la grasa corporal se asocia con problemas cardiovasculares que afectan el funcionamiento eréctil. La actividad física placentera, el ejercicio y la alimentación nutritiva no solo pueden mejorar la salud en general, sino que también pueden mejorar el funcionamiento sexual. Adoptar un enfoque flexible y adaptable a estos cambios sexuales también puede ser vital para la satisfacción sexual. Esto puede incluir tener una actitud más tolerante hacia las fluctuaciones del nivel de erección (en lugar de reaccionar negativamente), adecuar las posiciones sexuales de modo que se aumente la estimulación, cambiar la hora del día para que la actividad sexual maximice la energía, y concentrarse más en el disfrute de una sexualidad distinta al coito tal como es el contacto físico sensual.

El tratamiento para problemas médicos que afectan el funcionamiento sexual de hombres y mujeres a medida que envejecen puede incluir el uso de almohadillas en forma de cuña para ayudar con problemas de la espalda y los balanceos de sexo que ayudan con las dificultades que pueda haber en la penetración debido a diversas discapacidades. En otros capítulos, analizaremos con más detalle la disfunción sexual relacionada específicamente con la erección, la eyaculación precoz o temprana, el dolor vaginal y el dolor durante la penetración, el bajo nivel de deseo y excitación, así como las dificultades en el orgasmo o la falta de ello. En última instancia, cuando se analizan los desafíos sexuales, es importante considerar y tratar cualquier factor médico que pueda estar influyendo tanto en el funcionamiento sexual como en la satisfacción sexual.

ABUSO SEXUAL Y TRAUMA

Abordar los desafíos que las personas con antecedentes en trauma sexual tienen en sus vidas sexuales conyugales merece todo un libro dedicado exclusivamente a ello. Para las mujeres que buscan ayuda y apoyo para la recuperación espiritual de este tipo de trauma, recomendamos *La gracia te llama* de Robin Weidner. El objetivo de esta sección es resaltar brevemente algunos de los principales desafíos que el abuso sexual y el trauma traen a la sexualidad conyugal, y así ayudar a las parejas a encontrar un rumbo para resolver estos problemas.

Trauma sexual. El trauma sexual puede presentarse de muchas formas, incluidos los tocamientos indebidos (p. ej., alguien de más edad toca las nalgas de un niño más pequeño), la exposición a materiales o experiencias sexualmente explícitas (pornografía, haber visto a individuos practicar el sexo o la masturbación), comentarios sexuales de connotación sexual abusiva (bromas sexuales, comentarios sobre el cuerpo, o respuestas ásperas y negativas a la exploración sexual) o abuso sexual y violación (incluidas las violaciones sexuales cuando haya o no penetración). Si has experimentado un trauma sexual o físico en tu pasado, podría serte útil la terapia individual. El proceso de curación de un trauma sexual puede ayudar a un sobreviviente a liberarse de la culpa, a reconocer que el autor fue responsable de la violación sexual y a experimentar la actividad sexual sin miedo.[3]

El trauma sexual puede dar lugar a problemas en las relaciones sexuales de adultos, tales como recordar escenas del pasado durante las actividades sexuales, problemas con el funcionamiento sexual (p. ej., dolor vaginal, niveles bajos de deseo sexual y excitación, problemas con el orgasmo, disfunción eréctil), la represión de sentimientos durante la actividad sexual que conduce a la falta de disfrute sexual, y la evitación del sexo. Los sobrevivientes de abuso sexual pueden tener una serie de otros desafíos, como ansiedad sexual y angustia por la sexualidad, sentimientos negativos sobre el sexo (p. ej., sentimientos de que el sexo es sucio, culpa por las preferencias sexuales y el deseo sexual, ira reprimida sobre la sexualidad en general) y fantasías sexuales no deseadas o pensamientos sexuales perturbadores.[4] También pueden sentirse impotentes durante el sexo, carecer de asertividad sexual, tener dificultades para comunicarse sobre el sexo y experimentar un aislamiento emocional durante el sexo. El abuso sexual puede resultar en sentimientos conflictivos acerca de tener relaciones sexuales: experimentar un deseo sexual y a la vez no querer tener relaciones sexuales. Los sobrevivientes, a veces, pueden sentir que no tienen derecho al disfrute sexual y, muchas veces, piensan que solo necesitan aprender a soportar el sexo. Para algunos individuos, estos diversos síntomas aparecen inmediatamente después de una violación sexual y para otros, no aparecen hasta años más tarde.

Tratamiento. Reivindicar el punto de vista de Dios sobre la sexualidad puede ser una parte increíblemente importante del viaje de un sobreviviente de abuso sexual. El tratamiento del abuso sexual podría incluir comprender los efectos del abuso sexual, aprender a recuperar el derecho a disfrutar del sexo, reexaminar las creencias sexuales, aprender a mantenerse emocionalmente conectado durante el sexo y encontrar maneras de lidiar con imágenes y pensamientos intrusivos. Además, si alguien con un trasfondo de abuso sexual experimenta dolor sexual o disfunción eréctil, puede serle útil una combinación de intervenciones médicas, psicológicas y espirituales para abordar los problemas fisiológicos que pueden estar asociados con el abuso sexual.

Parte del viaje hacia la sanación sexual de una persona casada puede incluir la sanación a nivel de pareja. Cuando alguien ha recibido la sanación individual necesaria de un trauma sexual, podría ser importante abordar cómo estos problemas influyen en la relación sexual matrimonial actual. Un buen tratamiento debe considerar tanto la recuperación individual como el trabajo en pareja. Por ejemplo, cuando alguien ha experimentado un trauma sexual, el contacto físico, incluso el no sexual, puede ser muy difícil. Si una pareja busca terapia sexual para ser ayudada con estos problemas, la terapia podría implicar un acercamiento gradual del contacto íntimo que sea seguro, reconfortante y, con el tiempo, placentero, sensual y sexualmente. Es posible que el proceso, el tiempo y la duración del tratamiento deban ajustarse para incluir la consideración de estos elementos.

Ya sea que busques o no a un profesional, puedes necesitar, tanto individualmente como en pareja, investigar y reevaluar las opiniones y creencias que tienes de la sexualidad que podrían haber sido contaminadas por cualquier forma de abuso sexual. También puede haber ocasiones en que lo que está sucediendo en tu relación conyugal o en la relación sexual desencadene un trauma sexual pasado. Es posible que tu cónyuge también necesite escuchar qué cosa de lo que hace te provoca sentimientos dolorosos o respuestas negativas. Encontrar maneras de comunicarse sobre estas cosas y desarrollar una nueva seguridad en la relación sexual puede ser muy sanador tanto para el individuo como para la pareja. Cuando las parejas buscan tratamiento para el trauma sexual, como individuo y como pareja, esto puede ayudar a aliviar o manejar los síntomas de dolor sexual, niveles bajos de deseo sexual y la capacidad de alcanzar el orgasmo.

A los cónyuges de quienes han sufrido abuso sexual, muchas veces también les es útil la consejería, ya que pueden sentirse confundidos, rechazados, abandonados, inadecuados y poco atractivos. Debido a los efectos en ambos cónyuges, las parejas necesitan dedicar tiempo y recursos para superar los desafíos asociados con el abuso sexual. Para algunos, esto podría significar suspender las relaciones sexuales hasta que pueda darse un reaprendizaje a nivel sexual. Puede ser útil comprender que "la sanación sexual rara vez es tan rápida como lo desearían los sobrevivientes y sus parejas íntimas".[5]

Permanecer presente durante el sexo. Después de que el trauma sexual y su impacto en la relación sexual actual haya recibido cierta ayuda y atención, el construir y retomar la intimidad sexual puede incluir aprender cómo estar presente en el cuerpo durante el tiempo sexual con tu cónyuge. Separarse de su propio cuerpo puede haber sido una forma de mantenerse seguro durante el abuso. Aprender a estar presente con tu cónyuge y aprender a sentirte seguro mientras te toca y te acaricia, generalmente es un proceso. Muchas veces, cuando se desencadenan recuerdos de abuso sexual durante el acto sexual, el sobreviviente continuará realizando la práctica sexual, ignorando el desencadenante traumático y desconectándose de su propio cuerpo y de su cónyuge en medio de la actividad. Si es tu caso, puede serte útil aprender a expresar lo que estás sintiendo y lo que está sucediendo internamente cuando sientes que se activan esos desencadenantes durante el sexo. Esto puede ser necesario para que logres permanecer verdaderamente en tu cuerpo y así puedas experimentar el placer sexual en toda su extensión.

Cuando yo (Jennifer) trabajo con una persona que hace esa desconexión o separación durante las relaciones sexuales debido a un trauma sexual, comienzo ayudándole a aprender cómo permanecer en su cuerpo, primero, mientras habla sobre el sexo, luego durante los ejercicios simples de contacto físico con la mano y el antebrazo. Gradualmente, esta técnica se aplica a cada nivel de contacto físico y luego al contacto sexual, así como al orgasmo. Tanto durante la sanación sexual como durante las interacciones sexuales, resulta vital que cada hombre y mujer sientan que tienen la opción de realizar o no la práctica sexual. Es imprescindible que los sobrevivientes de abuso sexual se sientan como si ellos fueran los que manejan el auto: que tienen el control de su propio cuerpo al igual que tienen derechos sobre su yo sexual.

Aquí hay algunos recursos que recomendamos al trabajar con parejas en las que uno o ambos han sufrido abuso sexual:

La gracia te llama, Robin Weidner (disponible en www.ipibooks.com)
The Sexual Healing Journey (la travesía para la sanación sexual), Wendy Maltz.

Relearning Touch (reaprender el contacto físico), Wendy Maltz, video (disponible en inglés en http://healthysex.com/booksdvdsposters/dvds/relearning-touch/)

PECADO SEXUAL

A menudo, las parejas se convierten en cristianos, discípulos de Jesús, después de haber experimentado el sexo de una manera que Dios nunca quiso. Algunas personas tienen múltiples cicatrices de relaciones sexuales anteriores, o tienen sentimientos de culpa por decisiones pasadas en materia sexual. Algunos se han involucrado en patrones de comportamiento sexual que fueron, o más tarde se volvieron, problemáticos. Dios tiene un gran plan para el sexo, y su intención es que la relación sexual sea mutuamente placentera y satisfactoria. Sin embargo, las decisiones y experiencias pasadas en cuanto a lo sexual pueden influir en la relación sexual conyugal de una manera que no era la intención de Dios.

Estas pueden incluir relaciones sexuales prematrimoniales o extramatrimoniales y prácticas sexuales pasadas como masturbación, usar pornografía, asistir a lugares de entretenimiento sexual (clubes de striptease, salones de masajes que brindan servicios sexuales, etc.), relaciones sexuales entre personas del mismo sexo, actividades cibersexuales, etc. Estas experiencias pueden asociarse con sentimientos sexuales positivos y negativos, tales como recuerdos de placer sexual, culpa por las elecciones sexuales o culpa por la excitación durante interacciones sexuales pasadas que ahora se consideran incorrectas.

La realidad es que no fuimos creados para participar en la sexualidad fuera del matrimonio. "Pero el cuerpo no es para la inmoralidad sexual, sino para el Señor, y el Señor para el cuerpo" (1 Corintios 6:13). Qué frase tan simple pero poderosa. No está en la esencia de cómo Dios creó nuestros cuerpos que nos involucremos en la sexualidad fuera de su plan. Entonces, cuando lo hacemos, incluso cuando nos hemos arrepentido, hay consecuencias y efectos secundarios. Nuestras experiencias pueden contaminar nuestros puntos de vista y creencias sobre la sexualidad, y pueden afectar la forma en que vivimos nuestra sexualidad dentro de nuestro matrimonio. Podemos tener expectativas influenciadas por estas experiencias (acerca de niveles de placer sexual, tipos de actividades o posiciones sexuales, etc.) o fuertes respuestas negativas a las interacciones sexuales asociadas con esos recuerdos.

También es cierto que las relaciones sexuales ocurridas previas al matrimonio comúnmente influyen en la relación actual de la pareja de varias maneras. Sería genial poder decir que un cónyuge cristiano nunca hace comparaciones, negativas o positivas, con relaciones sexuales pasadas, pero eso sería una suposición muy ingenua. A veces, una esposa o un esposo pueden comparar sexualmente a su cónyuge con un compañero anterior y encontrar que su cónyuge tiene de alguna manera ciertas carencias en lo sexual. Tal vez tuvieron orgasmos con los compañeros anteriores, pero no tienen orgasmos con su cónyuge; o la calidad, la intensidad o el tipo de orgasmo fue mayor con un compañero anterior. Es posible que las parejas anteriores hayan sido más divertidas o hayan prestado más atención a dar placer que el cónyuge en la actualidad.

Otros individuos pueden haber experimentado graves interacciones negativas con parejas anteriores. Es posible que hayan sido ridiculizados por su desempeño sexual o que se sintieran obligados a participar en prácticas sexuales que no querían. Puede que hayan tenido una pareja que estaba desconectada sexualmente o una pareja sexualmente exigente. Es posible que hayan sido traicionados sexualmente en una relación pasada.

Todos estos tipos de experiencias tienen un efecto en la relación matrimonial actual, pero muchas veces no se discuten, ya sea por culpa, vergüenza o pena, o por falta de conciencia. Las personas, a veces, sienten que de nada servirá volver a tocar dichos temas, ya que puede causar una cantidad increíble de dolor, perturbación, o enojo. El desafío es entender que, si estas cosas no se discuten y se resuelven, dichas experiencias continuarán teniendo un impacto negativo en la pareja, a menudo de formas que se ignoran.

Otros pecados sexuales que afectan la relación sexual conyugal ocurren durante el matrimonio: amoríos o el uso de pornografía y otras actividades cibersexuales. Si eres una pareja con esta experiencia o trabajas con parejas, es importante no asumir que la infidelidad pasada se haya resuelto por completo. A veces, el pecado sexual se expone cuando un esposo y una esposa estudian la Biblia y se convierten en cristianos. O puede que la aventura sexual haya ocurrido después de que se convirtieran en cristianos, pero la pareja decidió permanecer junta y superar el daño causado por la traición. El cónyuge traicionado puede haber sido elogiado por la forma en que perdonó a su cónyuge y se esforzó en seguir adelante. A veces, esto conduce a tratar superficialmente los problemas y heridas, con el resultado de que estas permanecen no resueltas. Las parejas en esta situación, a menudo, tienen que trabajar en el daño ocurrido en su relación durante el pasado, tanto en la relación sexual como en la relación general, para tener una vida sexual verdaderamente satisfactoria. Esto se trata más detalladamente en el capítulo once, "Curando las traiciones relacionales y sexuales".

Como mencionamos anteriormente, las investigaciones han demostrado que cuando el sexo es bueno, es poco asociado (15-20 por ciento) a la satisfacción en una relación, pero cuando el sexo no va bien, se le asocia de manera importante (50-70 por ciento) con la satisfacción general de la relación. Esto podría explicar cómo, cuando las cosas van bien en una relación sexual conyugal, las experiencias y relaciones sexuales pasadas (positivas o negativas) podrían no tener tanta influencia en la relación actual de una pareja. Por otra parte, cuando las cosas no van bien sexualmente, las parejas pueden caer en recuerdos o comparaciones, pueden proyectar experiencias hirientes del pasado en la relación actual o estar resentidos por cómo las relaciones sexuales pasadas de su cónyuge están afectando su matrimonio. También podrían recordar un mayor placer sexual que experimentaron en el pasado y preguntarse por qué no está sucediendo ahora. Estas comparaciones internas pueden surgir principalmente en las discusiones o en comentarios hirientes. Sin embargo, las parejas muchas veces no expresan verbalmente lo que están luchando, a pesar de que poco a poco en su interior los van carcomiendo sus sentimientos con respecto a su relación sexual matrimonial. Las dudas y comparaciones no expresadas también pueden influir en el nivel de confianza de un miembro de la pareja.

Entonces, ¿qué haces con todo este equipaje? Si te preocupa que tus experiencias sexuales pasadas o las de tu cónyuge puedan estar causando algunos problemas en su matrimonio, puede que te sea útil hallar una manera de hablar sobre estos temas. Tal vez, primero debas hablar con alguien individualmente; muchas veces dicha ayuda puedes hallarla en tus redes de apoyo o con un ministro o anciano, o puedes buscar a algún profesional. Si estas experiencias están afectando tu matrimonio y tu vida sexual, puede serte útil obtener ayuda para encontrar formas de sacarlas a la luz de una manera que no cause más daños, pues es algo que debe hacerse con cuidado y delicadeza. La recompensa de sacar a la luz estas cosas es usualmente muy grande y puede ayudar a que tu matrimonio tenga una auténtica intimidad y esté más conectado que nunca. Para guiarte en la conversación sobre cualquiera de estos desafíos entre tú y tu cónyuge, consulta el ejercicio a continuación.

Pecado sexual actual. Muchas veces el pecado sexual está ocurriendo actualmente en el matrimonio. Uno o ambos cónyuges pueden haber revelado recientemente el uso de pornografía o haber tenido una relación extramatrimonial. La infidelidad sexual y el uso de pornografía claramente tienen una influencia importante en las relaciones matrimoniales y sexuales. Si alguna de estas situaciones desafiantes ha ocurrido en tu relación, obtén ayuda para lidiar con el nivel de dolor y devastación vivido, y así reconstruir la confianza que es esencial para la sanación. Para obtener más información sobre esto, consulta el capítulo once, "Curando las traiciones relacionales y sexuales".

EJERCICIO
Ejercicio de comunicación de temas sexuales desafiantes: Conversaciones sanadoras

Algunas complicaciones médicas pueden estar afectando tu relación sexual. Las experiencias sexuales pasadas pueden estar causando problemas en tu matrimonio (experiencias como el abuso sexual pasado). Los pasos a continuación pueden ayudarte a comunicar estas cosas a tu pareja o ayudarte a responderle a tu cónyuge cuando comparte sus pensamientos contigo.

*Este ejercicio es especialmente útil si una pareja se ha sentido cómoda realizando los ejercicios de validación que se encuentran en el capítulo cinco.

**Este ejercicio no es para tener las conversaciones sobre traiciones sexuales desencadenantes en tu matrimonio. En ese caso, revisa el ejercicio dado en el capítulo once.

1. **Repetir.** Simplemente dile a tu cónyuge lo que te compartió; dile lo que has oído.
2. **Validar.** "Veo que tiene sentido que eso aparezca ahora en ti" o "Eso fue tan difícil, y puedo ver cómo ahora aparece en ti" o " Eso es todo un reto".
3. **Preguntar.** Si es conveniente, averigua cómo se siente tu cónyuge al respecto. "¿Cómo te hace sentir eso?" o "¿Cómo eso ha afectado las cosas entre nosotros?" o "¿En qué forma eso dificulta las cosas en nuestra relación sexual?"
4. **Expresar gratitud.** "Estoy realmente contento de que hayas compartido esto conmigo. Quiero que me cuentes de esto cuando otra vez aparezca en ti".
5. **Identificar la necesidad.** Después de que tu cónyuge se sienta

comprendido y validado, de ser el caso, pregúntale qué necesita en este momento. ¿Necesita compartir más cosas? ¿Hay algo que tú estés haciendo que haga aparecer en él o ella este tema difícil? ¿Necesita algo de ti para trabajar al respecto? ¿Necesita un poco de reafirmación? ¿Necesita que lo sostengas? ¿O solo necesita que estés en la habitación escuchando?

LA IMAGEN CORPORAL Y LA SEXUALIDAD

"Prefería dar vueltas por toda la escuela para evitar a un grupo de niños que me llamaban gordo".

"Mis padres siempre hablaban de mi gran trasero … Mi madre siempre decía: 'Qué redondo, qué suave, qué voluminoso'".

"Ellos decían cosas como, 'Si te pararas de costado y sacaras la lengua, parecerías una cremallera'".

"Tenía un novio que me dedicó una canción que decía 'las chicas de trasero gordo hacen girar a este mundo del rock'".

"Nunca me sentí muy bonita. Definitivamente no me sentía muy bonita".

"[Mi papá] colocaba a mi hermana mayor en una balanza delante de todos nosotros, [así que] yo no quería tener nada de curvas, y trataba de ocultar cualquier parte del cuerpo que fuera atractiva".

"Mi mamá nunca comía en la mesa. Ella ponía toda la comida en la mesa y luego siempre hablaba sobre lo que no debía comer. 'No debería comer esto, no debería comer aquello'. Hasta ahora lo hace".

"Todo ese tema de la imagen corporal es como si prácticamente siempre quisiera que se mantuviera escondido debajo de las sábanas en la oscuridad".

¿Por qué discutir la imagen corporal en un libro sobre la intimidad y la relación sexual? Las palabras anteriores son frases de mujeres, recogidas en un estudio de investigación que exploraba sus experiencias de vergüenza relacionadas con la sexualidad.[1] La mayoría de las mujeres en el estudio asociaban sentimientos de vergüenza sobre su cuerpo con sentimientos vergonzosos sobre el sexo. Cada una de estas mujeres habló sobre cómo aquellos comentarios recibidos durante sus primeros años o las experiencias con sus cuerpos afectaron la forma en que se veían a sí mismas en el aspecto sexual cuando son adultas. Describieron cómo querían cubrir sus cuerpos durante las relaciones sexuales, cuán difícil era estar desnudas frente a su cónyuge y cómo preferían tener relaciones sexuales con las luces bajas o apagadas para que su cónyuge no pudiera ver su cuerpo.

Las mujeres con las que Jennifer ha trabajado en terapia comparten que a veces prefieren estar parcialmente vestidas durante el sexo por temor a que se vea la grasa que rodea sus cinturas. Algunas expresan que cuando se imaginan a sí mismas en medio del orgasmo, sienten profundos niveles de vergüenza e incomodidad ante el pensamiento de cómo debe verse su cuerpo en un estado tan descontrolado. Se estremecen cuando aquellas partes de su cuerpo que no les agradan se tocan durante el sexo. Prefieren no ser abrazadas o sostenidas si eso significa que las manos de su esposo pueden tocar su grasa corporal o las partes de su cuerpo de las que se sienten inseguras.

Las mujeres a menudo expresan el deseo de sentirse guapas, pero comparten que nunca nadie les ha dicho que son hermosas, que no se perciben a sí mismas como bonitas, o que sus padres o cónyuges rara vez o nunca les han dicho que son lindas. Cuando las mujeres se autoclasifican en una escala de belleza y atractivo (aunque estos conceptos están fuertemente influenciados por la sociedad y los medios de comunicación), ello puede influir significativamente en cómo se sienten con respecto a la sexualidad. Esto puede ser especialmente cierto si su cónyuge ha hecho comentarios negativos sobre su cuerpo o su nivel de atractivo. Esto también puede ser cierto para las partes más sexuales de su cuerpo. Por ejemplo, si los senos de una mujer se desarrollaron precozmente, tener senos grandes podría haberla hecho sentir poco atractiva o avergonzada. Es posible que haya experimentado un deseo de cubrir sus senos. Algunas veces, estas mujeres comparten que no quieren que sus esposos los miren o toquen.

Estas son solo algunas de las muchas y diferentes formas en que la imagen corporal afecta la relación sexual conyugal de las mujeres. Cuando los hombres hablan sobre los desafíos de la imagen corporal, expresan cosas como sentirse pequeños, sentir que no tienen el tono muscular o la masa muscular suficiente, o preocuparse por el peso y la grasa corporal. Algunos hombres han compartido que solo miran sus caras en el espejo, porque sienten que la falta de musculatura en el resto de su cuerpo hace que esto no sea atractivo. Los hombres a veces se preguntan si ser "flaco" o no tener una contextura física atractiva y musculosa podría ser la razón por la que sus esposas no se sienten atraídas hacia ellos o no toman la iniciativa sexualmente. Los hombres también hablan del sobrepeso y se preguntan si la falta de interés de sus esposas en el sexo se debe a que no son atractivos para ellas.

Al compartir sobre las partes de su cuerpo que no les gustan, los hombres han expresado que se sienten inseguros con respecto a la cantidad de vello en su cuerpo, especialmente en la espalda; la falta de hombros anchos; el vello facial y en el pecho; sobrepeso en el tronco, y otras características específicas del cuerpo (pies, orejas, etc.). Los hombres comparten información acerca de comentarios de menosprecio hechos por sus cónyuges acerca de su cuerpo o su peso, o cuentan cómo fueron insultados por sus parejas sexuales pasadas u otras personas por el tamaño de su pene. Algunos hombres expresan una visión negativa general de su pene debido a su aparente tamaño más pequeño. Otros, que son más grandes, más musculosos y son considerados como manifiestamente masculinos, sienten que sus esposas esperan que sean amantes más hábiles. Esto puede ser especialmente problemático cuando un hombre es visto como sexualmente atractivo (debido a su tamaño y características) pero no tiene mucho deseo sexual.

Estas preocupaciones sobre el cuerpo se reflejan en las investigaciones sobre la sexualidad. La auto-objetivación corporal y la autoconciencia corporal se han asociado con la disfunción sexual y una visión negativa del yo sexual, es decir, del esquema del yo sexual adulto.[2] Las

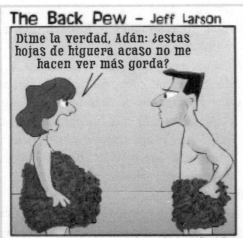

The Back Pew – Jeff Larson

Dime la verdad, Adán: ¿estas hojas de higuera acaso no me hacen ver más gorda?

En el principio, Eva estaba embarazada y le preguntó a Adán esa pregunta que viene de tiempos inmemoriales... y ahora ya todos sabemos la respuesta correcta: "NO, QUERIDA."

mujeres cristianas que recibieron mensajes negativos sobre la sexualidad por parte de sus familias o sus iglesias con frecuencia tienen antecedentes tanto de abuso sexual como de imagen corporal objetivada.[3] La imagen corporal, tanto de hombres como de mujeres, se ha relacionado con dificultades en cuanto al deseo, la iniciación, la frecuencia, el placer, la satisfacción sexual, la capacidad de alcanzar el orgasmo y el sentirse sexualmente atractivos.[4] Cuando alguien tiene una imagen corporal negativa, esto puede causar una aversión al sexo y una mayor autoconciencia durante las actividades sexuales, lo que dificulta la relajación y, por consiguiente, la excitación.

Por otro lado, las mujeres que tienen una autoestima sexual positiva no suelen tener el mismo nivel de preocupación respecto de la apariencia de su cuerpo durante la intimidad sexual. En general, las preocupaciones con la imagen corporal de las mujeres se centran alrededor del estómago, las caderas, los muslos, las piernas y el aumento de grasa en la parte superior de la espalda.[5] Los hombres que han experimentado vergüenza corporal y la objetivación asociada a la imagen corporal ideal, esbelta y musculosa difundida por los medios de comunicación pueden haber experimentado problemas con la excitación sexual, el placer, el funcionamiento eréctil y el orgasmo.[6] Tanto los hombres como las mujeres que sienten que sus cuerpos han sido deformados por una cirugía o una enfermedad tienden a sentirse más inhibidos sexualmente.[7]

Se sabe que la vergüenza general sobre el cuerpo causa supresión emocional y física, disminución del contacto visual, postura encorvada, comentarios negativos sobre uno mismo y respuestas emocionales inapropiadas.[8] Versiones de estas respuestas también ocurren durante las interacciones sexuales. Esto puede causar que las personas oculten su cuerpo, lo cubran o tengan fuertes respuestas emocionales cuando ocurre un contacto físico sensual y sexual. También puede llevar a tener diálogos internos negativos durante la interacción sexual o a suprimir el contacto emocional o físico genuino durante el acto sexual. A veces, esto lleva a actuar como espectador, cuando alguien entra en una perspectiva de tercera persona, como si se viera a sí mismo desde arriba, y se preocupara mientras observa cómo se desempeña sexualmente. Los hombres y las mujeres pueden permanecer preguntándose y preocupándose, colocando su atención en vigilar exageradamente cómo se desempeñan sexualmente y cómo son vistos por su pareja. Una pobre imagen corporal también puede llevar a evitar interacciones románticas o íntimas. Todas estas preocupaciones se reflejan en las estadísticas de cirugía plástica.[9] El número de cirugías plásticas se ha duplicado en los años 2001 a 2016, y los estadounidenses gastaron casi 13 mil millones de dólares en 2014 en cirugía plástica, siendo los procedimientos más importantes el aumento de senos, la cirugía de nariz (rinoplastia), la liposucción, la cirugía de párpados y los estiramientos faciales.

Comprender estos desafíos que se superponen con la imagen corporal y la autoimagen sexual es importante cuando se ayuda a las parejas que están trabajando en mejorar su relación sexual. Las mujeres con una negativa imagen corporal tienen más dificultades para hacer los ejercicios de contacto físico sensual recomendados o que se encuentran en libros. Para mejorar la relación sexual, puede ser necesario mejorar la imagen corporal general de los cónyuges antes de explorar la intimidad sexual. Uno de los primeros pasos puede ser comprender cómo Dios ve el cuerpo humano. La mayoría de nosotros hemos oído hablar de las Escrituras acerca de que el cuerpo es un templo y que la gula es un pecado. Sin embargo, muchas veces no somos conscientes de otras escrituras que explican cómo Dios ve nuestros cuerpos. También puede ser útil reevaluar qué influye en nuestra visión sobre el cuerpo humano y cómo los medios de comunicación tienen un impacto significativo en esa imagen que tenemos. Las parejas también pueden aprender a discutir abiertamente sus preocupaciones sobre la imagen corporal y explorar cómo ello afecta la relación sexual conyugal.

LA VISIÓN DE DIOS ACERCA DEL CUERPO

Tú creaste mis entrañas;
me formaste en el vientre de mi madre. (Salmo 139:13)

¿Cómo ve Dios el cuerpo humano? Según el autor de Génesis, cuando Dios creó el mundo, al final de cada día "Dios consideró que esto era bueno". El día que creó a Adán y Eva, "hombre y mujer los creó" (Génesis 1:27), "consideró que era *muy* bueno" (Génesis 1:31; énfasis añadido). Según el salmista, cuando Dios nos tejió en el vientre de nuestra madre, hizo una obra maravillosa. "¡Te daré gracias, porque asombrosa y maravillosamente he sido hecho!" (Salmo 139:14 NBLH). La palabra hebrea traducida como "admirable" es *yare*, la cual significa atemorizar, causar asombro o dejar atónito. La Biblia de estudio de Ginebra lo expone bien: "Considerando tu maravilloso trabajo al formarme, lo único que puedo hacer es alabarte y tener temor ante tu extraordinario poder". Al mirar la máxima expresión de la creación de Dios, la formación del cuerpo masculino y femenino, ello debería producirnos reverencia y asombro luego de ver la imponente majestad de Dios plasmada en nuestro cuerpo. Miramos las majestuosas montañas y el inmenso y poderoso océano, y alabamos el asombroso poder del Dios Todopoderoso. Sin embargo, ¿hacemos lo mismo cuando miramos el cuerpo humano?

Cuando miras el cuerpo de otra persona o cuando miras el tuyo en el espejo, ¿te enfocas en la apariencia o quedas asombrado por el Creador? Para la mayoría de nosotros, es probable que sea lo primero. Tal como lo demuestra la investigación anterior, como sociedad, tendemos a centrarnos en el peso, la grasa y los músculos en lugar de enfocarnos en la alta complejidad de la obra de Dios. El apóstol Pablo habla un poco sobre nuestro cuerpo, al cual llama templo (1 Corintios 6:19). Muchos han dicho que las personas deben dejar de hacer ciertas cosas a fin de tratar con honor el templo del Espíritu de Dios (1 Corintios 6:20). Sin embargo, con poca frecuencia decimos: "¡Qué increíble; mi cuerpo es un templo!". Tan solo ese cambio de pensamiento puede transformar completamente la forma en que alguien trata a su cuerpo. No pensar simplemente: "Debería tratar a mi cuerpo como un templo del Espíritu", sino que el pensamiento debería ser "Mi cuerpo ya ES un templo donde habita el Espíritu Santo".

Entonces, ¿cómo debemos ver el cuerpo? ¿Qué enseña la Biblia acerca de la salud, la alimentación y el buen estado físico? Sabemos que debemos sentirnos impresionados al contemplar la creación de Dios del cuerpo humano, pero ¿dónde encaja aquí el tema del autodominio de nuestra parte carnal? Las Escrituras arrojan algo de luz sobre estas preguntas. Debemos honrar a Dios en la forma en que usamos el cuerpo (1 Corintios 6:20). No debemos ser glotones o comedores desenfrenados (Proverbios 23:2, 20). Estamos llamados a ser sabios y autocontrolados en cuanto a la cantidad que comemos y el tipo de comida que comemos (Proverbios 25:16). Cuando comemos y bebemos, o hacemos cualquier otra cosa, deberíamos hacerlo de una manera que glorifique a Dios (1 Corintios 10:31).

Jesús creció tanto en sabiduría como en estatura (madurez, fortaleza corporal) (Lucas 2:52), y la esposa de noble carácter trabajó con mucha energía y era fuerte (Proverbios 31:17, 25). Debemos controlar nuestro cuerpo de una manera que sea santa y honrosa (1 Tesalonicenses 4:4), y estamos llamados a dominar nuestras pasiones corporales (p. ej., inmoralidad sexual, 1 Corintios 9:27; 6:13-18) para recibir nuestra recompensa en el cielo. Debemos usar nuestro cuerpo de

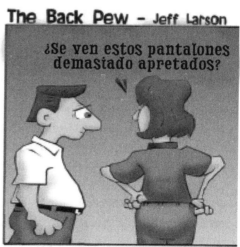

Peligro: Hielo quebradizo. Simplemente sé honesto, pero ¡estás ante una fina capa de hielo, el agua está helada y te hundirás! Mateo 5:37: 'Cuando ustedes digan "sí", que sea realmente sí; y, cuando digan "no", que sea no. Vamos, sigue adelante, atrévete'.

tal manera que ayude a otros a ir al cielo también (Filipenses 1:20-22). Debemos amar a Dios con todas nuestras fuerzas (Marcos 12:30) y ofrecer nuestros cuerpos como sacrificios vivos a Dios (Romanos 12:1). Cuando tememos al Señor y huimos del mal, ello nos trae beneficios para nuestra salud (Proverbios 3:7-8). El apóstol Juan incluso oró por la salud de Gayo (3 Juan 1:2).

Nuestra sociedad tiene tendencias que están continuamente cambiando en cuanto a la salud física, condición física, pérdida de peso y modas dietéticas. Algunas se centran en la nutrición, la salud y la superación de enfermedades. Muchas de estas tendencias se parecen a una idolatría del cuerpo y se enfocan en la apariencia. Algunas personas ignoran por completo los descubrimientos médicos en materia de la salud y viven de maneras que dañan su estado de salud o sus cuerpos. Cualquiera que sea nuestra visión personal, como cultura, claramente tenemos una fascinación por la salud, el estado físico y el cuerpo. Bíblicamente, está claro que ejercer dominio sobre nuestra carne, usar nuestro cuerpo para Dios y ser fuertes son cosas buenas y espirituales. Sin embargo, el peligro para muchos discípulos de Jesús es que aprobemos y enfoquemos en la visión mundana del cuerpo (delgadez y musculatura) en lugar de alimentar al espíritu. Pablo le advirtió a Timoteo de esto. Explicó que el ejercicio físico del cuerpo podría producir algún provecho (p. ej., para orar), pero que se podía encontrar un beneficio más duradero y eterno al entrenarse en la piedad (1 Timoteo 4:8). Lo que importa entender es que el término "ejercicio físico" usado en esta escritura se refiere a abstenerse del sexo y de ciertos alimentos, pero no se refiere al entrenamiento como ir al gimnasio o correr. Pablo también advirtió a los colosenses que las reglas humanas del tipo: "No pruebes, No toques", no tendrían ningún valor para frenar los apetitos de la carne (Colosenses 2:23). Este tipo de reglas parecen sabias y humildes, pero son meras enseñanzas humanas y, al final, las investigaciones demuestran que no funcionan muy bien para alcanzar un cuerpo sano.[10]

En nuestra cultura actual, intensamente enfocada en la apariencia externa, es importante recuperar lo que la Biblia dice acerca de nuestros cuerpos. Pregúntate a ti mismo, ¿estás considerando tu cuerpo como una herramienta y un medio para dar a otros, para promover el evangelio de Jesús? ¿Eres consciente de cuánto has adoptado el enfoque que tiene el mundo sobre el peso, la dieta y el ideal corporal? Estás hecho de una manera maravillosa y eres una creación admirable. Tu cuerpo es increíble. Cuando no puedes ver tu cuerpo de esta manera, es posible que no puedas captar el asombroso poder de Dios que está obrando en ti.

EL CUERPO DE TU CÓNYUGE

¿Cómo te sientes, piensas y hablas sobre el cuerpo de tu cónyuge? Esta es una pregunta capciosa. El mundo presenta un estándar, constantemente cambiante, de lo que constituye el atractivo. Ninguno de nosotros (incluso modelos, actores y actrices) puede estar a la altura. Un vistazo a cómo el Amado y la Amada hablan el uno del otro en los Cantares puede ser muy instructivo y a la vez desafiante.

Para los esposos, el Amado dice de su Amada: "Toda tú eres bella, amada mía; no hay en ti defecto alguno" (Cantares 4:7). ¿A qué mujer no le gustaría que su esposo le dijera esto? Mira las palabras que él usa en su descripción (4:1-15 y 7:1-9): "bella", "encantadora"; "delicioso y agradable es tu amor". Y cuando habla de su cuerpo, se refiere en detalle a sus ojos, cabello, dientes, labios, mejillas, cuello, pechos, ombligo y cintura. Él incluso elogia su aliento y su lengua. Él le dice a ella que sus caderas son como joyas y sus pies son bellos en sus sandalias. Él dice que ella es como la aurora, tan bella como la luna, tan radiante como el sol, y tan majestuosa como las estrellas (6:10). Él la ve como alguien totalmente única y especial: "Una sola es mi palomita preciosa" (6:9). Considera estas palabras y pregúntate cuándo fue la última vez que le dijiste a tu esposa que es excepcionalmente hermosa o tiene pies preciosos, ojos hermosos o una cara encantadora. ¿Le cuentas sobre la belleza de su cuello, su cabello, su boca? Dios ha incluido estas palabras en sus escritos para mostrarnos cómo un esposo amoroso debe hablar sobre el cuerpo de su esposa.

Para las esposas, la Amada dice de su amado: "¡Cuán hermoso eres, amado mío! ¡Eres un encanto! [...] Mi amado es apuesto y trigueño, y entre diez mil hombres se le distingue" (Cantares 1:16 y 5:10). ¿A qué hombre no le gustaría que su esposa hablara de él de esta manera? Mira las palabras que ella usa para describir cómo responde ante él (1:2, 2:3-4 y 5:10-16): le encanta sentarse a su sombra, su fruto es dulce al paladar de ella y le encantan los besos de su boca. Cuando habla de su cuerpo, ella a su vez describe su cabeza, cabello, ojos, mejillas, labios y brazos. Habla de cómo su cuerpo es marfil pulido (su protección, 5:14), cómo sus brazos son barras de oro (su fuerza, 5:14), y cómo sus piernas son como pilares de mármol (una vez más, su fuerza, belleza y poder, 5:15). ¿Cuándo fue la última vez que describiste a tu esposo con este tipo de términos de admiración, diciéndole sobre su fuerza física, su protección corporal y la maravilla de su boca? ¿Cuánto tiempo ha pasado desde que le dijiste cuánto amas sus mejillas, su sonrisa, sus ojos expresivos y cómo se peina? ¿Le acaricias los músculos y admiras sus piernas? Dios ha permitido que estas palabras descriptivas se incluyan en su palabra inspirada para llamar a las mujeres a ir más alto en cómo ven y hablan sobre el cuerpo de su esposo.

Puedes preguntarte: "¿Entonces, ¿dónde encaja aquí la atracción? ¿Qué pasa si en realidad a uno no le atrae el cuerpo de su cónyuge? ¿Qué pasa si uno siente que el cuerpo de su cónyuge no refleja el tipo de palabras que se mencionan aquí?". Es posible que tu esposo tenga sobrepeso en su cuerpo o que no tenga brazos de oro ni piernas de mármol. Puede que sientas un menor deseo sexual debido a que tu esposa no tiene un cuerpo que te resulte atractivo. Nuestro desafío para ambos sería que examinen cómo el Amado y la Amada hablan de los cuerpos de cada uno de ellos. ¿Ves el cuerpo de tu cónyuge **como lo hace Dios**? Sí puedes ser honesto y dar honra a tu cónyuge en este punto.

Uno de nuestros ejemplos favoritos de esto ha sido la relación entre Guy y Cathy Hammond. Guy y Cathy fundaron el ministerio Strength in Weakness (fortaleza en la debilidad). Guy es un hombre con atracción indeseada por personas de su mismo género quien vivió un estilo de vida homosexual durante más de diez años y, tras eso, ha sido un fiel discípulo de Jesús durante más de tres décadas. Guy y su esposa, Cathy, estuvieron casados por más de veinticinco años y criaron a cuatro hijos. Cathy falleció en el 2018 y la extrañamos mucho. Guy comparte abiertamente que, aunque no ha participado en actos homosexuales desde que se convirtió en cristiano, nunca se ha sentido atraído por el cuerpo femenino. Muchas de las personas que lo escucharon compartir esto a través de los años se preguntaron: "Qué increíble, pero ¿cómo funciona eso contigo y tu esposa?". Su respuesta a estas personas, suficientemente audaces como para formular esta pregunta en voz alta, conllevaba el compartirles en detalle cómo veía a su esposa: como una rosa asombrosa que era una maravilla de contemplar, como una rosa que tiene un largo y frágil tallo, así como bellos, abundantes y suaves pétalos rojos que liberan un aroma maravilloso. ¿A qué mujer no le gustaría ser descrita de esta manera?

Cathy también compartió abiertamente cuando yo, Jennifer, le pregunté cómo fue para ella saber que no tenía el tipo de cuerpo que su esposo consideraba sexualmente atractivo. Su respuesta fue que ella sabía, y él sabía, que su cuerpo nunca estaría a la altura de la fantasía sexual de su marido. Sin embargo, regularmente se elogiaban mutuamente, diciéndose de qué maneras se encontraban atractivos el uno al otro. Hicieron que su relación física se tratara sobre dar y honrarse mutuamente. ¡Qué ejemplo tan increíble han sido y siempre lo serán ambos!

Maridos y esposas, pregúntense esto: ¿sus pensamientos y palabras reflejan un aprecio espiritual del cuerpo de su cónyuge tal como se encuentra en la Palabra de Dios? Todos podemos crecer y cambiar en esta área. Cuando lo hagamos, honraremos a nuestro cónyuge de una manera que podamos crear una intimidad duradera y amorosa que fomente una visión confiada y espiritual del cuerpo humano.

Los ejercicios en las siguientes páginas tienen varios propósitos. Pueden exponer cómo los medios de comunicación influyen en la visión de tu cuerpo. Pueden ayudarte a recuperar una visión bíblica de tu cuerpo. Pueden ayudarte a comunicar en tu relación cómo se sienten con respecto a sus cuerpos. Estos son solo un par de pasos que pueden ser el inicio de tu camino hacia la recuperación de tu convicción sobre la asombrosa y maravillosa creación que eres.

*Caricaturas de *The Back Pew* (la última banca) por Jeff Larson, usadas con autorización.

EJERCICIOS

EJERCICIO 1 SOBRE IMAGEN CORPORAL: VIDEOS EN LOS MEDIOS DE COMUNICACIÓN

Miren juntos los siguientes videos:

1. Mujeres: "Watch Photoshop Transform Your Favorite Celebrities" (mira cómo el Photoshop transforma a tus celebridades favoritas) en BuzzFeed.
2. Hombres: "Before and After Fitness Transformations" (antes y después de transformar la condición física) en YouTube (Advertencia: este video utiliza un lenguaje inadecuado).

Tómense un tiempo para hablar sobre lo que cada uno piensa acerca de estos videos.

EJERCICIO 2 SOBRE IMAGEN CORPORAL: HECHO DE MANERA ADMIRABLE Y MARAVILLOSA

*Este es un ejercicio individual, aunque puedes compartir tu experiencia con tu cónyuge.

1. Busca un lugar cómodo y seguro en tu hogar.
2. Lee todo el Salmo 139, y luego enfócate en el versículo 14.
3. Mientras estás sentado cómodamente, coloca tus manos en diferentes partes de tu cuerpo, recitando el Salmo 139:14 del NBLH: "Asombrosa y maravillosamente he sido hecho". Ejemplo: coloca tus manos en tu cintura y considera las partes internas de tu cuerpo debajo de tus manos (tus riñones, estómago, pulmones, etc.) y las partes externas de tu cuerpo que tus manos tocan directamente (tu cintura, caderas, etc.) y comparten con Dios cómo están hechas de manera asombrosa y maravillosa.
4. Habla y ora con Dios sobre las complejidades y maravillas de cada parte de tu cuerpo y cómo funciona con las otras partes.

EJERCICIO 3 SOBRE IMAGEN CORPORAL: CANTARES

1. Lee todo de los Cantares.
2. Resalta o subraya todas las frases donde el Amado y la Amada se describen mutuamente.
3. Haz una lista de las cosas que podrías decirle a tu cónyuge sobre su cuerpo y cuán atractivo es, en general, para ti.
4. Toma la decisión de comenzar a elogiar a tu cónyuge como lo hacen el Amado y la Amada en los Cantares.

EJERCICIO 4 SOBRE IMAGEN CORPORAL: EJERCICIO PREVIO A REPETIR Y EJERCICIO DE DECIR FRASES Y REPETIR

A continuación, se muestra un ejercicio de comunicación de la imagen corporal. Lean las instrucciones para cada nivel antes de comenzar. Realicen cada nivel del ejercicio en los días o semanas subsiguientes, siguiendo el ritmo que sea más cómodo para ustedes. Cada una de las frases trata de cómo ves tu cuerpo y el cuerpo de tu cónyuge.

Nivel 1: Como se explicó anteriormente, tomen la misma posición de sentarse en dos sillas que puedan colocar una frente a la otra, cogiéndose de las manos mutuamente, mirándose el uno al otro mientras hablan. Decidan quién comenzará primero. Quien vaya primero comienza con la primera frase y completa la oración. El otro cónyuge repite. Luego, el cónyuge que es segundo también comienza diciendo la primera frase y el cónyuge que fue el primero ahora es quien repite la oración. Hagan así para cada frase.

1. "Una parte de mi cuerpo que me gusta es _____".
2. "Otra parte de mi cuerpo que me gusta es _____".
3. "Algo que pienso que es atractivo en mi cuerpo es _____".
4. "Una parte de mi cuerpo que no me gusta es _____".
5. "Algo sobre mi cuerpo del que estoy inseguro es _____".
6. "Una cosa que me gusta de tu cuerpo es _____".
7. "Otra cosa que me gusta de tu cuerpo es _____".

Nivel 2: Hagan exactamente el mismo ejercicio de arriba. Sin embargo, esta vez, mientras estén completamente vestidos, háganlo parados, uno al lado del otro, frente al espejo. Cuando hables sobre las partes de tu cuerpo, toma la mano de tu cónyuge y colócala allí. Cuando hables sobre las partes del cuerpo de tu cónyuge que te gustan, pide permiso para colocar tu mano allí.

Nivel 3: Repitan el ejercicio como se describe en el Nivel 2. Sin embargo, esta vez háganlo mientras estén parcialmente vestidos frente al espejo.

Nivel 4: Repitan el ejercicio como se describe en el Nivel 2. Sin embargo, esta vez háganlo estando desnudos frente al espejo.

Nivel 5: Repitan el ejercicio como se describe en el nivel 2. Sin embargo, esta vez háganlo estando desnudos, acostados en la cama, quedando uno frente al otro (sin espejo).

*Después de cada ejercicio, siéntense juntos y hablen sobre cómo fue el ejercicio para cada uno de ustedes.

CURANDO LAS TRAICIONES RELACIONALES Y SEXUALES

Ustedes no se casaron teniendo como plan traicionarse mutuamente. No dijiste: "Con este anillo, me comprometo a deshonrarte". Sin embargo, para una pareja que caminó de la mano rumbo al altar pueden ocurrir cosas que causen gran dolor y aflicción. El plan de Dios siempre ha sido sanar a los quebrantados de corazón (Salmo 147:3). A menudo, los hijos de Dios traemos al matrimonio traumas o hacemos cosas que quebrantan el corazón el uno al otro. La promesa de Dios es traer sanación a nuestros matrimonios en medio de nuestro quebrantamiento.

"En realidad, iba a llamar hace un año para buscar ayuda, pero al final no la busqué. Y ahora, pues aquí estamos". No es poco frecuente oír estas frases de las parejas que entran en terapia o de las que vienen en busca de ayuda de los líderes de su ministerio. Sabían que estaban teniendo problemas en su relación sexual y pensaban ver a alguien para recibir ayuda, pero por varias razones, no avanzaron más lejos que eso. Lo que en última instancia puede forzarlos a buscar ayuda es que uno o ambos caen en pornografía, en traición amorosa o en algún tipo de traición relacional o sexual. Para algunos, el descubrimiento de que su pareja cayó en pornografía, en traición emocional o en una traición sexual es algo inesperado, que viene de la nada. El cónyuge no tenía idea de que algo estaba pasando. Para otros, durante bastante tiempo ya tenían la idea de que algo estaba sucediendo, e incluso pudieron haber investigado hasta que se confirmaron sus sospechas. Hay muchas circunstancias e historias diferentes.

El pecado sexual y las traiciones sexuales y relacionales pueden ser extremadamente destructivas para la relación matrimonial y sexual. Puede haber muchos niveles de sufrimiento y muchas expresiones emocionales de ira y dolor. El descubrimiento de la traición generalmente implica mentiras y engaños que complican aún más la situación y crean niveles adicionales de pérdida de confianza. El enfoque de este capítulo no es la recuperación de las traiciones sexuales. La ayuda con la recuperación se puede encontrar de varias maneras, y hemos incluido recursos al final de esta sección para ayudar en eso. Sin embargo, debido a que estos problemas tienen una fuerte influencia en la relación sexual de una pareja, abordaremos algunos componentes que pueden ser necesarios para trabajar a través de la traición hacia una relación matrimonial y sexual satisfactoria.

BUSCA AYUDA

Si ha habido traiciones sexuales en su relación, y han decidido resolverlo y permanecer juntos, asegúrense de buscar el nivel de ayuda que necesitan para salir honestamente más fortalecidos cuando salgan de esa situación. Sin embargo, para hacer esto, la mayoría de las parejas necesitan mayores niveles de apoyo. Es crucial tener amistades cercanas que brinden estímulo y consuelo y, en dosis adecuadas, los desafíen cuando sea necesario. Es importante ponerse en contacto con parejas maduras que puedan brindar consejería de pareja a pareja. También podría serles útil acudir a un grupo de ayuda, individualmente o para ambos, o recibir consejería profesional. El ingrediente clave para recuperarse de la traición como pareja es no intentar hacerlo de forma aislada. Una combinación ideal sería tener ayuda profesional, también consultar a una pareja espiritual fuerte en su ministerio que los ayude a trabajar en los aspectos espirituales y relacionales, y luego también tener amigos y mentores personales, hombres y mujeres cercanos, con quienes ambos cónyuges puedan hablar.

Nuestra esperanza es que este capítulo sea una de sus fuentes de ayuda a través del proceso de curación en medio del quebrantamiento.

Sin embargo, queremos advertir a todos los que lean aquí: asegúrense de utilizar estos pasajes para su propio proceso de curación. Meter por las narices este libro a tu cónyuge, diciéndole: "Lee esto; es exactamente lo que he estado tratando de decirte", probablemente no hará que llegues muy lejos para lograr un cambio. Si hay cosas que lees aquí que anhelas que tu cónyuge entienda, busca ayuda para encontrar la manera de decir la verdad con amor cuando se lo compartas, pues tu cónyuge necesita escuchar tu dolor. De hecho, es vital para su propio proceso de arrepentimiento y crecimiento. Sin embargo, hay una gran diferencia entre usar tu dolor para atacar a alguien y pedirle que te acompañe en él. Quizás algunos de los pasajes a continuación pueden guiarte en cómo lograrlo.

PERO ESTO ES COSA ANTIGUA

El pecado sexual o las traiciones en tu matrimonio pueden haber ocurrido hace mucho tiempo. Sin embargo, hemos encontrado que muchas parejas no han resuelto completamente el daño. Sí, puede ser algo antiguo, pero también puede ser que haya algunas heridas sin curar que deben ser tratadas para lograr verdaderamente una intimidad genuina y vivificante. Entonces, ¿cómo trabaja una pareja en las cosas difíciles que aún persisten desde hace mucho tiempo? Primero, pónganse en contacto con alguien que los apoye durante el proceso. Hay momentos en que cristianos dispuestos a ayudar, discípulos de Jesús, avergüenzan a alguien o lo desafían por seguir experimentando dolor, recuerdos traumáticos, tristeza o angustia por una traición cometida "en el pasado". Asegúrate de reunirte con alguien en quien puedas confiar espiritualmente. Esa persona puede ayudarte a discernir si hay un área en el que necesitas crecer a nivel espiritual, emocional y en tus relaciones, un pecado que debes enfrentar; o bien si necesitas adquirir la habilidad para afrontar y resolver tus problemas.

¿ESTÁS LLEVANDO UN REGISTRO DE ERRORES?

"Aún no has perdonado". Esta puede ser la conclusión que te han dicho acerca de la respuesta que tienes frente a tu cónyuge porque este pecó, pero aún sigues luchando (o estás en pecado) porque todavía no lo has perdonado y estás guardando rencor. Esto puede ser cierto. Es desafiante distinguir entre la respuesta ante un trauma, con sus desencadenantes asociados, y el pecado de resentimiento. Es posible que conserves un registro de errores y que estés resentido (Hebreos 12:15). Eso es importante de examinar. Sin embargo, hay una diferencia entre estar resentido (es decir, guardar rencor, 1 Corintios 13:5) y experimentar desencadenantes que causen que sentimientos dolorosos vuelvan a salir a la superficie. Puede ser difícil distinguir entre los dos. La realidad es que incluso para al discípulo más espiritual y cercano a Jesús, le sucederán ciertas cosas que harán regresar el dolor que alguna vez experimentaron. Los recuerdos que tienen un fuerte apego emocional pueden permanecer a lo largo de la vida de alguien, incluso cuando haya perdonado y sido misericordioso con quien le hizo daño. Y esto puede no tener absolutamente nada que ver con el pecado. El descubrimiento de traiciones, especialmente las traiciones sexuales, usualmente es una experiencia muy traumática, y los efectos de tales revelaciones pueden literalmente permanecer en tu cuerpo, corazón y mente de la misma manera que lo hacen otros tipos de trauma. El dolor de este tipo de traiciones puede crear un grave daño al vínculo entre los cónyuges.[1] Pero las parejas pueden participar de un proceso llevado a cabo de modo muy cuidadoso que les permita curarse de estas traumáticas heridas (consulta el ejercicio a continuación).

En primer lugar, es crucial darse cuenta de que es comprensible y normal que el dolor vuelva a aparecer cuando se desencadena el trauma de una traición. El reto es, a veces, saber a dónde ir desde allí. Si sientes que algo se desencadena dentro de ti, que todo el sufrimiento y el dolor te inundan, podrías compartirle lo que se sientes a tu cónyuge en el mejor de los escenarios posibles, cuando tu relación sea segura. Si decides compartir con tu cónyuge, este no es el momento para atacarlo, pero puede ser el momento de expresar de manera honesta y genuina lo que está sucediendo en ti (hablar la verdad en amor, Efesios 4:15 NBLH). Si te das cuenta de que tu ritmo cardíaco aumenta a medida que los sentimientos te inundan, es posible que debas tomarte un momento para practicar algunas respiraciones profundas y así comenzar a regularlo. Si las cosas están seguras entre ustedes, incluso podrías compartir con tu cónyuge que estás experimentando algunas dificultades y pedirle si pueden sentarse y respirar junto a ti. Luego, su conversación puede ser algo como esto: "Cuando vi tu teléfono en tu mano, de repente, sentí una abrumadora avalancha de dolor y sufrimiento, y me sentí inmediatamente triste y enojado. Todo lo que había sentido antes volvió a aparecer. Y empecé a preocuparme por lo que estabas haciendo en tu teléfono y si intentabas ocultármelo".

Ten en cuenta que este compartir es específico, sincero y no asume nada sobre tu cónyuge. Tan solo es una expresión muy real de lo que está sucediendo dentro de ti. Es vital llegar al punto en que compartas esto de una manera que sea auténtica, con una profunda honestidad y que no sea un ataque. Si no puedes comunicarlo de esa manera, busca ayuda hasta que lo logres. Además, busquen alguna ayuda en pareja hasta que tu cónyuge sea capaz de escuchar y responder de una manera que resulte sanadora. La comunicación como esta puede, en última instancia, conducir a una gran cercanía e intimidad en medio del dolor. Sin embargo, esto funciona mejor cuando estás seguro de que la respuesta de tu cónyuge será favorable, segura y humilde. Entonces, cónyuge, ¿cómo llegar allí?

LA RESPUESTA DEL CÓNYUGE ANTE EL DOLOR QUE SE DESENCADENA POR UNA TRAICIÓN

Si eres el cónyuge que cometió una traición y estás leyendo esto, ¿cómo debes responder cuando tu pareja te comparte que siente que se desencadena su dolor? Es posible que sientas que siempre estarás como encarcelado ante el enojo y desaprobación de tu cónyuge. Es posible que hayas dicho o sentido cosas como: "¿Será que algún día vamos a superar esto?" o "¿Quieres que me humille o me arrodille ante ti? ¿Cuántas veces necesitamos tocar este tema?". Es posible que tu cónyuge, a veces, haya respondido a tu traición de maneras que también te hayan causado algún daño. Es posible que deba buscar ayuda sobre cómo expresarse cuando siente que se desencadena el dolor. Mientras tanto, ¿cómo puedes responder de una manera que refleje el corazón de Jesús?

Aquí hay algunas recomendaciones. Primero, observa tu respuesta inicial. Una respuesta del tipo "¿Cuándo vas a parar con ese tema?"

puede en realidad causar un daño mayor que la transgresión o el trauma originales. Entonces, si tu cónyuge comparte contigo que está experimentando una avalancha de dolor por una traición pasada que cometiste, y si sientes que deseas responderle con alguna frase parecida a "¿Cuántas veces debo pedir perdón?", detente. Luego, antes de responder, respira profundo para calmarte. Tal vez puedas orar, salir a caminar y llamar a alguien que sea un consejero sabio. Es posible que debas hacer una pausa para llegar a un lugar donde puedas responder con humildad, amor, compasión y paciencia, en lugar de ira, juicio, dolor y frustración.

Entonces, ahora, ¿cómo respondes cuando tu cónyuge te comparte acerca del torrente de emociones que a veces lo invade? Antes de incluso responderle, dile que te alegras de que te lo haya contado. Si no te sientes así, pasa tiempo con Dios y habla con los que están en tu vida para ayudarte a llegar a ese nivel. Satanás solo gana si tu cónyuge mantiene oculto lo que está sucediendo dentro sí. Tu cónyuge, que acaba de compartirte su dolor, acaba de adoptar una postura firme contra Satanás al exponer a la luz su dolor. Necesita que veas ese punto y te alegres por ello, que en realidad lo desees. Veamos cómo responder.

Primero, repite lo que acabas de escuchar; no te extiendas en detalles o profundices, simplemente repite lo que tu cónyuge compartió contigo. Segundo, valídalo. Hazle saber que es comprensible que tuviera esos sentimientos, que tiene sentido considerando lo sucedido. Tercero, asumir la responsabilidad y reconocer las propias acciones. Las decisiones que tomaste, incluso si fueron hace mucho tiempo, colocaron a tu cónyuge en una situación donde podría sentir que algo se desencadenaba en su interior. Asumir la responsabilidad sin importar cuánto tiempo haya pasado después de una traición expresa amor y fiabilidad. Finalmente, hazle saber otra vez que te alegra que haya compartido contigo sobre cómo se siente. Repetir, validar, asumir responsabilidad, ser agradecido. Respuestas de ese tipo son sanadoras y fomentan la confianza y la conexión.

La conversación en general puede ser algo así: "Cuando te vi levantar tu teléfono, todos estos sentimientos se apoderaron intempestivamente de mí, haciéndome sentir bastante mal ".

"Estoy tan contento de que me lo contaras. Entonces, cuando me viste levantar mi teléfono, ello te hizo recordar o revivir todo ese sufrimiento y dolor. (pausa). Ahora puedo ver cómo pudo ocurrir ello y cuán difícil debió de ser. Cometí algunas cosas terribles contra ti, y sé que realmente te lastimé. Lamento mucho que lo que hice todavía reaparezca en ti y que a veces te siga doliendo. Me alegra que me lo hayas dicho, y quiero que me lo cuentes cada vez que lo vuelvas a sentir".

Cuando sea apropiado, dar cierta tranquilidad también puede ayudar a fomentar la confianza. Quizás debas preguntar algo como: "¿Sería de ayuda el contarte cómo me va con este tema? Está bien, te cuento: no he visto nada inapropiado o pornográfico en mi teléfono desde la última vez que compartí contigo cómo me había ido con el tema. Cuando siento la necesidad de mirar algo, aunque esta sea mínima, he estado hablando con (nombre de un amigo cercano o compañero al que rindes cuentas) para ser abierto al respecto para que las cosas no vayan más allá de eso". Este tipo de respuesta que extiende gracia, comprensión y humildad puede contribuir considerablemente a que la relación sane. También va a servir de mucho para lograr reconstruir la confianza. Sin exigir explicaciones, sin decir, *¿Qué pensabas que estaba haciendo? ¿Por qué no puedes simplemente perdonarme?*

Tener un continuo y alto nivel de apertura y arrepentimiento también tendrá una influencia significativa en la reconstrucción de la confianza después de una traición, incluso mucho después de esta. Pregúntate a ti mismo si todo el tiempo has sido radicalmente abierto y te has arrepentido. Esto es importante, sobre todo para aquellos cuya traición es reciente. ¿Has seguido buscando la ayuda de hombres o mujeres de confianza para que te guíen? ¿Tienes relaciones en las que te sientes cómodo pidiendo ayuda sobre alguna otra situación con la que puedas estar luchando o sintiéndote tentado? Este nivel de continuo arrepentimiento y apertura contribuirá en gran medida a tranquilizar a tu cónyuge y crear confianza. Sigue aprendiendo, leyendo y estudiando acerca de cómo llegaste a hacer lo que hiciste. Comparte lo que estás aprendiendo con tu cónyuge, en un momento adecuado y si es apropiado, para continuar reconstruyendo la confianza.

QUÉ TANTO CONTAR

Todo. No todos están de acuerdo con esta dirección, pero en nuestro trabajo con parejas, hemos descubierto que la total honestidad es necesaria para sanar completamente. Recomendamos que el cónyuge que cometió la traición comparta cualquier detalle que tu cónyuge te pida dar. Sin embargo, es *indispensable* que el cónyuge ofendido, el que fue traicionado, se dé cuenta de que, aunque tiene el derecho de hacer cualquier pregunta, tendrá que vivir con esas respuestas. Si eres tú el cónyuge que hace preguntas, considera si las preguntas que deseas hacer podrían revelar detalles específicos que dejarán imágenes en tu mente que harán que el trauma sea más difícil de superar. Este nivel de detalle puede no ser útil para tu propio proceso de recuperación. Todo está permitido, pero no todo es provechoso. Todo está permitido, pero no todo es constructivo (1 Corintios 10:23). Si hay algún conflicto sobre qué tanto contar, contáctate con alguien confiable para que te ayude a navegar por estas aguas.

RENDIR CUENTAS

Es crucial para cualquier persona que se haya involucrado en conductas adictivas o compulsivas, como las adicciones sexuales, de drogas o alcohol, o de ciertos comportamientos, tener alguna persona o alguna fuente de ayuda a donde acudir (grupos de ayuda, etc.) y al que pueda rendirle cuentas de sus avances en su proceso de recuperación. Estamos hablando de alguien que específicamente apoye el proceso como mentor/compañero de discipulado, compañero para rendir cuentas o padrino. El proceso de recuperación se respalda mejor cuando una persona encuentra espacios para rendir cuentas tanto en un grupo como a nivel individual. También es importante que el cónyuge ofendido reciba este tipo de apoyo, tanto a través de un grupo de ayuda como a través de un mentor o padrino individual.

1 Juan 1:5 dice que Dios es luz. Si caminamos en esa luz, él nos limpia. Caminar en esa luz también resulta en tener compañerismo unos con otros. El mandato de Dios de confesar nuestros pecados (Santiago 5:16) trae muchos beneficios, tanto personales como relacionales. Así que, encuentra a alguien en quien confiar que diga la verdad en

amor (Efesios 4:15 NBLH), te reprenda con franqueza cuando lo requieras (Levítico 19:17), y que sepa cuándo necesitas recibir aliento o consuelo o ser exhortado (1 Tesalonicenses 2:12). Si estás trabajando específicamente para superar el uso de la pornografía, recuerda que cuando barras tu casa para deshacerte de esa basura (Lucas 11:25), es vital que la reemplaces con cosas buenas. Así es como te aseguras de que ninguna cosa más que sea dañina llegue a vivir allí. Obtén el apoyo que necesitas para llenar tu casa con cosas buenas.

Como mencionamos, este tipo de apoyo y rendición de cuentas no es solo para el ofensor, pues ambos esposos necesitan tener a alguien en quien confíen para que les brinde enseñanza, consejería y rendición de cuentas sobre cómo están afrontando este momento difícil. Además, uno de los principales beneficios de que el ofensor tenga a alguien con quien hablar de modo regular y a quien rendir cuentas es lo tranquilizador que ello resulta para su cónyuge. Como se mencionó, esto puede ser de gran ayuda para reconstruir la confianza.

CON REGULARIDAD, TOMA LA INICIATIVA PARA SER ABIERTO

Puede ser muy difícil para las parejas saber cómo hablar sobre sus preocupaciones y luchas después de una traición sexual. Si quieres saber si tu cónyuge todavía está luchando con ese tema, ¿preguntas? Si tú te encuentras luchando, ¿lo dices? ¿Cuándo, y de qué manera, resulta provechoso, útil y sanador el ser tan abiertos entre cónyuges, si es que así lo es?

Hay una serie de necesidades de comunicación que deben abordarse cuando una pareja experimenta por primera vez una traición sexual, algunas de las cuales se han mencionado anteriormente. Otra herramienta práctica es el Daily Trust Conversation (la conversación de la confianza diaria) del libro de trabajo de Timothy O'Farrell, *Behavioral Couples Therapy for Alcoholism and Drug Abuse* (terapia conductual de pareja para alcoholismo y abuso de drogas).2 Cada día, el ofensor es quien toma la iniciativa con su cónyuge y dice algo como: "Durante las últimas veinticuatro horas, no he _____ y no lo haré _____ durante las siguientes veinticuatro horas. Gracias por apoyar mi recuperación". La respuesta del cónyuge es decir simplemente: "Gracias por compartirlo conmigo. Hazme saber si hay alguna manera en que pueda ayudarte". Esta conversación simple realizada diariamente (a veces las parejas lo hacen semanalmente) puede ser un poco rara e incómoda al principio, pero puede ser un gran apoyo durante el proceso de curación.

Como pareja, decidan si esto sería beneficioso para ustedes. El ofensor entonces tomaría la iniciativa cada vez para empezar la conversación. Asegúrense de continuar hablando con la pareja o las personas que los están ayudando a navegar en esta parte específica de su reconstrucción y díganles cómo le está funcionando.

EL IMPACTO EN LA RELACIÓN SEXUAL

Una gran pregunta que surge es "¿Cuándo y cómo debemos reanudar nuestra relación sexual?". El descubrimiento de una traición sexual a menudo conduce a detener por completo las interacciones sexuales, las relaciones sexuales, así como el contacto sexual, sensual y afectuoso. No hay una respuesta fácil a la pregunta de a dónde ir desde esa situación. Algunos cónyuges pueden ser capaces de involucrarse sexualmente con sinceridad, poco después de una confesión o descubrimiento. Esto puede ser provocado por el deseo de comunicar misericordia y perdón. Algunos pueden inicialmente tener relaciones sexuales por temor a perder a su cónyuge si no lo hacen. Otros pueden involucrarse sexualmente para evitar que su cónyuge busque gratificación sexual en otros lugares. Las dos últimas razones pueden ser bastante problemáticas para una auténtica recuperación. Es increíblemente importante obtener ayuda y orientación de personas sabias en su vida para analizar las razones y la conveniencia de participar inmediatamente en actividades sexuales poco tiempo después del descubrimiento de la traición sexual.

La mayoría de los cónyuges ofendidos tienen la necesidad y el derecho de querer trabajar en superar el dolor y la tristeza de una traición antes de poder confiar su cuerpo nuevamente a su cónyuge. Para la mayoría, esto será importante antes de que puedan experimentar la alegría de la sexualidad. No hay respuestas o fórmulas que sean únicas respecto al tiempo que pueda tomar esto. Sin embargo, la respuesta del cónyuge ofensor siempre debe ser de humildad. En última instancia, las traiciones sexuales tienen un fuerte impacto en la relación sexual.

El cónyuge ofendido de alguien involucrado en la pornografía puede preguntarse durante el sexo: ¿Será que está viendo esas imágenes en su mente?, ¿será que desearía que yo fuera él o ¿será que me pide que haga esto porque apareció en algo que vio? El cónyuge ofendido de alguien involucrado en una aventura amorosa puede preguntarse si su pareja lo está comparando con otras personas con quienes tuvo relaciones sexuales. Su ira puede aumentar repentinamente incluso en medio del acto sexual.

También existe la realidad de que algunas parejas, aquellas que no han tenido relaciones sexuales por mucho tiempo antes de que se descubriera la traición sexual, pueden encontrar que reiniciar la relación sexual es particularmente difícil cuando se suma al dolor adicional proveniente de la traición. Si aún no han hablado sobre estas cosas y ya se han vuelto a involucrar sexualmente o están considerando cómo volver a tener relaciones sexuales, les recomendamos que lean juntos este capítulo y hablen a fondo de los sentimientos que tienen. Es posible que primero deban hablar con un consejero cercano a ustedes y luego hablar sobre el tema en pareja, ya sea solos o con alguien que los ayude. De todas maneras, es importante recordar que volver a relacionarse sexualmente sin resolver las emociones asociadas a las heridas causadas, con frecuencia solo las enterrará más profundamente, donde pueden seguir causando un considerable daño invisible.

Entonces, ¿qué haces si el dolor y la pena surgen cuando estás en medio del sexo? El dolor puede inundarte mientras están teniendo sexo. Los pensamientos, las imágenes y las preguntas pueden comenzar a llenar tu mente. ¿Simplemente sigues y aguantas, ignorando lo que está sucediendo dentro de ti? ¿Le cuentas a tu cónyuge, o simplemente te desconectas, te encierras en ti mismo o te alejas?

En general, puede ser muy beneficioso bajar la velocidad de la actividad sexual en ese mismo momento y compartir lo que sientes. En este punto, es importante que te hayas sentido cómodo al tener el tipo de conversaciones mencionadas en la sección anterior titulada "¿Estás llevando un registro de errores?" durante un tiempo juntos que no sea de tipo sexual. Repetir. Validar. Asumir responsabilidad. Ser agradecido. Si has tenido algunas conversaciones seguras y sanadoras durante tu día habitual cuando sientes que algo se desencadena en tu interior, entonces puedes aplicar estos mismos principios a los factores desencadenantes que surgen durante las relaciones sexuales. Puede haber momentos en los que orar internamente y llevar cautivos tus pensamientos puede funcionar. Pero para la mayoría, esto no es útil hasta que hayan tenido algunas conversaciones honestas y sanadoras en medio de una relación sexual. Entonces, cuando te des cuenta de que estás teniendo una reacción, hazle saber a tu cónyuge. "Cariño, estoy empezando a tener dificultades ". Es verdad que tu cónyuge probablemente esté excitado, y puedes provocarle alguna decepción, tal vez incluso frustración, pero seguir involucrándote sexualmente cuando te sientes inundado puede ser muy contraproducente para una verdadera intimidad. Entonces, comparte con tu cónyuge lo que te está pasando. Es de esperar que tu cónyuge haya hecho el trabajo de practicar sus respuestas cuando le has compartido sobre lo que se desencadena en ti en otros momentos. Tales respuestas ya practicadas son especialmente útiles en el calor del momento.

Para el cónyuge ofensor, si tu esposo o esposa tiene que poner un freno a la actividad sexual porque siente que algo se desencadena en su interior justo en medio del acto, es importante que respondas con humildad y comprensión, incluso si sientes frustración sexual. Seguir con la actividad sexual cuando alguien está siendo afectado por factores desencadenantes puede significar un atropello más en su relación. La liberación sexual deseada no vale la pena ante el daño que causa. Toma tu tiempo, retrocede (literalmente) y dale a tu cónyuge el derecho y el espacio para expresarse. No hagas nada por egoísmo o vanidad, sino más bien considera a tu cónyuge como mejor que tú (Filipenses 2:3-4). Esta es la base de la verdadera intimidad sexual. Así es como puedes recuperar todo aquello que es genuino.

Después de que ambos compartan y se validen entre sí, es posible que tengan que hacer algo curativo pero que no sea sexual. Revisa dentro de ti y uno al otro y observen lo que necesitan. Es posible que deseen simplemente abrazarse, cucharear o acariciarse. Tal vez quieran orar juntos. Es posible que deseen volver a encender el cariño, jugar algo juntos, mirar un espectáculo o darse un masaje mutuo. Este tipo de compartir sincero y real puede ser un paso importante para construir o reconstruir su intimidad sobre una base sólida y verdadera.

DESEO SEXUAL

Para algunos, involucrarse sexualmente fuera de la relación matrimonial puede afectar los niveles de deseo sexual. Una persona cuyo cónyuge se involucró en relaciones sexuales extramatrimoniales puede necesitar algún tiempo para recuperar el deseo. Algunas parejas vuelven a tener relaciones sexuales porque desean la liberación sexual, pero aún no han vuelto a tener un deseo por su cónyuge. Nuestra experiencia es que al adoptar algunas de las cosas que se encuentran en estos capítulos, las parejas pueden reconstruir el deseo. Sin embargo, si esto sigue siendo un desafío, puede ser útil buscar orientación profesional. Date tiempo y, cuando sea el momento adecuado, pon en práctica algunas estrategias para fomentar el deseo, que se encuentran en otros capítulos (especialmente el capítulo diecisiete, "Superando los desafíos relacionados a un bajo nivel de deseo y excitación sexual").

También recibimos preguntas sobre el efecto que tiene en el deseo sexual cuando alguien tiene antecedentes específicamente en cuanto a la pornografía.

- ¿Puede la masturbación y la pornografía influir en si alguien tendrá un deseo sexual por su cónyuge (quién no parece físicamente, suena o actúa como alguien en una escena o video pornográfica, o una sala de chat sexual en línea)?
- ¿Su uso de pornografía ha afectado de manera permanente su deseo sexual y expectativas sexuales?
- ¿La pornografía afectará su funcionamiento eréctil y el deseo sexual (ya sea al aumentar su deseo sexual o al hacer que tengan un deseo más bajo)?

Estas son preguntas dolorosas y difíciles. Aquellos que tienen antecedentes en el uso de pornografía hacen estas preguntas, al igual que sus cónyuges. Aunque no hay respuestas definitivas, exploraremos brevemente algunas posibilidades.

Nos preguntan si la pornografía afecta el funcionamiento eréctil y el deseo sexual. Mientras yo (Jennifer) he trabajado con personas involucradas en la adicción a la pornografía, he visto una serie de factores probables que afectan los niveles de deseo sexual:

- Las convicciones espirituales del individuo y el nivel de continuo arrepentimiento y remordimiento (Mateo 18:9; 2 Corintios 7:10-11)
- La edad en que una persona comenzó a ver pornografía
- La cantidad y la duración del tiempo o los años en que estuvo involucrado en la pornografía
- El tipo e intensidad de las imágenes pornográficas
- Cualquier desafío previo con disfunción eréctil y bajo deseo sexual que pueda haber llevado al uso de pornografía y la masturbación
- A qué nivel una persona trabaja activa e intencionalmente para mejorar su relación íntima con su cónyuge

La pornografía introduce y refuerza las expectativas sexuales que se forman en torno a escenas poco realistas, escenarios sexuales irreales, cuerpos aparentemente perfectos, autoestimulación mientras se mira pornografía o la emoción de andar tras lo prohibido. Esto puede producir un entorno en el que algunas personas tienen dificultades para excitarse físicamente mientras están sexualmente con su cónyuge.

Volver a entrenar el corazón y la mente es, con frecuencia, una parte del proceso de cambiar los patrones de deseo y excitación. El proceso que se necesita hacer para este tipo de reentrenamiento está fuera del alcance de este libro. Sin embargo, para algunos, esto puede ser posible a través de la terapia sexual, la consejería sobre la adicción sexual o el discipulado bíblico. Para otros, puede ser útil comenzar de cero y construir un nuevo tipo de atracción, deseo y excitación. Algo de esto se trata en el capítulo sobre el deseo y la excitación y en el capítulo sobre la imagen corporal.

¿QUÉ NECESITAS?

Para todas las parejas afectadas por la traición sexual, esta sección se incluye principalmente para pedirles que busquen el apoyo y la ayuda que necesitan para trabajar a través de:

- La traición misma
- Cómo volver a conectarse sexualmente cuando el momento es el adecuado
- Comunicar los sentimientos y pensamientos que surgen al volver a tener relaciones sexuales
- Los desafíos en la relación sexual que son únicos para las parejas que se recuperan de la traición sexual

Después de leer este capítulo, hablen al respecto. Compartan sus sentimientos con los que están cerca de ustedes. Si ven que necesitan más ayuda, consíganla. A continuación, se encuentran algunos recursos adicionales para ayudarles en su recuperación, tanto individualmente como en pareja.

RECURSOS

Muchas veces es necesario concentrarse en lidiar con las traiciones sexuales antes de comenzar a trabajar en la relación sexual. Para aquellos que han estado involucrados en una aventura amorosa, recomendamos leer y usar *La recuperación de una relación extramatrimonial* de Dave Carder y el libro de trabajo que lo acompaña, o el libro de Harley titulado *Lo que él necesita, lo que ella necesita*, además del libro, también de este autor, *Cinco pasos hacia el amor romántico*, acompañado de su libro de trabajo. Para aquellos involucrados con la pornografía, recomendamos libros de Mark y Debbie Laaser y los sitios web y seminarios de Dave y Robin Weidner (véase más abajo). También recomendamos que, para resolver problemas sexuales, aquellas personas involucradas en la pornografía asistan a grupos de apoyo, tengan un padrino, y/o participen en la enseñanza virtual, la rendición de cuentas y busquen ayuda, a través de diversos recursos en línea.

RECURSOS ADICIONALES

- Covenant Eyes (ojos del compromiso) – programa de filtro de contenidos de internet

- Dave y Robin Weidner – *Building a Pure Marriage in an Impure World* (construyendo un matrimonio puro en un mundo impuro) (puedes adquirir el audio de la conferencia de Dave y Robin Weidner en www. ipibooks.com)
- Robin Weidner: *La gracia te llama: recuperación espiritual tras el abandono, adicción o abuso* (disponible en www.ipibooks.com)
- El Sitio web del Dr. Mark y Debra Laaser: www..faithfulandtrue.com
- Dr. Mark Laaser: *Healing the Wounds of Sexual Addiction* (curando las heridas de la adicción sexual) y otros libros
- Debra Laaser: *Shattered Vows* (promesas rotas) y otros libros
- Patrick Carnes, PhD: *Out of the Shadows: Understanding Sexual Addiction* (salir de la oscuridad: comprendiendo la adicción sexual)
- Dave Carder: *La recuperación de una relación extramatrimonial* (libro y libro de trabajo)
- William F. Harley, Jr.: *Lo que él necesita, lo que ella necesita*
- Linda Brumley: *Toma la mano de Dios y encuentra tu camino hacia el perdón* (disponible en www.ipibooks.com)

EJERCICIO

EJERCICIO DE COMUNICACIÓN TRAS UNA TRAICIÓN: PASOS PARA CURAR LAS HERIDAS EN EL APEGO

* Las traiciones pueden causar un daño o lesión en el apego de una relación. Estas heridas pueden ser bastante traumáticas. Al desencadenarse el trauma relacionado con la lesión de apego, recuerda estos pasos para responder a tu cónyuge cuando te comparta sobre el desencadenante que está sintiendo.

** Este ejercicio es especialmente útil si una pareja se siente cómoda usando el ejercicio de Validación que se encuentra en el capítulo cinco.

1. **Repetir**. Simplemente dile a tu cónyuge lo que compartió contigo. Incluso si te ataca o lo dice con enojo, respira y dile lo que escuchaste.
2. **Validar**. "Sé que lo que hice realmente te lastimó. Y es completamente comprensible que esto lo haga salir a la superficie".

3. **Asumir la responsabilidad**. "En ese entonces hice cosas que causaron mucho daño a nuestra relación y que te lastimaron enormemente. Lamento mucho que las cosas que hice en ese momento todavía aparezcan y ahora te causen dolor".

4. **Agradecer**. "Estoy realmente contento de que hayas compartido esto conmigo. Quiero que me lo cuentes cada vez que lo vuelvas a sentir".

5. **Pregúntale** a tu cónyuge qué necesita en este momento. ¿Necesita un poco de tranquilidad? ¿Necesita que compartas con él cómo te estás protegiendo de caer en el pecado de nuevo (uso de pornografía, etc.)? ¿Necesita que lo sostengas? ¿Tiene alguna pregunta para ti? ¿O solo necesita que estés en la habitación escuchándolo?

12

LA FISIOLOGÍA DEL SEXO

Y Dios creó al ser humano a su imagen;
lo creó a imagen de Dios.
Hombre y mujer los creó.
(Génesis 1:27)

Dios creó al hombre. Y efectivamente, eso significa que él creó el pene. Dios creó a la mujer. Y sí, eso significa que él creó la vagina. Cuando observas los genitales atentamente, puede que te preguntes en qué estaba pensando Dios o cuál era su propósito. Es una pregunta para planteársela algún día. Hay muchas y variadas representaciones artísticas de los genitales masculinos y femeninos en pinturas y esculturas a lo largo de la historia, e históricamente, el enfoque que se le ha dado a los órganos sexuales ha sido principalmente el de la procreación. Anatómicamente, es significativo que la mayor cantidad de nervios se encuentren en los órganos genitales. Sin embargo, también es importante comprender que Dios creó todo el cuerpo, no solo los genitales, para experimentar el increíble placer del sexo. Todas las partes del cuerpo tienen el potencial de estar involucradas en el placer sexual y la excitación. El placer sexual es mucho más que la estimulación del pene y la vagina. Y, por supuesto, el órgano sexual más importante es el cerebro. El cerebro recibe todas las señales y envía todas las instrucciones relacionadas con el sexo (incluida la comunicación con los nervios y todos nuestros sentidos: el olfato, el gusto, el tacto, etc.). El cerebro también regula todas las sustancias químicas sexuales, aumenta el flujo sanguíneo, la sudoración y la respiración acelerada, y organiza todas las emociones y recuerdos asociados con el sexo.

En las últimas décadas, ha ido creciendo la comprensión de cómo funcionan exactamente las partes sexuales del cuerpo y qué tipo de procesos biológicos se ponen en marcha durante el acto sexual. Este capítulo está dedicado a comprender la fisiología del sexo y se divide en cuatro secciones: sexualidad masculina, sexualidad femenina, ciclo de la respuesta sexual y complicaciones médicas en la sexualidad.

La siguiente sección, más bien técnica, incluirá una serie de terminologías anatómicas y médicas. Se las incluye aquí para responder algunas de las preguntas específicas que recibimos sobre cómo funciona el cuerpo durante las relaciones sexuales, especialmente cuando las complicaciones médicas, la enfermedad, el dolor y la edad han causado problemas con la excitación sexual y el deseo, la erección, la eyaculación y el orgasmo. En particular, la sección sobre complicaciones médicas y daño cerebral es especialmente técnica, con muchos términos médicos y neurológicos desconocidos para la mayoría de nosotros. Esta sección puede ser particularmente importante para aquellos que enfrentan problemas médicos y biológicos, al igual que para quienes se ven afectados por complicaciones neurológicas o lesiones cerebrales que, en consecuencia, afectan su sexualidad. Para aquellas almas resistentes que decidan profundizar en lo escrito más abajo, nos sacamos el sombrero ante ustedes y les recomendamos que tengan un diccionario o su computadora portátil a mano. Entra si te atreves. Para el resto de ustedes que se volverían bizcos, siéntanse libres de saltarse todo este pasaje. Todo lo que deben saber es esto:

Dios miró todo lo que había hecho,
y consideró que era muy bueno. (Génesis 1:31)

LA ANATOMÍA SEXUAL MASCULINA

Los genitales externos masculinos se componen principalmente del escroto, el cuerpo y la cabeza del pene. Dentro del cuerpo se encuentran las tres columnas eréctiles que proporcionan sangre al pene: los cuerpos cavernosos (dos columnas) y el cuerpo esponjoso (una columna). El cuerpo esponjoso es el tubo de tejido eréctil que rodea y protege la uretra. La cabeza del pene incluye la parte más sensible del pene, el glande, y la corona, que rodea la cabeza del pene en la base del glande (en el diagrama, puedes ver la corona debajo del glande). A lo largo de la parte inferior del glande, en perpendicular y cruzando la corona, hay otra parte sensible del pene, el borde de tejido llamado frenillo (no se muestra). Una estructura elástica

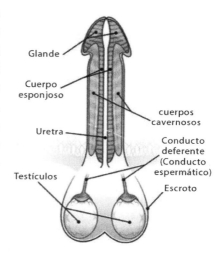

de piel en el pene circuncidado, así como el prepucio en el pene no circuncidado, rodea todo el cuerpo. El tejido en la base del pene, entre los testículos y el ano, es el perineo (no se muestra). Acariciar y frotar esta área sensible puede ser muy excitante, especialmente cuando se realiza en simultáneo con acariciar el pene. El escroto es un saco de piel colgante que contiene los testículos, donde se produce el esperma. Luego de dejar los testículos, los espermatozoides viajan a través de la cavidad pélvica a través de los conductos deferentes. Cada conducto deferente se estrecha y pasa a través del conducto eyaculador. Luego el conducto deferente se une con la uretra a medida que pasa a través de la próstata. El semen, el líquido lechoso que se eyacula durante el orgasmo, es producido por la glándula prostática y las vesículas seminales y se combina con el esperma cuando pasa a través de la próstata (no se muestra). La mezcla de esperma y semen se envía al pene a través de la uretra para la eyaculación. Las estructuras del pene y del escroto están sujetadas, apoyadas e inervadas (inervar es transmitir estímulos nerviosos) por varios músculos, ligamentos y nervios dentro del piso pélvico.

LA ANATOMÍA SEXUAL FEMENINA

La vulva. La vulva femenina rodea la entrada de la vagina y consiste en el vestíbulo (la entrada vaginal), los labios menores y mayores (el labium majus y el labium minus), el clítoris, el monte del pubis, que es el tejido adiposo generalmente cubierto de vello púbico y que protege el clítoris, y el perineo anterior (rafe perineal), que incluye el tejido entre la vagina y el ano. Dentro del vestíbulo, arriba y debajo de la vagina, hay dos grupos de glándulas, las glándulas de Bartolino y Skene. Las glándulas de Bartolino liberan lubricación para la vagina, y la lubricación también se libera dentro de las paredes vaginales. La vagina es un tubo elástico que comienza en el vestíbulo y termina en el cuello uterino. La mayoría de las sensaciones nerviosas se sienten solo en el tercio exterior de la vagina.

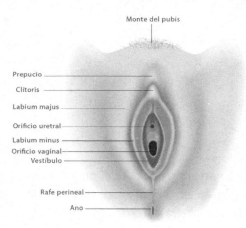

Monte del pubis

Prepucio
Clítoris
Labium majus
Orificio uretral
Labium minus
Orificio vaginal
Vestíbulo
Rafe perineal
Ano

El tejido eréctil femenino está ubicado alrededor de la cabeza y el cuerpo del clítoris (véase el diagrama), debajo de los labios (los bulbos vestibulares que rodean las piernas o crura del clítoris), alrededor de la uretra (la esponja uretral), y en el perineo. Al igual que el tejido eréctil en el pene, el tejido eréctil en la vulva se llena de sangre durante la excitación. Durante la estimulación sexual, la ingurgitación o hinchazón del tejido eréctil más evidente es la de los bulbos vestibulares. Estos rodean la vulva y la vagina y están debajo de la estructura externa de la piel de los labios. Los labios vaginales se engrosarán y se volverán de un tono rosa más oscuro o incluso púrpura durante una alta estimulación e ingurgitación.

El clítoris. El clítoris es algo más que la cabeza que sobresale de debajo del monte del pubis. El clítoris está conformado por la cabeza (el glande), el cuerpo y la crura (las piernas) que se extienden alrededor de la vagina debajo de los labios. Cuando el tejido eréctil de la vulva se estimula y se hincha al llenarse de sangre, esto a su vez estimula el clítoris, lo que lleva al orgasmo.

Por lo tanto, el tocar los labios, el monte del pubis, el perineo, la esponja uretral (el punto G), y directamente el clítoris puede conducir al orgasmo. Debido a que las piernas del clítoris y los bulbos vestibulares circundantes del tejido eréctil se encuentran a ambos lados de la vagina, la penetración vaginal y el frotamiento causado por el impulso del pene durante la penetración pueden causar suficiente estimulación que conduce al orgasmo para algunas mujeres. Sin embargo, solo alrededor de un tercio de las mujeres alcanzan el orgasmo a través de la penetración sin una estimulación directa adicional del clítoris. La mayoría de las mujeres necesitan una estimulación adicional a los otros tejidos eréctiles de los labios vaginales, el perineo y el punto G, y la estimulación directa del clítoris, para alcanzar el orgasmo.

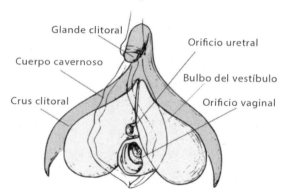

Glande clitoral

Orificio uretral

Cuerpo cavernoso

Bulbo del vestíbulo

Crus clitoral

Orificio vaginal

Es importante entender esto, porque muchas mujeres y hombres tienen la expectativa de que el sexo vaginal es lo que lleva al orgasmo para las mujeres. Algunas mujeres también encuentran que la estimulación de los senos, especialmente en combinación con la estimulación del clítoris, es lo que necesitan para el orgasmo.

Es importante notar una gran diferencia entre estas estructuras básicas entre hombres y mujeres. El pene masculino tiene una serie de funciones a su cargo: envía al esperma en un viaje hacia los óvulos femeninos a través de la vagina, lo que puede resultar en un embarazo. El pene sostiene los cuerpos esponjosos que protegen la uretra donde se expulsan las toxinas al orinar. El pene también es la ubicación de la mayoría del tejido eréctil en el hombre, lo que lleva a la excitación, al placer sexual y el orgasmo. El clítoris femenino, en cambio, tiene un solo trabajo: el placer sexual. El clítoris no tiene otro propósito en el cuerpo femenino que ser estimulado, dar placer y facilitar el orgasmo. La lengua y las yemas de los dedos son, entre las partes del cuerpo humano, las que contienen el número más alto de terminaciones nerviosas. No obstante, en comparación, el clítoris tiene entre 6,000 y 8,000 terminaciones nerviosas, mucho más que cualquier otra parte del cuerpo femenino (la lengua tiene la mitad y el dedo mucho menos). Dios creó los órganos sexuales del cuerpo, incluyendo el clítoris femenino. A lo largo de la historia e incluso en el mundo actual, el placer sexual ha tendido a centrarse en los hombres. Es interesante notar aquí, sin embargo, que las mujeres son las únicas a las que Dios hizo con una parte del cuerpo, el clítoris, dedicado exclusivamente al placer sexual. Dios creó el cuerpo femenino para disfrutar de la sexualidad de una manera sorprendente.

EL CICLO DE RESPUESTA SEXUAL

El ciclo de respuesta sexual tradicional que se ha utilizado comúnmente en la terapia sexual, ilustrado anteriormente, se divide en deseo, excitación, orgasmo (precedido por una breve fase de meseta), y resolución. Este corresponde a una combinación de los modelos de respuesta sexual de Kaplan (1974)[1] y de Masters y Johnson (1966).[2] La definición más circular de la respuesta sexual, en la cual el deseo es más una respuesta a la excitación y los estímulos sexuales en un contexto apropiado, se trata en el capítulo diecisiete.

En su formulación sobre la respuesta sexual, Kaplan (1974) identificó dos fases fisiológicas que ocurren durante la respuesta sexual: la vasocongestión, que es el flujo sanguíneo que corre hacia los genitales y que causa la dilatación de los vasos sanguíneos que conducen a la erección del pene, a la lubricación e hinchazón vaginal; y las contracciones musculares rítmicas que ocurren específicamente en los genitales durante la actividad sexual y el orgasmo. Veamos cada una de las etapas de este ciclo y la fisiología asociada.

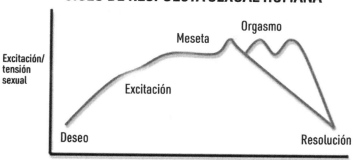

CICLO DE RESPUESTA SEXUAL HUMANA

Deseo. Durante esta etapa, el deseo a menudo se activa por una excitación mental, que luego conduce a una motivación para realizar el acto sexual.[3] Aunque el deseo es considerado como el componente psicológico de la respuesta sexual, hay una serie de factores biológicos que afectan el deseo, tales como enfermedades, cirugías, hormonas, estrés y fatiga. Los factores que tienen que ver con la relación de pareja, tales como tener buenas conversaciones y pasar fabulosos tiempos de diversión juntos, o tener graves conflictos y una gran desconexión, también influyen en el deseo. El deseo también se ve afectado por la ansiedad, la depresión y otros problemas de salud mental. Debido a que un bajo deseo sexual es la preocupación sexual más frecuente reportada tanto por hombres como por mujeres, hemos dedicado un capítulo completo a este tema (consulta el capítulo diecisiete, "Superando los desafíos relacionados a un bajo nivel de deseo y excitación sexual").

Emoción/excitación. Durante la etapa de emoción/excitación, cuando se estimulan o acarician las zonas eróticas (es decir, el pene, la vagina, el área pélvica, los senos, el cuello, los muslos, el escroto, los glúteos), las neuronas receptoras en esas regiones —las terminaciones nerviosas que perciben el contacto— se activan y envían un mensaje a la médula espinal o al cerebro donde se recibe e interpreta el mensaje. Desde el sitio de recepción del cerebro o la médula espinal, las neuronas ejecutoras reciben la señal y responden a la señal de estimulación enviando mensajes a los músculos, diciéndoles que se contraigan, o a las glándulas, diciéndoles que secreten hormonas que ayudan con la respuesta sexual. Tanto para hombres como para mujeres, la respuesta vasocongestiva se da cuando las señales neuronales de la médula espinal y el cerebro causan la acumulación de sangre en los tejidos esponjosos y eréctiles de los cuerpos cavernosos y el cuerpo esponjoso en el pene, así como en el tejido corporal o eréctil de la vulva, uretra, perineo y cuerpo del clítoris.

Es importante entender que la erección del pene es principalmente un reflejo de la médula espinal.[4] La neurona receptora que percibe el tacto en la región del pene envía un mensaje al centro reflejo en la sección inferior (sacra) de la médula espinal. Este centro reflejo entonces responde a través de la división parasimpática del sistema autónomo (que regula las acciones inconscientes del cuerpo) a los músculos que se encuentran en las paredes de las arterias del pene. Esto causa la vasodilatación, relajación y expansión del músculo liso de estas arterias que permite el aumento del flujo sanguíneo en el tejido eréctil de los cuerpos cavernosos. Las válvulas arteriales del pene que salen de los cuerpos cavernosos se cierran y las arterias se comprimen, lo que provoca una restricción en el flujo de salida de la sangre, lo que lleva a la erección. La erección es una respuesta cardiovascular refleja involuntaria,[5] mientras que la eyaculación, en cambio, es una respuesta muscular que implica cierto control voluntario por parte del cerebro.

La vasocongestión en la mujer, la ingurgitación del tejido eréctil en la vulva, produce lubricación vaginal.[6] Los diminutos vasos capilares en la pared vaginal se dilatan, de manera similar al proceso que ocurre durante la erección, el flujo de la sangre hacia los tejidos de la vulva aumenta y la lubricación se filtra a través de las membranas de la pared vaginal. Durante la excitación, el tercio externo de la vagina se hincha y se tensa, los dos tercios internos se inflan, o toman la forma de un globo (formar una carpa), y los labios internos (labios menores) y los labios externos (labios mayores) se hinchan. Al mismo tiempo, el glande del clítoris se hincha, al igual como ocurre con la ingurgitación del pene, y tanto el cuello uterino como el útero se levantan, contraen y se liberan. Las piernas del clítoris, que se ubican a un nivel más profundo en el cuerpo y rodean la vagina, y los bulbos vestibulares que se ubican debajo de los labios, también se hinchan. Varias otras partes del cuerpo responden durante la etapa de excitación. Tanto para el hombre como para la mujer, los pezones se ponen erectos, los senos se hinchan, la piel del cuerpo se cubre con un rubor sexual, y la frecuencia del pulso, la frecuencia respiratoria y la presión arterial aumentan. Las contracciones musculares se producen en todo el cuerpo, incluso en los pies, la cara, los dedos, las manos, los brazos, los muslos, las piernas y los glúteos, lo que conduce a un aumento de la tensión placentera y luego a la liberación orgásmica.

La etapa de emoción puede estabilizarse en una fase de meseta, lo que lleva casi al punto del orgasmo, mientras que la frecuencia respiratoria y cardíaca se mantienen altas. Con una vejiga y uretra que funcionan bien, el esfínter uretral se contraerá para evitar que se libere la orina y para prevenir la eyaculación retrógrada (cuando el semen va en sentido contrario y entra en la vejiga). Los hombres también pueden emitir una pre-eyaculación desde la punta del pene. En esta etapa, la piel del escroto se engrosa y el conducto deferente se contrae, levantando el escroto hacia la cavidad pélvica. Para las mujeres, el clítoris puede volverse muy sensible y replegarse bajo el prepucio del clítoris.

Orgasmo. Durante el orgasmo, la frecuencia del pulso y la frecuencia respiratoria y cardíaca continúan aumentando. En general, el orgasmo es la fase más corta, que dura varios segundos. Para el hombre, el orgasmo ocurre con contracciones rítmicas en la pelvis.[7] La eyaculación imperiosamente se dirige hacia la base de la uretra a través de las contracciones en el conducto deferente, las vesículas seminales y la próstata. Esto resulta en inevitabilidad eyaculatoria. En este punto, la eyaculación es inevitable y no se puede detener. El pene y el bulbo uretral que contienen la eyaculación se contraen rítmicamente, el semen se expulsa de la punta del pene y se produce una liberación dramática de la tensión sexual.

Para la mujer, identificar el orgasmo puede ser un poco más difícil. Fisiológicamente, los músculos de la vagina se contraen y la frecuencia del pulso aumenta bruscamente. Los orgasmos han sido descritos por las mujeres como una sensación de algo que se propaga, que comienza en el clítoris y luego se extiende a través de toda la región pélvica y vaginal, terminando en una liberación explosiva. El intenso rubor y las sensaciones de cosquilleo que las mujeres a veces etiquetan como orgasmo pueden ser en realidad aquellas asociadas con la intensa excitación preorgásmica. Las mujeres han descrito el orgasmo con términos como sentir caerse de un precipicio o que la parte superior de su cabeza vuela o como si fuera una experiencia casi fuera del cuerpo. Algunas mujeres han reportado que experimentan eyaculación, que se cree que involucra el fluido secretado por el punto G, que algunos creen que es la próstata femenina.[8] La cantidad de líquido varía desde una cucharadita pequeña hasta lo que se siente como un chorro de líquido.

Resolución. Durante la fase de resolución, el cuerpo vuelve a un estado de no excitación y libera la tensión muscular y la sangre congestionada en los tejidos eréctiles que alcanzaron su punto máximo durante el orgasmo.[9] La hinchazón de los senos se reduce, el clítoris vuelve a su tamaño normal, y el pene pierde su erección cuando los cuerpos esponjosos de los cuerpos cavernosos y el cuerpo esponjoso, junto con el glande del pene, se vacían. Luego, los hombres experimentan un período refractario en el cual el orgasmo no es posible, el que puede durar de varios minutos a más de veinticuatro horas. Las mujeres no experimentan una fase refractaria, lo que les permite múltiples retornos al orgasmo. Durante la resolución, las parejas experimentan sentimientos de bienestar y fortalecimiento de la intimidad (el brillo post-sexual), así como fatiga. Recomendamos que las parejas prioricen la etapa del brillo post-sexual de la misma manera que priorizan la etapa del juegueteo previo sexual o la estimulación, hablando, halagándose y abrazándose mutuamente.

COMPLICACIONES MÉDICAS

Los estudios de investigación sobre la sexualidad han explorado la influencia de los factores médicos en el funcionamiento sexual, tales como las enfermedades crónicas, el cáncer y los trastornos neurológicos.[10] La disfunción eréctil se ha asociado con esclerosis múltiple, diabetes, hipertensión, prostatectomía y daño vascular y nervioso después de la radioterapia para el cáncer de próstata. La quimioterapia ha causado atrofia vaginal y disminución de la lubricación vaginal, que también puede estar asociada con la pérdida de testosterona. La eyaculación precoz se asocia con enfermedades, medicamentos y cirugía; la disfunción eréctil se correlaciona con la enfermedad cardiovascular y las enfermedades endocrinas. El dolor sexual se ha correlacionado con infecciones por hongos, infecciones del tracto urinario, uso temprano de anticonceptivos, disminución de la lubricación, diversas cirugías (episiotomía, histerectomía, cirugías de próstata) y trastornos inflamatorios.[11] Las complicaciones médicas que conducen a la reducción del deseo sexual y de la excitación serán analizadas en el capítulo diecisiete. Otros factores biológicos que afectan la sexualidad también incluyen fatiga, peso, trastornos alimenticios y trastornos del sueño. Las complicaciones médicas también fueron cubiertas en el capítulo nueve.

Sexo y lesiones cerebrales. La lesión cerebral traumática (LCT) y otras enfermedades neurológicas y defectos congénitos que resultan en una lesión cerebral pueden afectar el sexo y la respuesta sexual. Desafortunadamente, la evaluación y el tratamiento neuropsicológicos rara vez incluyen abordar las inquietudes sexuales, a pesar de que los pacientes que han sufrido lesiones cerebrales reportan un alto nivel de disfunción sexual y preocupaciones sexuales. Los pacientes con anomalías cerebrales y lesiones cerebrales, con y sin impacto, experimentan disfunciones sexuales en tasas que varían entre el 4 por ciento y el 71 por ciento;[12] y la disfunción sexual relacionada específicamente con el LCT varía entre el 34 por ciento y el 68 por ciento. Se sabe que estos desafíos causan un grado significativo de angustia.[13] Compartiremos una cantidad muy pequeña de información aquí sobre estos desafíos, principalmente para motivar a una mayor exploración de quienes experimentan problemas sexuales debido a traumas, lesiones al cerebro o enfermedades neuropsicológicas y neuromusculares.

Aparte del reflejo espinal de la erección, el cerebro controla la mayoría de las respuestas musculares a la estimulación sexual.[14] El cerebelo, esa parte con aspecto de coliflor que está en la base del cerebro, recibe señales de las neuronas del cerebro y luego modula la tensión muscular asociada con la respuesta sexual.[15] Se cree que el daño al cerebelo causa problemas para mantener el control de esta tensión muscular que es necesaria para alcanzar niveles máximos de placer sensorial durante el orgasmo.

El LCT ha sido asociado con disfunción eréctil, dificultad para alcanzar el orgasmo, disminución del deseo sexual,[16] y aumento del deseo sexual,[17] dependiendo de las áreas del cerebro que hayan sufrido lesiones. Los hombres con LCT también experimentan un menor nivel de satisfacción debido a la fatiga, una disminución de la movilidad que conduce a problemas con ciertas posiciones o durante la penetración, y dolor y pérdida de sensibilidad durante la estimulación sexual.[18] Las mujeres con LCT han tenido problemas similares con el deseo sexual, la iniciación y el orgasmo, así como problemas adicionales con la excitación sexual, el dolor y la lubricación.[19]

Las lesiones en el centro del cerebro, en los núcleos de la médula, se han asociado específicamente con hipersexualidad y desinhibición, o pérdida de control de la conducta sexual.[20] Por otro lado, cuando se daña el APM (el área preóptica medial) del hipotálamo (en otra área de la mitad del cerebro), la conducta sexual masculina disminuye significativamente; si alguien tiene lesiones en el APM, esto puede llevar a graves deficiencias sexuales.[21] El daño a la corteza orbitofrontal (la parte frontal del cerebro, que ayuda a mantener el control inhibitorio) también se ha relacionado con la hipersexualidad o comportamiento excesivamente sexual.[22] Aquellos que han sufrido daños neuropsicológicos debido a un derrame cerebral o lesión cerebral traumática, o que tienen esclerosis múltiple, epilepsia o la distrofia muscular, o a quienes se les colocó una derivación en la región septal del cerebro, pueden terminar con lesiones en estas áreas del cerebro que controlan el funcionamiento sexual. Este daño puede llevar a problemas en el funcionamiento sexual, como el deseo sexual bajo o ausente, hipersexualidad, parafilias, así como comentarios y contacto físico sexual inapropiados.[23]A veces, uno de los pasos más importantes que una persona o pareja puede tomar para trabajar en sus problemas sexuales es buscar la ayuda de un profesional médico que se especialice en medicina sexual y pueda explorar la posibilidad de complicaciones médicas que afecten el funcionamiento sexual.

Así que, ahí lo tienes: un curso básico de Fisiología Sexual. Avanza y difunde las noticias sobre la maravilla de la creación de Dios en toda su gloria.

13

EXPLORANDO EL CONTACTO FÍSICO SENSUAL

El amado: Tus labios [...] tu cuello [...] tu ombligo [...]
¡Cuán bella eres, amada mía!

La amada: Sus brazos [...] sus piernas [...] su boca [...]
¡Él es todo un encanto!
(Cantares)

Escucha las palabras del Amado y la Amada de los Cantares y observa las partes sensuales del cuerpo que se describen y la belleza que cada uno encuentra en el otro. Este es el plan de Dios para los tipos de contacto físico íntimo que mejoran en gran medida el gozo que una pareja puede encontrar entre sí y en su relación física. Sin embargo, muchas parejas comparten que, aunque regularmente expresan afecto de varias maneras, como sostenerse de la mano, rara vez practican otro tipo de contacto físico más íntimo y privado, tal como sería acurrucarse, cucharearse o acariciarse. Cuando se trata de relaciones sexuales, rápidamente pasan a tocarse los genitales y siguen con el orgasmo. "Nos tomamos de las manos, nos besamos y nos abrazamos. Tenemos relaciones sexuales. No sucede mucho en el medio de ello". El contacto sensual es el área de contacto para las parejas que, usualmente, es la más descuidada.

Las zonas erógenas del cuerpo se dividen típicamente en tres áreas. La zona erógena uno puede incluir todo el cuerpo, como tocar los brazos y la cabeza, los hombros, la espalda, la parte superior de los pies y los dorsos de las manos. La zona erógena dos típicamente incluye las áreas del cuerpo que son más privadas y más sensibles, a las cuales se puede dar caricias afectuosas e íntimas: la cara, las piernas, el estómago, las nalgas, la parte baja de la espalda, los muslos internos, detrás de las rodillas, el cuello, las plantas de los pies, las palmas de las manos, la parte interior de los brazos, los labios y los párpados. La zona erógena tres incluye las áreas sexuales del cuerpo, como los senos, los pezones, el pene, la vulva y la vagina, el ano y el escroto. Cuando se habla de contacto físico sensual, esto normalmente se refiere a cuando se toca la zona erógena dos, aquellas áreas sensuales y sensibles que no incluyen los genitales.

Las investigaciones han demostrado que el contacto físico sensual tiene un impacto en cómo se sienten las parejas respecto a la calidad de su relación matrimonial y sexual, y que las parejas que practican el afecto físico, incluidos los besos frecuentes, los abrazos, las caricias, el acurrucarse, tocarse, o rozarse durante el jugueteo previo sexual, generalmente tienen niveles más altos de satisfacción sexual.[1] Las parejas comparten que cuando aumentan intencionalmente la cantidad del jugueteo previo sensual, el nivel general de disfrute del sexo aumenta radicalmente, de modo que el enfoque del disfrute ya no es solo el orgasmo, sino el excitante placer de tocar y ser tocado de una manera cada vez más íntima.[2]

El deseo sexual y la excitación también tienen que ver con cómo los hombres y las mujeres perciben el contacto físico, específicamente el contacto físico sensual y sexual. Los hombres y las mujeres tienen diferentes interpretaciones de lo que significan ciertos tipos de contacto físico, especialmente si este indica un interés en el contacto sexual o es una expresión simple de preocupación y aprecio por el otro.[3] Cuando el contacto físico es asociado al deseo sexual y la excitación, los hombres consideran que el contacto físico es más agradable y que expresa más el amor. Sin embargo, para las mujeres, cuando el contacto físico se asocia regularmente con el interés sexual, puede sentirse realmente menos placentero, ya que se comienza a percibir que ese contacto físico afectuoso no tiene que ver tanto con el amor ni con un profundo cariño. Hacer del contacto físico sensual algo que se trate de dar y amar, y no relegarlo para usarlo solo cuando se desea tener relaciones sexuales, puede mejorar enormemente el nivel de disfrute sensual en una relación. También es importante darse cuenta de que, para algunos, cualquier forma de contacto físico puede sentirse sensual y ser excitante.

Hay muchas y diferentes razones por las que las parejas no se involucran en el contacto físico sensual. Algunos están más interesados en alcanzar el orgasmo y olvidan, o no han considerado, que su pareja podría querer más. Otros solo quieren empezar y terminar de una vez con ese momento sexual, por lo que se deja de lado el contacto físico sensual. Algunos simplemente han logrado adoptar una rutina sexual repetitiva que tiene poca conexión íntima. Otros se sienten frustrados con la inexperiencia, el egoísmo o las manos ásperas y torpes de su cónyuge, y renuncian a solicitar o realizar el contacto sensual en lugar de tener expectativas de disfrute. Para muchos, la vida es ocupada y llena de cosas, por lo que este tipo de intimidad es lo primero que dejan ir.

El problema es que el sexo sin contacto físico sensual puede convertirse rápidamente en una rutina vacía que es difícil de cambiar. *"Sí, cariño, eso estaría bien, pero mantengamos las cosas como están. No tiene nada de malo"*. *"Si hacemos más de esas cosas sensuales, solo va a querer más"*. *"Si hago todo lo que quiere, el sexo demora una eternidad"*. La realidad es que muchos hombres pueden alcanzar la liberación orgásmica sin mucho contacto físico sensual, mientras que, para la mayoría de las mujeres, alcanzar el orgasmo es difícil sin un nivel significativo de jugueteo previo, incluidos el contacto físico amoroso y placentero. Las mujeres expresan que se vuelven resentidas respecto al sexo debido a la rapidez con que las cosas se direccionan hacia los genitales, con poca conexión íntima o caricias sensuales. Lo que puede sorprender a algunos, sin embargo, es que los hombres a menudo expresan que el contacto físico sensual es lo que más extrañan de su relación sexual. Sienten que, sí, el orgasmo es agradable, pero que la falta de contacto físico íntimo los hace sentirse vacíos y desconectados.

LA IMPORTANCIA DE PRIORIZAR EL CONTACTO FÍSICO SENSUAL

Las parejas que se involucran intencionalmente en el contacto físico sensual, sin continuar con el contacto físico sexual o el orgasmo, mencionan cómo el solo enfocarse en tocarse y darse placer sensual es de ayuda cuando no hay expectativas.[4] Esto también puede aumentar mucho el disfrute cuando las cosas llevan al sexo en otro momento. Para muchos hombres, y para algunas mujeres, la idea de tocarse sensualmente y no terminar en tener relaciones sexuales o el orgasmo les parece una locura. Sin embargo, según nuestra experiencia, cuando las parejas a propósito se tocan sensualmente con el fin de disfrutar de esas sensaciones eróticas, sin el orgasmo, el nivel de satisfacción en la relación sexual general aumenta de una manera sorprendente y maravillosa. Esto parece algo contrario a la lógica. ¿Cómo el elegir no tener relaciones sexuales puede lograr que las relaciones sexuales sean mejores? La realidad es que, para muchos, el enfoque en el orgasmo puede tener un fuerte efecto perjudicial en la capacidad de disfrutar verdaderamente los momentos del preámbulo. Quitar el centro de atención del orgasmo, con frecuencia, libera a las parejas de las presiones que a veces se asocian con el sexo, lo cual puede llevarlas a saborear de un placer erótico más profundo y un gozo puro que solo encuentran el uno en el otro. Esto es lo que Dios desea para cada pareja y lo que se describe con tanto detalle en los Cantares. Para las parejas que han dado estos pasos para priorizar el contacto físico sensual, este tipo de atención que ponen en la sensualidad lleva su relación a un nivel más alto del que jamás hayan experimentado en su matrimonio.[5]

BESOS

Ah, si me besaras con los besos de tu boca. (Cantares 1:2)

Besar es una forma muy vulnerable de ser íntimos. Se describe en detalle en todas las novelas románticas y se muestra en detalle en las películas y en la televisión. Puede ser algo que haga que alguien se sienta amado y apreciado, mientras que la falta de besos puede hacer que alguien se sienta no deseado y distante. Los besos pueden ser muy excitantes, especialmente cuando los besos se dan de manera seductora y en áreas sensibles. Tan placentero como puede ser besar, también puede ser una fuente de frustración, culpa, tristeza, dolor e ira.

Cuando el sexo se convierte en un problema en el matrimonio, los diferentes niveles de intimidad muchas veces también se vuelven un problema. El contacto físico sensual, si es que estaba ocurriendo, desaparece. Entonces, el contacto físico cariñoso, generalmente porque se conecta con el sexo, disminuye y puede desaparecer. Besar también se suprime. Si las parejas tienen problemas sexuales, lo primero que debe examinarse es averiguar cómo van estas otras áreas. En cuanto a los besos, pregúntense, ¿se besan al saludarse y despedirse? ¿Se dan besos casualmente a lo largo del día cuando están juntos? ¿Cómo se sienten respecto a besarse en público? ¿Se dan besos más largos sin otra razón más que no sea mostrar amor? ¿Todavía se besan como lo hicieron cuando eran novios o enamorados? ¿Qué hacen tus manos mientras estás besando? ¿Sabes lo que tu cónyuge quiere que hagas mientras los besas?

A algunas personas les gusta que los besen mientras les acarician el cuerpo. Otros prefieren explorar la boca de su cónyuge con una mano puesta en un seno o la nalga. A algunos hombres les gusta besar mientras realizan la penetración durante el coito, imitando con su lengua lo que hace su pene. Otros expresan la necesidad de besos más suaves y con ternura, que no conduzcan a nada más. Las parejas a menudo comparten que se sienten lastimadas, frustradas o enojadas por cómo su cónyuge puede o no besar. Algunas esposas cuentan que su cónyuge las besa solo cuando quieren tener relaciones sexuales, por lo que evitan los besos. Algunos hombres cuentan que sus esposas no les dan besos más profundos. Usar la lengua durante un beso puede convertirse en un problema de frustración cuando un cónyuge disfruta del uso de la lengua mientras besa y el otro no. Otras parejas tienen diversas opiniones en cuanto al tiempo de duración para disfrutar de un beso, cuánto abren la boca mientras besan y cuán fuerte o apasionado besar. Algunas parejas ni siquiera se besan para saludarse o despedirse. Hay parejas que no se besaron hasta que se casaron, con el propósito de mantener la pureza. Sin embargo, otras parejas no se besaron debido a restricciones culturales o sociales, y para algunas, cuando terminó la boda, nunca se dieron besos para mostrar amor, afecto y deseo sexual.

Una pareja con la que hemos trabajado compartió acerca de una aventura amorosa que había ocurrido al principio de su matrimonio. La esposa lo descubrió cuando encontró una nota de su esposo a la mujer, en la que describía cómo él amaba sus besos. Debido a que esta pareja tenía un hijo, decidieron permanecer juntos para trabajar en mejorar su matrimonio. Se convirtieron en cristianos poco después, y trabajar en ese asunto y llegar al perdón fue parte de ese proceso. Sin embargo, quince años después, cuando buscaron consejería sobre su relación sexual, salió el tema de que la esposa no había compartido el dolor específico que sintió por la nota sobre los besos y cómo ese tema había sido una fuente de dolor oculto desde entonces. Hablar de esto y trabajar en esta área específica fue un momento importante de curación para esta pareja.

Entonces, ¿cómo hace una pareja para cambiar las cosas en cuanto a su contacto físico sensual y sus besos? Una de las primeras cosas que debe hacer es hablar entre sí sobre esta área de su vida. Lean este capítulo juntos y compartan sus pensamientos, inquietudes y deseos. Luego, realicen los ejercicios que describimos a continuación para comenzar a comunicarse y experimentar el gozo de tocarse sensualmente. Tómense un tiempo para también hablar sobre el pasaje acerca de los besos y usen los ejercicios a continuación para comenzar a hablar y experimentar sobre cómo mejorar el nivel de intimidad a través de darse besos sensuales.

HABLANDO DEL CONTACTO FÍSICO SENSUAL

Explorar qué tipo de toque sensual disfrutas es parte del viaje. Puede que ni siquiera sepas lo que te gusta. Puede que seas más consciente de lo que no te gusta. Quizás sepas exactamente lo que quieres, pero es difícil decirle a tu cónyuge. O tal vez lo sabes y se lo has dicho a tu cónyuge, pero aún no estás experimentando ese tipo de contacto. Para algunos, puede que te encanten todos los tipos de contacto físico sensual, pero tu cónyuge no. O tú puedes ser el cónyuge que se siente incómodo al ser tocado sensualmente, sobre todo si ocurre donde alguien podría verlos.

El contacto físico sensual puede tratarse de contactos cariñosos y románticos, en los que la mano de un cónyuge toca suavemente el muslo de su pareja mientras le susurra algo amoroso o erótico. O puede ser una caricia ligera en una nalga acompañada de un beso en el cuello o en el hombro al pasar. El contacto físico sensual de todo el cuerpo puede darse al recostarse en un sofá, viendo su programa favorito mientras se acarician todo el cuerpo o pueden echarse desnudos juntos en la cama, con la espalda de tu cónyuge al frente tuyo, cuchareándose y acariciándose. Tocarse así puede darse en la privacidad de su hogar o pueden tocarse de manera oculta en público. El clásico pie debajo de la mesa del restaurante que acaricia el muslo de tu pareja es uno de esos toques públicos ocultos que pueden ser excitantes.

Sin embargo, para algunos, la realidad es que todas esas formas de tocar y ser tocados también pueden ir acompañados de sentimientos de incomodidad y vergüenza. Es vital respetar las inhibiciones de tu cónyuge mientras ambos trabajan en crecer intencionalmente en esta área de su intimidad. Es por eso que animamos fervientemente a las parejas a tener discusiones abiertas y honestas sobre sus preferencias en cuanto al contacto físico sensual. Compartan entre sí los recuerdos favoritos que tengan de las veces que disfrutaron el contacto físico sensual. Hablen sobre las partes de su cuerpo donde disfrutan ser tocados de modo sensual y las partes donde no, como los muslos internos, las nalgas, el cuello o la parte baja de la espalda. Dile a tu cónyuge cómo te sientes respecto a ser tocado sensualmente cuando estás en público. ¿Alguna vez ha habido un momento en que el contacto físico sensual sucedió en público y se volvió problemático? ¿Han hablado de ello? Díganse el uno al otro si les gusta que les besen el cuello, si les gusta que les masajeen el trasero, cuánta lengua prefieren cuando están besándose o cómo se sienten al ser besado en el estómago o en el trasero.

Les recomendamos que comiencen primero leyendo y hablando sobre este capítulo. Hablen sobre los diferentes temas en el párrafo anterior y luego hagan algunos de los ejercicios que figuran a continuación.

DISFRUTANDO DEL CONTACTO FÍSICO SENSUAL

Ahora que han conversado sobre el contacto físico sensual, ¿a dónde vas desde allí? ¿Cómo empiezas a hacer cambios, mejorar tu forma de tocar sensualmente a tu cónyuge y explorar lo que disfrutas?

Podríamos escribir más sobre esto, pero lo que realmente necesitas hacer es ir y ponerlo en práctica. Así que, en lugar de leer más, hagan los ejercicios de abajo. Hablen. Toquen. Hablen un poco más. Paso a paso, comiencen a hacer los cambios que pueden lograr transformar toda su relación sexual.

EJERCICIOS

EJERCICIOS DE COMUNICACIÓN SENSUAL
EJERCICIO DE COMUNICACIÓN SENSUAL 1: DECIR FRASES Y REPETIR

A continuación, se muestra un ejercicio de comunicación sensual. Cada una de las frases es sobre el *contacto físico sensual*, que incluye tocar la cara, las piernas, el estómago, los glúteos, la parte baja de la espalda, los muslos internos, detrás de las rodillas, el cuello, las plantas de los pies y palmas de las manos, el interior de los brazos, los labios, y los párpados. Como se explicó anteriormente, siéntense en dos sillas que puedan colocar una frente a la otra. Esposos, siéntense con las piernas abiertas. Esposas, metan su silla para que sus rodillas toquen la silla de su esposo. Pónganse cómodos y luego tómense de las manos. Cuando compartas tu oración, mira directamente a los ojos de tu cónyuge.

Decidan quién comenzará primero. Quien vaya primero comienza con la primera frase y completa la oración. Luego, el cónyuge simplemente repite la oración. Luego, el cónyuge que es segundo también comienza diciendo la primera frase y el cónyuge que fue el primero ahora es quien repite la oración. Hagan así para cada frase. Asimismo, como se dijo antes, en el caso de algunas de estas frases, puede que estén compartiendo algo del historial de su relación. Empiecen.

Recuerden que cada una de estas frases es sobre el contacto físico sensual:

1. "Uno de mis recuerdos favoritos fue cuando nos _____".
2. "Realmente disfruté cuando tú _____".
3. "Eres muy bueno en _____".

4. "Una forma en que me gusta tocarte sensualmente es _____".

5. "Una forma en que me gusta que me toques sensualmente es _____".

6. "Algo que solíamos hacer y que me gustaría volver a hacer sería _____".

7. "Algo de lo cual me siento insegura en cuanto al contacto físico sensual es _____".

8. "Un tipo de contacto físico sensual que en verdad no disfruto es_____".

Después de hacer estas indicaciones, pregúntense:

9. "¿Hay algo que dije de lo cual quieres preguntarme o quieres te explicara?"

EJERCICIO DE COMUNICACIÓN SENSUAL 2: CARTAS DE MATRIMONIO ÍNTIMO

Compren las cartas Intimidad en el matrimonio, baraja 3 (mira la contratapa para obtener información sobre cómo pedirla). Es posible que hayan utilizado la baraja 3 para el ejercicio en el capítulo ocho, "Contacto físico y afectuoso". Para este ejercicio, usen toda la baraja o únicamente esas cartas después de la carta Contacto físico sensual. Algunas de las preguntas se encuentran en el apéndice C. Juega esto diariamente, y sigue estas instrucciones:

1. Fijen un tiempo todos los días en que puedan pasar cinco minutos jugando esto.

2. Cuando se sienten a jugar, decidan quién irá primero y luego configuren la alarma para que suene en cinco minutos.

3. El cónyuge que va primero toma una carta de la baraja, la lee y luego responde la carta.

4. El cónyuge que escucha simplemente repite lo que su cónyuge ha dicho. La carta puede decir: "Dile a tu cónyuge en cuál de estas zonas te parece que el contacto físico te excita: muslo

interno, cuello, estómago, trasero, pies, espalda baja". El cónyuge que va primero dice su respuesta, y el otro cónyuge repite.

5. Ahora el cónyuge que va segundo toma su turno. Toma una carta de la baraja, lee y responde. El otro cónyuge repite.

6. Continúen hasta que la alarma suene a los cinco minutos, retiren las cartas y terminen.

7. Durante los cinco minutos del ejercicio, únicamente lean, respondan y repitan. Una vez que las cartas estén retiradas y regresen a los planes que tienen para su día o noche, siéntanse libres de hablar más sobre las preguntas y respuestas.

EJERCICIOS DE CONTACTO FÍSICO SENSUAL

Instrucciones para los ejercicios de contacto físico sensual:

*Recordatorio: Todos estos ejercicios deben realizarse sin ser precedidos ni seguidos por relaciones sexuales u orgasmos. En el caso de algunos de ustedes, han decidido tomar un tiempo sin tener relaciones sexuales mientras están trabajando en estas cosas (consultar la sección "Tomarse un tiempo sin tener relaciones sexuales" del capítulo ocho, "Contacto físico y afectuoso"), lo cual podría ser una muy buena idea. Sin embargo, ya sea que hayan decidido abstenerse o si aún están teniendo relaciones sexuales mientras realizan estos ejercicios, recuerden que es vital que las parejas exploren el contacto físico sensual sin esperar el orgasmo. Si realizan uno de estos ejercicios por la noche, pueden optar por tener relaciones sexuales a la mañana siguiente. Si hacen este ejercicio por la mañana, pueden optar por tener relaciones sexuales más tarde esa noche.

Varios de los ejercicios de contacto físico sensual que figuran a continuación incluyen una parte acerca de Detenerse/Continuar. Sigan las instrucciones del siguiente párrafo y apliquenlas a los ejercicios en los que la indicación sea "Detenerse/Continuar".

Detenerse o Continuar: Tomen turnos para practicar cómo elegir detenerse y hacer algo diferente o continuar. El cónyuge que hace el contacto físico pregunta: "¿Deseas que nos detengamos o que continuemos?" El cónyuge que lo recibe puede decir: "Me gustaría continuar" o puede decir: "Me gustaría que nos detuviéramos y lo que preferiría hacer es _____ ". La opción de decir: " Lo que preferiría hacer es _____ " puede ser algo como: "Lo que preferiría hacer es que mutuamente nos masajeemos los pies y luego acurrucarnos y ver una película", o "Lo que preferiría es tomarnos de las manos mientras nos vamos a dormir e intentar esto otra vez mañana por la noche".

Antes de realizar cualquiera de estos ejercicios, asegúrense de que hacerlo sea una decisión mutua. Estos ejercicios son apropiados cuando la resolución de conflictos, la intimidad relacional, el contacto físico y el afecto están yendo bien. Además, verifiquen mutuamente el nivel de ansiedad que están experimentando durante estos ejercicios. Si en algún momento se vuelve problemático, deténganse, tómense un descanso y regresen más tarde. Si es necesario, busquen ayuda antes de comenzar.

EJERCICIO DE CONTACTO FÍSICO SENSUAL 1: MASAJE DE PIES Y PANTORRILLAS

Antes de comenzar este ejercicio, lean completamente las instrucciones dadas a continuación. Empiecen.

Antes de hacer el ejercicio de pies y pantorrillas, lávense los pies y, si lo prefieren, elijan una loción o aceite para el masaje.

1. Decidan quién va a dar el masaje primero. Para el cónyuge que va primero, usando la loción, comienza a masajear el pie y la pantorrilla de tu cónyuge.
2. Para el cónyuge que recibe el masaje, dile a tu cónyuge qué es lo que te gusta del masaje que te está dando. "Me gusta cuando tú _____ ".
3. Dile verbalmente a tu cónyuge lo que te gustaría que hiciera de manera diferente y donde te gustaría que te diera masajes. Dile el tipo de presión que quieres. Usa palabras como "más firme", "más suave", "más rápido", "más lento". "Se siente bien allí. Sigue y hazlo más fuerte".
4. Toma la mano de tu cónyuge y guía su mano hacia donde deseas que te haga un masaje y con tu mano muéstrale el tipo de presión y movimiento que deseas.

5. Dile a tu cónyuge lo que te gusta de cómo te está masajeando tus pies y pantorrillas y cómo se siente. "Eso es muy _____" y "Me gusta cómo tú _____".

6. Detenerse/Continuar: para el cónyuge que da el masaje, pregunta: "¿Te gustaría que me detuviera o que continuara?". Para el cónyuge que recibe el masaje, responde diciendo: "Me gustaría que siguieras" o "Me gustaría parar y lo que preferiría hacer es _____ ".

7. Ahora cambien lugares y continúen.

EJERCICIO DE CONTACTO FÍSICO SENSUAL 2: MASAJE DE CABEZA Y HOMBROS

Sigan las instrucciones dadas en el ejercicio de Masaje de pies y pantorrillas que figura arriba.

EJERCICIO DE CONTACTO FÍSICO SENSUAL 3: LA INSPECCIÓN SENSUAL

Lean completamente las instrucciones dadas a continuación antes de comenzar.

1. Decidan quién será el primer "inspector del placer".

2. El cónyuge que recibe, vestido con ropa ligera (por ejemplo, una camiseta sin mangas y pantalones cortos), descansa en la cama, primero boca abajo y luego boca arriba (aproximadamente cinco minutos a cada lado).

3. El "inspector" luego toca suavemente varias zonas en todas las partes del cuerpo de su cónyuge que no están cubiertos por la ropa.

4. El cónyuge que recibe la inspección, en respuesta al contacto físico, comunica, utilizando números, el nivel en que la sensación resulta placentera o desagradable. La respuesta podría ser algo como "más uno" o "menos dos". El rango va desde más tres hasta menos tres, de modo que decir "cero" indicaría una respuesta neutral, decir "más uno" expresaría que disfrutas un poco ese contacto físico, decir "más dos" comunicaría que te gusta bastante mientras que decir "más tres" sería como decir: "Oh, guau, eso es realmente fabuloso". El número más alto que

se da a las respuestas "menos" indicaría que el contacto físico es lo más desagradable.

5. Para quien hace de inspector, explora diferentes formas de tocar a tu cónyuge, dando desde caricias ligeras hasta las que son firmes. Puedes masajear su cuerpo o rascarlo ligeramente con las uñas. Asegúrate de prestar mucha atención para que puedas tener en tu cabeza un mapa claro del cuerpo de tu pareja.

6. Ahora cambia. El "inspector" se convierte en el cónyuge que recibe el contacto físico, y el cónyuge receptor se convierte en el "inspector". Luego repitan las instrucciones anteriores.

**Versión adicional (hagan esto después de la versión anterior): usen muy poca ropa (por ejemplo, sostén y calzoncillos)

EJERCICIO DE CONTACTO FÍSICO SENSUAL 4: CARICIAS A TODO EL CUERPO

Zona erógena 2 (cara, piernas, estómago, trasero, parte baja de la espalda, muslos internos, detrás de las rodillas, cuello, planta de los pies, palmas de las manos, el interior de los brazos, labios, párpados)

Mejorar el contacto físico: decidan si usar aceites, bufandas, labios, dedos

Lean completamente las instrucciones dadas a continuación. Hagan este ejercicio estando totalmente desnudos. Empiecen.

1. El objetivo de este ejercicio es explorar el disfrute de las caricias sensuales. No lo continúen realizando un contacto sexual ni apuntando al orgasmo.

2. Antes de hacer el ejercicio de caricias a todo el cuerpo, preparen el ambiente (por ejemplo, tomen una ducha, enciendan velas, pongan música, etc.).

3. Decidan quién va a dar las caricias primero. Comiencen con el cónyuge que recibe las caricias acostado boca abajo. Para el cónyuge que es el primero en dar, durante diez minutos, utilizando las manos, los dedos, los labios, el aceite o las bufandas, comienza a acariciar las partes sensuales del cuerpo de tu

cónyuge (cara, piernas, estómago, glúteos, parte baja de la espalda, muslos internos, detrás de las rodillas, cuello, planta de
los pies, palmas de las manos, el interior de los brazos, labios,
párpados).

4. Haz que el cónyuge que recibe las caricias se ponga boca arriba
    para ser acariciado durante otros diez minutos.

5. Para el cónyuge que recibe las caricias, durante el ejercicio, dile
    a tu cónyuge qué es lo que te gusta de cómo te está tocando.
    "Me gusta cuando _____" o "Mmmm, eso se siente bien".

6. Dile verbalmente a tu cónyuge lo que te gustaría que hiciera de
    manera diferente o dónde te gustaría que te acariciara. Dile de
    qué forma quieres que te toque.

7. Detenerse/Continuar: para el cónyuge que da el masaje, pre-
    gunta: "¿Te gustaría que me detuviera o que continuara?". Para
    el cónyuge que recibe las caricias, responde diciendo: "Me gus-
    taría que continuáramos" o "Me gustaría que nos detuviéra-
    mos, y lo que preferiría hacer es _____".

8. Cambien de lugares y continúen. El tiempo para este ejercicio
    es de cuarenta minutos (diez minutos en cada lado para cada
    cónyuge).

EJERCICIO DE CONTACTO FÍSICO SENSUAL 5: EXPLORAR BESOS

En el ejercicio 2 de comunicación del contacto físico y afectuoso en
el capítulo ocho, ustedes se demostraron mutuamente cómo les gusta
que los besen. En este ejercicio, explorarás las diversas formas de besar
a tu cónyuge.

1. Elijan quién explorará primero. Comienza a explorar la boca
    de tu cónyuge con tus labios. Usa tus labios para mordisquear,
    besar, chupar y picotear la boca y las mejillas de tu cónyuge,
    tanto en el labio superior como en el inferior, a veces tomando
    su labio para colocarlo entre los tuyos. El cónyuge responde,
    pero es pasivo.

2. Cambiar roles. Tomen turnos para cambiar quién está iniciando

el beso, experimentando con ligeros toques de la lengua y suaves lamidas de los labios y dentro de la boca.

3. Recuerda que esto es una exploración. No hay una forma correcta o incorrecta de besar. Simplemente estás probando una variedad de opciones posiblemente placenteras entre las cuales elegir, aprendiendo lo que te gusta y prefieres cuando besas.

4. Colóquense cómodamente y hablen sobre lo que notaron, lo que disfrutaron y lo que fue de su preferencia y lo que no.

EJERCICIO DE CONTACTO FÍSICO SENSUAL 6: ¡HÁGANLO!

1. Hagan el ejercicio anterior. Esta vez, mientras están completamente vestidos, súmenle el tocar ligeramente a tu cónyuge a lo largo de su cuerpo mientras exploras su boca. Incluye tocarlo por fuera de la ropa en la espalda, las nalgas, los brazos y los hombros, las manos, la cara y la cabeza. Añádele besar el cuello y orejas.

2. Ahora deja que tus manos exploren por debajo la ropa de tu cónyuge. Desabrocha los botones, baja el cierre, coloca las manos debajo de la camisa y sobre su piel y acaricia abajo, rodeando sus nalgas por debajo de la ropa. Siente las curvas de carne suave y sigue por los rincones escondidos. Haz esto mientras exploras besando la boca y el cuerpo de tu cónyuge con tus labios.

3. Después de hacer esto, encuentren un lugar cómodo para abrazarse y hablar sobre la exploración, lo que disfrutaron y qué es lo que más les gusta. Hablen sobre lo que experimentaron al ser quien da y quien recibe las caricias.

Ejercicio de seguimiento: Comunicación sensual (hagan este ejercicio después de los **Ejercicios de contacto sensual 1, 2, 3, 4, 5** y **6** que figuran arriba)

*Los siguientes ejercicios de comunicación son *muy importantes*. Después de que se diviertan explorándose mutuamente en los ejercicios de contacto sensual, asegúrense de tomarse el tiempo para hacer este ejercicio a fin de fortalecer el crecimiento que tienen sobre cuán cómodos se sienten en ser abiertos con su cónyuge acerca del tiempo sensual que pasaron juntos.

Cada una de las siguientes frases es sobre los ejercicios sensuales que figuran arriba. Como se explicó antes, siéntense en dos sillas que puedan colocar una frente a la otra. Esposos, siéntense con las piernas abiertas. Esposas, metan su silla para que sus rodillas toquen la silla de su esposo. Pónganse cómodos y luego tómense de las manos. Cuando compartas tu oración, mira directamente a los ojos de tu cónyuge

Decidan quién comenzará primero. Quien vaya primero comienza con la primera frase y completa la oración. Luego, el cónyuge simplemente repite la oración. Luego, el cónyuge que es segundo también comienza diciendo la primera frase y el cónyuge que fue el primero ahora es quien repite la oración. Hagan así para cada frase. Empiecen.

1. "Lo que temía era _____".
2. "Lo que disfruté fue _____".
3. "Lo que quería decir, pero no dije era _____"
4. "Algo que me sorprendió disfrutar fue _____".
5. "Algo que no me gustó fue _____".
6. "Algo que haría más agradable el contacto físico afectuoso y sensual para mí sería _____".

Después de comentar estas indicaciones, pregúntense:

7. "¿Hay algo que dije de lo cual quisieras preguntarme o que te explicara?"

EXPLORANDO EL CONTACTO FÍSICO SEXUAL

¡Llévame, oh rey, a tu alcoba!
(Cantares 1:4)

Muchas y variadas revistas te dicen cómo hacer que tu vida sexual sea fabulosa. Sin embargo, la realidad es que puede ser mucho más complicado de lo que todas esas grandes fuentes de información lo hacen parecer. Cuando leemos su Palabra, Dios nos da una dirección clara sobre cómo puede y debe ser la relación sexual. En el mundo de las investigaciones sobre la sexualidad realizadas a un nivel profesional, se han elaborado innumerables estudios sobre lo que influye en la satisfacción sexual y sobre lo que hace que el contacto físico sexual y la relación sexual sean placenteros y satisfactorios. Los investigadores han descubierto, y el sentido común nos dice, que el grado de felicidad de una pareja en su matrimonio afectará el nivel de satisfacción que tiene en cuanto a su relación sexual.[1] Cuando el sexo va bien, las parejas se sienten felices, apasionadas y amadas.[2] Cuando el iniciar relaciones sexuales va bien, cuando el sexo es frecuente y regular, y cuando ambas parejas alcanzan el orgasmo y el placer sexual, las parejas se sienten positivas respecto a su relación sexual.[3] Los investigadores encontraron que los problemas en la intimidad sexual muchas veces se relacionaban con preocupaciones acerca de muy poco jugueteo previo y el invertir cantidades de tiempo que no satisfacen en mostrarse mutuamente ternura después del orgasmo o el coito.[4] Besar, abrazar, tocar y acariciar juegan un papel importante en la satisfacción sexual;[5] y los niveles de empatía, intimidad relacional, conflicto y comunicación sexual son factores asociados a cuán satisfecha sexualmente se siente una pareja.[6]

Existen muchas variables que influyen en cuán satisfechos pueden sentirse los cónyuges respecto a su vida sexual; para hacer las cosas más placenteras para ambos, se necesita mucha comunicación. Comunicarse en medio del contacto físico sexual es especialmente importante. En capítulos anteriores, tuviste la oportunidad de practicar cómo expresar lo que te gusta y lo que no te gusta en cuanto al contacto físico afectuoso y al contacto físico sensual. Ahora puedes aplicar ello al contacto físico sexual. El siguiente párrafo entra en detalles explícitos sobre los tipos de contacto físico sexual. Si descubres que sientes altos niveles de incomodidad al leer lo que figura a continuación, esto puede reflejarse en lo difícil que es para ti hablar con tu cónyuge sobre el sexo. Esperamos que los ejercicios incluidos aquí aumentarán tu nivel de comodidad al hablar abiertamente con tu cónyuge sobre tu relación sexual y el tipo de contacto físico sexual que prefieres.

El contacto físico sexual incluye tocar el pene, la vulva y la vagina, el escroto y los testículos, los senos y los pezones, el ano y el perineo, que es el tejido entre el ano y el escroto o la vagina. Estas áreas sexuales del cuerpo tienen la mayor concentración de terminaciones nerviosas y son las más sensibles tanto al placer como al dolor. Es importante que le digas a tu cónyuge qué tipo de contacto prefieres cuando te toca sexualmente. ¿Cuándo es placentero un pellizco? ¿Cuánta presión se siente bien cuando toca tu vagina? ¿Qué tipo de movimientos en esos tejidos tan sensibles te produce placer? ¿Qué tan fuerte debe sentirse cuando tu cónyuge agarra o sostiene tu pene? ¿Cuándo debes usar tu lengua o tus labios? ¿Cuánta presión debes usar cuando tocas los senos de tu esposa? ¿Le gusta a tu cónyuge cuando usas la boca o la lengua en sus pezones, y cuál es el nivel de succión para que ella lo sienta bien en la zona del pezón? ¿En qué lugar de tu pene experimentas el mayor placer de lo que tu esposa te hace con los dedos, labios o lengua? ¿Le gusta a él que le masajees los testículos y, cuando lo haces, de qué forma sería agradable para él que lo tocaras? ¿Qué tipo de lubricante se siente bien y dónde?

HABLANDO DE PREFERENCIAS SEXUALES

Puede ser difícil averiguar qué tipo de contacto nos gusta y luego decírselo a nuestro cónyuge. ¿A qué se debe? Puede haber una serie de cosas que hacen difícil hablar de ello. Para algunos, incluso leer los términos sexuales citados arriba aumenta su nivel de ansiedad e incomodidad. Para otros, dejar que esas palabras salgan de tu boca es muy incómodo. En el caso de las mujeres, puede ser especialmente difícil decir lo que les gusta sexualmente o expresar algo que quieran probar. Cuando se les pregunta a las mujeres qué palabras asocian a una mujer que expresa su placer y deseo de tener sexo, dicen "zorra", "prostituta", "mujerzuela". Lamentablemente, en la mayoría de las sociedades es común asociar a las mujeres que gustan del sexo con este tipo de palabras. Cuando a los hombres se les pregunta qué palabras asocian con ser asertivo con lo que quieren sexualmente, dicen palabras como "pervertido" y "cerdo egoísta". Durante los talleres, cada vez que hemos preguntado a los asistentes por qué se sienten incómodos al hablar sobre sus preferencias, estas asociaciones son algunas de las razones que dan. Si bien es cierto que, dentro de todas las culturas, es más aceptable para un hombre expresar sus preferencias sexuales que para una mujer, tanto el esposo como la esposa pueden tener diferentes desafíos al decirle de modo directo y específico a su cónyuge lo que les gusta, especialmente en el aspecto del contacto físico sexual.

También puede ser difícil decirle a tu cónyuge lo que quieres que haga cuando te toca sexualmente porque, en verdad, no sabes lo que prefieres. Estás disfrutando de lo que está haciendo tu cónyuge, pero realmente no tienes nada más que decir que "eso es bueno". Es posible que no sepas lo que te gusta o no te gusta hasta que tu cónyuge empiece a hacerlo. También puede ser difícil decirle a tu cónyuge lo que quieres que haga si te preocupa su respuesta, ya sea que se irrite o moleste. Los hombres y las mujeres a veces expresan que se sienten frustrados cuando sus cónyuges les piden algo, les dicen que dejen de hacer algo o les piden que lo hagan de una manera diferente. Cuando tu cónyuge te pide que hagas algo diferente, puedes sentir que no puedes hacer nada para hacerlo feliz, que no importa lo que hagas, igual se queja. Puede ser fácil ofenderse cuando estás haciendo todo lo posible por brindar placer a tu cónyuge, y sientes que lo estás irritando o no le gusta lo que estás haciendo. Aprender a escuchar correcciones y pedidos para hacer cambios requiere humildad, paciencia y un deseo genuino de brindar placer. Hazte un autoexamen y mira si hay algo en la forma en que comunicas tus deseos a tu cónyuge que le hace difícil escucharte. Además, verifica si tienes una respuesta negativa instantánea cuando tu cónyuge te pide que hagas algo diferente.

LA EXCITACIÓN Y EL TOQUE SEXUAL

Cuando la atmósfera en tu dormitorio involucra todos los sentidos, el placer del contacto físico sexual puede mejorarse enormemente. Para explorar esto más a fondo, recomendamos encarecidamente el libro *Hot and Holy* (ardiente y santo) de Sam Laing. Complacer todos los sentidos puede incluir música de fondo, iluminación baja o el uso de velas, aromas agradables de lociones, aceites o incienso y comer alimentos, como chocolates o fresas, o tomar bebidas, como vino o jugo de fruta con gas. Para algunos, concentrarse intensamente en descubrir qué es lo que causa excitación puede de hecho provocar problemas para excitarse. Hay una gran diferencia entre explorar lo que es placentero y preocuparse acerca de excitarse: preocuparse por el nivel de excitación a alcanzarlo puede crear una pérdida significativa de placer en el contacto físico sexual. Hablar sobre la preocupación puede ser de gran ayuda. También es posible que deseen asegurarse de que su tiempo sexual incluya mucho juego, como juegos de dados sexuales, naipes o ducharse juntos.

El desafío con el contacto físico sexual es que tenemos muchas expectativas, experiencias y pensamientos subyacentes acerca de esos contactos. Es importante comunicar las preferencias y qué es lo que produce excitación o, más bien, que se apague el deseo. Si has sufrido abuso sexual o violaciones sexuales, el contacto sexual puede ser problemático. Si hay inquietudes sobre lograr y mantener la erección, el contacto físico sexual puede ocasionar muchos niveles de ansiedad o frustración. Puede que tengas un problema de salud que haga que el contacto físico sexual sea incómodo o doloroso. Si creciste sintiendo que el sexo era un tema tabú, eso puede hacer que hablar de forma abierta y específica sobre las preferencias en cuanto al contacto físico sexual sea un desafío. Trabajar en estas áreas, o agregar atención a los otros sentidos del cuerpo, puede ayudar a hacer excitante el contacto físico sexual.

EL MOMENTO PARA EL CONTACTO FÍSICO SEXUAL

Algunas parejas hablan de lo mucho que les encanta tocarse sexualmente mientras están en público pero que nadie más puede ver: deslizar el pie debajo de una falda para tocar la vagina, cruzar (con el pie o la mano) a lo largo del asiento de un automóvil para acariciar el pene, colocar una mano sobre un seno para apretarlo ligeramente, o pasar los dedos sobre las nalgas encima de la ropa cuando nadie más puede ver. Este tipo de juego sexual *a escondidas*, junto con comentarios sexuales susurrados, puede ayudar bastante a avivar la expectativa sexual y hacer que la pareja se sienta deseada y querida.

Para algunos, sin embargo, este tipo de contacto físico sexual cuando están en público, aunque nadie los vea, puede ser incómodo y vergonzoso, y para algunos, incluso pueden sentirlo como una violación. La preferencia de una persona con respecto al contacto físico sensual o sexual mientras está en público no es ni correcta ni incorrecta. Sin embargo, es útil discutir sus preferencias con respecto a cuándo el contacto físico sexual es divertido, placentero y respetuoso. No te burles de tu cónyuge si se siente incómodo con estas formas de tocarse que son a escondidas. Este es un momento para considerar a tu cónyuge como mejor que tú y poner sus necesidades por encima de las tuyas. De la misma manera, es posible que debas examinar si incluir el contacto físico sexual lúdico entre ustedes, de una manera que no se sienta que carece de rectitud o integridad, podría hacer que tu cónyuge se sienta más amado y querido. Es posible que necesiten superar algunos sentimientos de vergüenza o algunas creencias falsas respecto a que esto no es apropiado para las parejas casadas. Habla con alguien de tu confianza para ver si hay cosas específicas en tu trasfondo o en tu forma de pensar respecto de las cuales quisieras trabajar para disfrutar de este tipo de contacto.

Un área para tener en cuenta con respecto al contacto físico sexual es que, para quienes han sufrido violaciones sexuales, ser tocados inesperadamente de manera sexual puede traer recuerdos y sentimientos traumáticos. Es posible que el cónyuge deba asegurarse de que el contacto físico sexual nunca ocurra por detrás o sin que el cónyuge lo vea venir. Un simple acto de consideración, como pedir permiso para tocar, puede ayudar mucho a crear seguridad. Encuentren una manera de hablar abiertamente sobre esto en pareja o hagan que alguien se siente con ustedes mientras discuten esto para que el contacto físico sexual se convierta en algo que mejore su relación.

Para algunas personas, el contacto físico sexual no es agradable cuando sienten estrés y ansiedad. Para otros, cuando sienten estrés, el contacto físico sexual amoroso en realidad ayuda a aliviar su tensión. Hablen de cómo se sienten cada uno de ustedes al respecto. También es importante comprender que el contacto físico sexual lúdico puede o no conducir a una actividad sexual propiamente dicha más adelante. Una de las claves para aprender realmente a disfrutar de las caricias sexuales al azar es divertirse haciéndolas incluso cuando sabes que las cosas no van a llegar más lejos que eso. Tocarse de manera sexual y juguetona, cuando no es algo vulgar o insensible, sino amoroso y tierno, puede ser otra manera en que la pareja expresa el vínculo erótico y único que tienen dentro de una relación que es agradable a Dios. Aprender a divertirse de esta manera con el contacto físico sexual, sea que esté relacionado a tener relaciones sexuales o no tenerlas como meta, es una parte importante de convertirse en un artista experto en la intimidad dentro de tu matrimonio.

TIPOS DE CONTACTO FÍSICO SEXUAL

Contacto físico sexual para que reciba el esposo. Puedes comenzar tus caricias en la base de su pene y pasar tus dedos a lo largo del eje, rodeando la corona y acariciando la cabeza. Las áreas de la corona y el frenillo en la cabeza del pene son particularmente sensibles para la mayoría de los hombres (consulta las descripciones de estas áreas en el capítulo doce, "La fisiología del sexo"). Puedes usar la lengua, los labios o los dedos para acariciar, lamer o chupar la corona y el frenillo para aumentar el placer del contacto sexual. También puedes estimular oralmente su pene, ya sea introduciendo completamente su pene en tu boca, o acariciando su pene con tu mano mientras únicamente mantienes la cabeza de su pene dentro de tu boca. Puedes usar tu lengua a lo largo de su pene. Cuando lo toques sexualmente, puedes usar las yemas de tus dedos, acariciarlo con todos tus dedos o con la palma de tu mano, usar toda tu mano para acariciar su pene o sostener su escroto con una mano mientras lo acaricias con la otra. Para aumentar el placer sexual, la mayoría de los hombres prefieren un agarre firme en su pene, con caricias más firmes y un ritmo más rápido de lo que su esposa podría esperar. Esposo, es posible que debas comunicarte con tu esposa, ya sea verbalmente o a través del tacto, para mostrarle cómo prefieres que ella te toque en esta área. Puedes colocar tu mano sobre la de tu esposa o mover su mano para indicar dónde te gustaría que te toque y el nivel de fuerza a usar en el agarre y el tipo de ritmo que te resulta más placentero. Esposa, puedes aumentar el placer de tu cónyuge al usar un lubricante mientras acaricias su pene. Además, para algunos hombres, es excitante cuando su pareja frota con firmeza su perineo, el tejido que se encuentra entre la base del pene y el ano, especialmente si lo hace mientras acaricia su pene. También puedes sujetar suavemente y masajear su escroto mientras simultáneamente acaricias su pene o chupas sus testículos para aumentar el placer.

Los pezones masculinos también son sensibles al tacto, las caricias y la succión, y se endurecerán al igual como ocurre con los pezones femeninos. Pasa tus dedos ligeramente alrededor de su pezón y luego cubre su pecho con tus manos dándole un ligero masaje mientras le chupas los pezones. Con las yemas de tus dedos o con besos ligeros, sigue la línea del vello, desde su pecho y sobre su estómago, que conduce a su pene. Acariciar, chupar y lamer cada una de estas áreas, desde su pecho hasta su pene y escroto, con sus labios, lengua y yemas de los dedos, puede aumentar considerablemente su placer sexual.

Contacto físico sexual para que reciba la esposa. La mayoría de las mujeres necesitan ser tocadas y acariciadas en todo el cuerpo antes de que sus esposos vayan a los senos y la vulva. Puede que desees tomarte un tiempo para acariciar ligeramente a tu esposa o darle un masaje antes de que empieces a acariciarle sus genitales. Cuando comienzas a tocar a tu esposa sexualmente, ella puede preferir que la toques de un modo más suave y circular en los labios de la vulva, el clítoris y el monte del pubis. A medida que aumenta su excitación, ella puede querer que la toques de modo más fuerte y directo, aunque esto puede variar significativamente cada vez que interactúen sexualmente. Ante una alta estimulación, su clítoris puede volverse muy sensible. A veces, cuando esto sucede, es posible que ella desee que le des una estimulación más fuerte o más extensa para llevarla al orgasmo o puede que prefiera un toque más ligero y suave y un ritmo más lento. Cuando la sensibilidad del clítoris se intensifica, también puede significar que debas volver a estimular los labios vaginales, el monte del pubis o la vagina, en lugar de estimular directamente el clítoris. En última instancia, la forma de tocar la vulva y el clítoris de tu esposa debe tener variaciones y fluctuaciones.

Esposa, aquí es donde tendrás que hacerle saber a tu cónyuge lo que necesitas, ya sea diciéndole verbalmente o guiando su mano y su boca. Hazle saber a tu esposo cuándo se siente bien el contacto directo, y qué tipo de contacto directo, con el clítoris o si comienza a volverse algo doloroso o incómodo y necesitas algo diferente. Esposo, también puedes aumentar su nivel de placer acariciando, chupando y lamiendo sus genitales con tus labios y lengua con varios niveles de firmeza. Tu lengua, que al mismo tiempo puede ser firme y suave, puede acariciar suavemente sus labios o puede sacudir con firmeza su clítoris. Experimenta y comunícate con tu cónyuge para descubrir los tipos de estimulación suave o firme que mejorarán su disfrute sexual y la llevarán al orgasmo.

Coloca tus dedos dentro de la vagina de tu esposa, deslizándolos hacia adentro y hacia afuera. Recuerda que el área del tercio exterior de la vagina es el sensible al tacto, ya que la parte más interna de la vagina contiene muy pocas terminaciones nerviosas. Es importante que haya suficiente lubricación, ya sea con su lubricante natural o uno comprado, para hacer que este tipo de contacto físico sexual sea agradable. Puedes colocar tus dedos dentro de su vagina y acariciar y presionar hacia arriba, con dirección a su ombligo, para estimular el tejido eréctil que rodea su uretra, el área llamada el punto G. Algunas mujeres pueden tener un orgasmo de esta manera. El perineo, el tejido entre la vagina y el ano, está lleno de tejido eréctil y también es muy sensible al contacto sexual. Usa tu pene erecto para frotar y acariciar los labios vaginales, el monte del pubis, el clítoris y el perineo de tu esposa. Sostén tu pene y úsalo como una barra o varilla. Teniendo o aplicando bastante lubricante, pasa la cabeza de tu pene hacia arriba y hacia abajo a lo largo de sus labios vaginales, estimula firmemente su clítoris, y luego regresa y pásalo por dentro y fuera de su vagina. Es importante que la esposa comunique lo que está aumentando o disminuyendo su disfrute y excitación, y si es necesario aumentar la lubricación para hacer que el contacto sexual sea placentero.

Estimula los senos y los pezones de tu esposa para aumentar su placer sexual. La mayoría de las mujeres prefiere sentir a su pareja chupar o acariciar suavemente su pezón junto con las caricias y un ligero masaje en los pechos. A veces, tu esposa puede encontrar que la estimulación de los senos es incómoda o incluso dolorosa, generalmente debido a los cambios hormonales debidos a la menstruación, el embarazo o la lactancia. La forma en que le gusta que toques sus pechos y pezones puede variar drásticamente, por lo que hablen y pregunten abiertamente sobre esto. Para aumentar la excitación, estimula sus senos y pezones con tu boca y una de tus manos mientras simultáneamente estimulas su vulva y clítoris con los dedos de la otra; o estimula su vulva y clítoris con la boca y la mano mientras acaricias sus pechos con la otra mano. También puedes colocar tu boca, labios y lengua en su vulva, mientras que ambas manos tuyas estén en sus pechos. Este tipo de contacto sexual simultáneo en los senos y la vulva generalmente aumenta el placer sexual para las mujeres y, con frecuencia, será lo que conduzca al orgasmo.

POSICIONES PARA DISFRUTAR DEL CONTACTO FÍSICO SEXUAL

Hay algunas posturas diferentes que pueden mejorar el darse placer mutuo a través del contacto físico sexual. Pueden recostarse boca arriba, uno al lado del otro, dejando que sus manos relajadamente exploren el cuerpo del otro mientras ambos están acostados cómodamente. Luego puedes girar hacia un lado, apoyándote en un brazo y utilizando tu otra mano para ligeramente acariciar y explorar todo el cuerpo de tu cónyuge y permitir que tu mano toque y acaricie sus genitales. Apóyate en algunas almohadas o una cabecera mientras tu cónyuge se recuesta dándote la espalda, quedando dentro de tus brazos y entre tus piernas con su espalda contra tu pecho. Con los brazos envueltos alrededor de tu cónyuge, usa tus manos para explorar sus senos/pecho y pene/vagina. También puedes recostarte o reclinarte sobre almohadas mientras tu cónyuge está entre tus piernas frente a ti de rodillas o sentado con las piernas cruzadas. Esto permite el placer mutuo cuando se miran uno al otro, observando la cara de tu cónyuge disfrutando el dar y recibir un contacto físico sexual que es atento. Existen un sin límite de versiones de estas posiciones, cada una con el objetivo de disfrutar y explorar el deleite del contacto físico sexual cuando no hay exigencias.

EJERCICIOS

EJERCICIOS DE COMUNICACIÓN SEXUAL

A continuación, se presentan algunos divertidos ejercicios para explorar el contacto sexual. Algunos de ustedes pueden haber saltado a este capítulo sin leer el resto de los capítulos y sin hacer los otros ejercicios. Les recomendamos que regresen, los lean y los hagan antes de sumergirse en las cosas que encontrarán aquí.

*Antes de realizar cualquiera de los ejercicios a continuación, asegúrate de que el hacerlo sea una decisión mutua. Estos ejercicios son apropiados cuando la resolución de conflictos, la intimidad relacional, el contacto físico afectuoso y el contacto físico sensual van bien. Además, verifiquen mutuamente el nivel de ansiedad que estén experimentando durante estos ejercicios. Si en algún momento el ejercicio se vuelve problemático, deténganse, tómense una pausa y vuelvan a intentarlo más tarde.

EJERCICIO DE COMUNICACIÓN SEXUAL 1: DECIR FRASES Y REPETIR

A continuación, se muestra un sencillo ejercicio de comunicación sexual. Cada una de las oraciones son sobre *las ocasiones en que has tenido relaciones sexuales con tu cónyuge o que han experimentado un contacto físico sexual*, tanto a lo largo de la historia de su relación sexual como en un tiempo más reciente. Como se explicó antes, siéntense en dos sillas que puedan colocar una frente a la otra. Esposos, siéntense con las piernas abiertas o extendidas. Esposas, metan por dentro la silla lo más cerca que puedan de modo que sus rodillas lleguen a tocar la silla de su esposo. Pónganse cómodos y luego tómense de las manos. Cuando digan su oración, miren directamente a los ojos de su cónyuge.

Decidan quién comenzará primero. Quien vaya primero comienza con la primera frase y completa la oración. Luego, el cónyuge simplemente repite la oración. Luego, el cónyuge que es segundo también comienza diciendo la primera frase y el cónyuge que fue el primero ahora es quien repite la oración. Hagan así para cada frase. Empiecen.

1. "Uno de mis recuerdos favoritos fue cuando nosotros_____".
2. "Realmente lo disfruté cuando tú _____".
3. "Eres muy bueno en _____".
4. "Algo que me gustaría intentar nuevamente sería _____".
5. "Una cosa de la que me siento inseguro acerca de la sexualidad es _____".
6. "Algo que no disfruto en el aspecto sexual es _____".
7. Después de hacer este ejercicio, pregúntense:
8. "¿Hay algo de lo que dije de lo cual quisieras preguntarme o que te explicara?"

EJERCICIO DE COMUNICACIÓN SEXUAL 2: PREFERENCIAS SEXUALES

Compren las cartas Intimidad en el matrimonio, barajas 4 y 5 (mira la contratapa para obtener información sobre pedidos). Las frases de las primeras cartas de estas barajas aparecen en el apéndice C. Juega esto diariamente, y sigue estas instrucciones:

1. Fijen un tiempo todos los días en que puedan pasar cinco minutos jugando esto.
2. Cuando se sienten a jugar, decidan quién irá primero y luego configuren una alarma para que suene en cinco minutos.
3. El cónyuge que va primero toma una carta de la baraja, la lee y luego responde la carta.
4. El cónyuge que escucha simplemente repite lo que su cónyuge ha dicho. La carta puede decir: "¿Cuál es la posición sexual que

más disfrutas?". El cónyuge que va primero dice su respuesta, y el otro cónyuge la repite.

5. Ahora el cónyuge que va segundo toma su turno. Toma una carta de la baraja, la lee y responde. El otro cónyuge repite.

6. Continúen hasta que la alarma suene a los cinco minutos, retiren las cartas y terminen.

7. Durante los cinco minutos, solo lean, respondan y repitan. Una vez que las cartas estén retiradas, y regresen a los planes que tienen para su día o noche, siéntanse libres de hablar más sobre las preguntas y respuestas.

EJERCICIO DE COMUNICACIÓN SEXUAL 3: DAR LA INICIATIVA Y RECHAZAR

*El siguiente ejercicio se basa en todo el trabajo que han estado realizando ustedes para aprender cómo hacer un pedido (decirle directamente a tu cónyuge lo que quieres) y cómo rechazarlo (incluido *lo que preferiría hacer* en la sección de Detenerse/Continuar de los ejercicios previos). La práctica del pedido y rechazo también se encuentra en el ejercicio 2 de Contacto físico sexual que figura abajo. Específicamente, este ejercicio ayuda a seguir reforzando la forma de hacer peticiones sexuales directas y aprender la manera de rechazar un pedido de naturaleza sexual del cónyuge de una manera que funcione, sin tener que cerrar la puerta por completo a ninguna posibilidad o dejar a alguien sintiéndose rechazado.

1. Tomen turnos para hacer el juego de roles acerca de cómo te gustaría que tu cónyuge tome la iniciativa en cuanto al sexo. Adopta el rol de tu cónyuge y muéstrale cómo deseas que te pregunte acerca de tener relaciones sexuales.

2. Sé cuidadoso en cómo interpretas el papel de tu cónyuge tomando la iniciativa sexual. No lo hagas de una manera burlona o sarcástica. Ten en cuenta sus necesidades, personalidad y preferencias. Una petición puede sonar algo así como: "Oye, nena, me encantaría 'jugar' esta noche. ¿Quieres?"

3. Después de que cada uno haya terminado su juego de roles, comparte con tu cónyuge lo que sentiste acerca de cómo quiere que le comuniques tu deseo de tener relaciones sexuales.

4. Ahora, es tu turno para representar el papel de tu cónyuge y cómo te gustaría que rechazara una iniciativa sexual. Nuevamente, adopta el rol de tu cónyuge y muéstrale cómo te gustaría que respondiera y rechazara un pedido sexual. Esto podría sonar algo así como: "Honestamente, cariño, estoy muy agotada. *Lo que preferiría hacer* es que nos acurrucáramos y viéramos algo juntos esta noche y luego, ¿qué tal si tenemos sexo el viernes?" o "¿Qué tal si lo hacemos rápidamente esta noche y luego nos tomamos más tiempo para el jugueteo previo el sábado?"

5. Compartan mutuamente lo que sintieron acerca de cómo tu cónyuge quiere que respondas y rechaces una iniciativa sexual.

EJERCICIOS DE CONTACTO FÍSICO SEXUAL

* Recordatorio: los Ejercicios de contacto físico sexual 1 y 2 son ejercicios táctiles que no deben realizarse para ser seguidos por relaciones sexuales u orgasmos. Es vital explorar inicialmente el contacto físico sexual sin el enfoque o la presión adicional de alcanzar el orgasmo. Consulta las secciones "Tomarse un tiempo sin tener relaciones sexuales" en el capítulo ocho, "Contacto físico y afectuoso" y "La importancia de priorizar el contacto físico sensual" en el capítulo trece, "Explorando el contacto físico sensual", para obtener más información.

EJERCICIO DE CONTACTO FÍSICO SEXUAL 1: TERCERA BASE

*En algún momento después de hacer este ejercicio, haz el de seguimiento de comunicación que se encuentra al final de este capítulo.

1. Permanezcan completamente vestidos para este ejercicio. Explora el besar a tu cónyuge, el tocar y acariciar ligeramente su cuerpo. Tóquense y acaríciense mutuamente, sobre la ropa, en la espalda, las nalgas, los brazos y los hombros, las manos, la cara y la cabeza. Añade besos al cuello y orejas.

2. Ahora deja que tus manos exploren debajo de la ropa de tu cónyuge. Desabrocha los botones, baja el cierre, coloca las manos debajo de la camisa y sobre su piel; acaricia abajo, rodeando sus nalgas por debajo de la ropa. Con suaves caricias y masajes,

explora debajo de la ropa interior de tu cónyuge, acariciando los senos, la vulva, el clítoris, el escroto y el pene. Siente las curvas de carne suave y sigue por los rincones escondidos. Haz esto mientras besas la boca, el cuello y el cuerpo de tu cónyuge con tus labios.

3.   No te quites la ropa y no busques proseguir con el orgasmo.

4.   Después de hacer esto, encuentren un lugar cómodo para abrazarse y hablar sobre la exploración, lo que disfrutaron y qué es lo que más les gusta. Hablen sobre lo que experimentaron al ser quien da y quien recibe las caricias.

5.   Más adelante, hagan el ejercicio de seguimiento de comunicación que figura a continuación.

EJERCICIO DE CONTACTO FÍSICO SEXUAL 2: ZONA ERÓGENA 1

*En algún momento después de hacer este ejercicio, hagan el de seguimiento de comunicación que se encuentra a continuación.

Hagan este ejercicio al menos dos veces en una semana. Continúen haciéndolo durante el tiempo que lo necesiten. Como se mencionó, este ejercicio es para explorar el contacto físico sexual y no para proceder al orgasmo. Si hacen este ejercicio por la noche, pueden tener relaciones sexuales a la mañana siguiente. Si hacen este ejercicio por la mañana, pueden tener relaciones sexuales más tarde esa noche. Es muy importante experimentar esta exploración sin la expectativa o la búsqueda del orgasmo.

1.   El objetivo de este ejercicio es explorar el disfrute de las caricias sexuales.

2.   Antes de comenzar, preparen el ambiente. Tomen una ducha, enjabónense mutuamente. En el dormitorio, bajen o apaguen las luces y enciendan unas velas. Pongan algo de música y, si lo prefieren, vístanse con algo sensual.

3.   Estando sin ropa, tomen turnos para darse y recibir caricias por todo el cuerpo, incluidas las caricias a los genitales (senos, pezones, escroto, ano, vagina, pene). Comienza las caricias con

tu cónyuge recostado boca abajo durante diez minutos, luego pídele que se voltee boca arriba para recibir las caricias durante otros diez minutos.

4. Después de un tiempo de caricias por todo el cuerpo, asegúrense de enfocarse principalmente en los genitales a fin de explorar y disfrutar diferentes tipos de caricias en esa zona. Siéntanse libre de alternar entre usar sus manos, lengua y labios, lociones y aceites, lubricantes o materiales placenteros como el satén y la seda. Es especialmente importante que haya suficiente lubricante para las caricias a dar en los labios vaginales, la vagina y el clítoris. Si la lubricación natural no es suficiente para un juego genital que sea cómodo para la esposa, considera comprar un buen lubricante íntimo. Recomendamos Liquid Silk, un lubricante líquido tanto para el esposo como para la esposa.

5. Cuando estés recibiendo las caricias, comunica a tu cónyuge qué es lo que disfrutas: qué tipo de presión te gusta, de qué forma prefieres que te toque y si deseas que vaya más rápido o más lento, más suave o más firme. Dile a dónde quieres que vaya. Toma su mano y muéstrale dónde quieres que te toque y la cantidad de presión que te gustaría.

6. Después de veinte minutos (diez en cada lado), cambien el turno de quién está recibiendo y dando las caricias.

7. Detenerse o continuar: tomen turnos para practicar cómo elegir detenerse y hacer algo diferente o continuar. El cónyuge que da el toque pregunta: "¿Te gustaría que me detuviera o que continuara?". El cónyuge que recibe las caricias puede responder diciendo: "Me gustaría que continuáramos" o "Me gustaría que nos detuviéramos, y lo que preferiría hacer es _____". La opción de decir: "Lo que preferiría hacer es_____", podría ser algo así como "Lo que preferiría hacer es que nos diéramos masajes a los pies uno al otro, nos abrazáramos y miráramos una película", o "Lo que preferiría es que nos agarráramos de las manos mientras nos vamos a dormir e intentáramos esto otra vez mañana por la noche".

8. Comuníquense a lo largo del ejercicio y finalicen dedicando unos momentos a compartir lo que disfrutaron mientras se abrazan mutuamente.

EJERCICIO DE CONTACTO FÍSICO SEXUAL 3: LA EXPERIENCIA MÁXIMA

*En algún momento después de hacer este ejercicio, hagan el de seguimiento de comunicación que se encuentra a continuación.

1. Hagan el ejercicio anterior dos veces en una semana. Esta vez, prosigan con el orgasmo.
2. Tengan en cuenta que este ejercicio puede volverse problemático si no se ha trabajado gradualmente en la comunicación a otros niveles de contacto físico (contacto afectuoso, contacto sensual). También es importante darse cuenta de que agregar la posibilidad de orgasmo puede aumentar el nivel de ansiedad. Comuníquense respecto a esto a lo largo del ejercicio. Interrumpan este ejercicio si los niveles de ansiedad alcanzan un punto incómodo y luego hablen sobre lo que creó la ansiedad y cuándo te gustaría intentarlo de nuevo.

Ejercicio de seguimiento de comunicación sexual: Comunicación sexual (hagan este ejercicio después de los **Ejercicios de contacto físico sexual 1, 2** y **3** anteriores)

* Los siguientes ejercicios de comunicación son muy importantes. Después de haberse divertido explorándose el uno al otro en los ejercicios de contacto físico sexual, asegúrense de tomarse el tiempo para hacer este ejercicio a fin de fortalecer el crecimiento que tienen sobre cuán cómodos se sienten en ser abiertos con su cónyuge acerca del tiempo sexual que pasaron juntos.

En este ejercicio, cada una de las oraciones es sobre *los ejercicios de contacto físico sexual* anteriormente descritos. Como se explicó antes, siéntense en dos sillas que puedan colocar una frente a la otra. Esposos, siéntense con las piernas abiertas. Esposas, metan su silla para que sus rodillas toquen la silla de su esposo. Pónganse cómodos y luego tómense de las manos. Cuando compartas tu oración, mira directamente a los ojos de tu cónyuge.

Decidan quién comenzará primero. Quien vaya primero comienza con la primera frase y completa la oración. El cónyuge simplemente repite la oración. Luego, el cónyuge que es segundo también comienza diciendo la primera frase y el cónyuge que fue el primero ahora es quien repite la oración. Hagan así para cada frase. Empiecen.

1. "Lo que temía era _____".
2. "Lo que disfruté fue _____".
3. "Lo que quería decir, pero no dije era _____".
4. "Algo que me sorprendió disfrutar fue _____".
5. "Algo que no me gustó fue _____".
6. "Me pregunto si estarías dispuesto a _____".

Después de hacer este ejercicio, pregúntense:

7. "¿Hay algo que dije de lo cual quisieras preguntarme o quieres te explicara?"

DESAFÍOS SEXUALES PARA HOMBRES: FUNCIONAMIENTO ERÉCTIL Y ORGÁSMICO

Miguel ha estado experimentando problemas en cuanto a la erección durante los últimos ocho años. Él y su esposa tampoco han tenido relaciones sexuales en varios años, su nivel de conflicto es alto y Miguel expresa que incluso rara vez piensa en el sexo.

Eduardo y su esposa han estado experimentando problemas en su sexualidad durante varios años. Eduardo tiene una larga historia de consumo de pornografía y de masturbación. Después de haber pasado mucha curación de su relación, él continúa teniendo problemas para lograr y mantener una erección.

Francisco y su esposa asistieron a sesiones de terapia sexual y tuvieron algunos increíbles resultados en su matrimonio e intimidad; sin embargo, él aún no puede alcanzar el orgasmo, aunque mantiene una erección durante toda la estimulación sexual.

David comparte que siempre eyacula dentro de un lapso que va de treinta segundos a un minuto después de penetrar a su esposa. Expresa que piensa bastante en esto antes de tener relaciones sexuales y que mira el reloj mientras están juntos sexualmente. Tanto él como su esposa tienen mucha frustración con esto, aunque sienten que todas las demás áreas de su relación van bien.

Sebastián no ha podido obtener una erección durante más de cinco años. También tuvo un severo dolor de espalda que resultó en varias cirugías de espalda. Aunque inicialmente probó una variedad de diferentes medicamentos prescritos, ninguno le ayudó con sus dificultades eréctiles. Con el tiempo, Sebastián comenzó a abandonar todo contacto sexual con su esposa, lo que ha llevado a un mayor conflicto en su relación.

Si has experimentado desafíos similares a las de los hombres en los ejemplos descritos líneas arriba, no estás solo. Muchos hombres experimentan una serie de diferentes desafíos con la erección, la eyaculación y el orgasmo. Los hombres pueden sentir que tienen un problema para lograr o mantener una erección o pueden sentir que eyaculan demasiado pronto. También pueden haber sido incapaces de alcanzar el orgasmo o la eyaculación, a pesar de que mantienen su erección a través de la estimulación sensual y sexual. Existen innumerables libros y estudios de investigación, y han existido varios tratamientos disponibles a través de los siglos para problemas de erección y eyaculación. Algo importante para tener en cuenta, médicamente, es que las dificultades eréctiles en particular pueden ser uno de los signos tempranos de problemas cardíacos u otros problemas médicos, de ahí la importancia de hacer una cita médica para una evaluación. Tener problemas con la erección, la eyaculación o el orgasmo a veces puede ser indicador de otros problemas subyacentes fisiológicos, psicológicos o emocionales. Así que, examinemos algunos de estos problemas y cómo afectan la relación sexual conyugal.

DIFICULTADES ERÉCTILES

Algunos hombres, cuando su pene no se mantiene erecto, tienen pocas preocupaciones: aceptan que su pene fluctúa entre erecto y flácido y que las cosas pueden ir mejor, sexualmente, en otro momento. Sin embargo, para otros hombres, tener habitualmente dificultades para alcanzar la erección o mantenerla, o para alcanzar el orgasmo, es todo un desafío. El diagnóstico oficial de la disfunción eréctil es la experiencia de dificultad para alcanzar o mantener una erección, o una marcada disminución de la rigidez de la erección durante la estimulación sexual, ocurrida en un 75 a 100 por ciento de las veces, y la angustia ocasionada por ello.[1] Especialmente durante el jugueteo previo s y las relaciones sexuales, los hombres pueden preocuparse por perder su erección o la fuerza de su erección, y esto puede causar una serie de sentimientos que incluyen vergüenza, desánimo, frustración, ansiedad o pérdida. Puede ser especialmente difícil si tu esposa responde de alguna manera que sea negativa, ya sea expresando su decepción, externalizándolo o con su silencio; haciendo comentarios negativos y despectivos; haciendo comparaciones con otras parejas que tuvo o preguntándose si su esposo no se siente atraído por ella o si él satisface sus necesidades en otro lugar. Algunos hombres se desconectan por completo de la sexualidad debido a los problemas y sentimientos asociados a su pérdida de erección.

Es importante entender algunas cosas acerca de la erección. Es común que el pene fluctúe regularmente entre diferentes niveles de erección durante la estimulación sexual. Los penes de los hombres también fluctúan entre la erección y la flacidez varias veces durante el sueño, trayendo oxígeno y manteniendo la salud en los tejidos del pene. Hacer una prueba de esto con un pletismógrafo del pene (un dispositivo que se usa en la noche para verificar si hay erecciones nocturnas normales) es una forma en que un médico o un hombre preocupado en el tema puede percibir si el pene está mostrando signos de funcionamiento saludable durante el sueño o si existen factores fisiológicos de complicaciones al respecto que deben abordarse.

La erección puede ser provocada por el contacto directo de los genitales. Esto conduce a una respuesta automática y de reflejo controlada por la parte inferior de la columna vertebral, muy parecida al acto reflejo producido cuando el médico golpea tu rodilla con un martillo de reflejos durante un examen corporal. La erección también puede ser inducida por estímulos nerviosos del cerebro causados por pensamientos, imágenes, tacto, sonidos y emociones. Estas diversas formas de impulsos nerviosos (genitales y cerebrales) se combinan de forma sinérgica para aumentar el flujo de sangre hacia el pene y restringir el flujo de sangre hacia afuera del pene, causando la erección.

Debido a que los hombres (y las mujeres también) no siempre son conscientes de lo normal que es experimentar fluctuaciones en la erección durante la estimulación sexual, cualquier signo de pérdida de la erección puede crear una gran ansiedad o frustración, que a su vez puede, en un complicado circuito con el cerebro, causar una mayor pérdida de erección. El término generalmente usado para esto en la literatura y en el campo del tratamiento sexual es *ansiedad de desempeño*. Sin embargo, existen numerosos y diferentes factores que afectan los niveles de ansiedad y los niveles de funcionamiento eréctil. Como explican ciertos autores, "Las causas de la disfunción eréctil son a menudo multifactoriales; se describe componentes psicológica, neurológica, endocrinológica, vascular, traumática y iatrogénica".[2] ¿Qué significa eso? Eso significa que la erección puede verse afectada por lo que piensas y sientes, por el flujo de sangre, por traumas o accidentes, por enfermedades, por las cosas que ocurren en tu cerebro (pensamientos, hormonas, sustancias químicas, comunicación entre neuronas) y por cómo tu cerebro —supervisando el control de los nervios y hormonas— interactúa y se comunica con el resto de su cuerpo. En particular, cuestiones fisiológicas, psicológicas y relacionales pueden tener un efecto sobre los problemas eréctiles (consulta la tabla a continuación).

CUESTIONES QUE AFECTAN EN LOS PROBLEMAS ERÉCTILES

Factores fisiológicos	Factores psicológicos	Factores relacionales
Malos hábitos alimenticios, falta de ejercicio y malos patrones de sueño	Ansiedad y miedo	Resentimientos no resueltos
Problemas biológicos: problemas vasculares, cirugías, alto nivel de grasa en la sangre	Depresión	Heridas relacionales
Enfermedad: diabetes, hipertensión arterial, cáncer, cirugía	Distracciones	Demandas sexuales
Fumar, alcohol, drogas ilegales	Perfeccionismo	Altos niveles de conflicto o evasión

Medicamentos recetados (antidepresivos y medicamentos para la presión arterial)	Baja autoestima e imagen corporal negativa	Falta de intimidad, confianza o seguridad

El tratamiento para estos problemas, ya sea en consejería pastoral, terapia profesional o medicina sexual, puede resultar en una mejora del funcionamiento eréctil. Sin embargo, para algunas parejas, la preocupación por la erección se alivia cuando llegan a una comprensión correcta de las fluctuaciones normales en la erección del pene.

EYACULACIÓN PRECOZ

Aunque la eyaculación precoz es una preocupación para muchos hombres, un diagnóstico real como tal puede que no se aplique a muchos de los que se describen a sí mismos en esos términos. Antes de seguir leyendo, pregúntate cuántos minutos de estimulación directa al pene crees que experimenta un hombre promedio antes de que eyacule. Sin hacer trampa mirando las líneas escritas a continuación, ¿qué número estás diciendo en tu cabeza? Ahora lee el siguiente párrafo.

El hombre típico eyacula después de dos a cinco minutos de estimulación directa. El diagnóstico real de eyaculación precoz se da si alguien eyacula antes de un minuto de comenzar la relación sexual (*Manual diagnóstico y estadístico de los trastornos mentales* edición 5, o DSM-5). Aunque la mayoría de los hombres que creen tener eyaculación precoz tal vez no reúnan los requisitos para el diagnóstico, todavía pueden sentir que eyaculan más pronto de lo que desearían, antes de poder disfrutar plenamente de las relaciones sexuales o de la estimulación sexual como les gustaría.

Algunos hombres no experimentan ninguna preocupación sobre cuánto tiempo transcurre antes de eyacular. Otros experimentan una cantidad moderada o alta de ansiedad y frustración cuando sienten que no pueden extender la cantidad de tiempo antes del orgasmo. Para esos hombres, superar estos desafíos puede incluir aprender a sentirse satisfecho con una duración típica de estimulación sexual. Otros pueden decidir recibir algún tratamiento para prolongar el tiempo antes de la eyaculación. Para algunas parejas, sin embargo, no es el esposo el que está tan preocupado por el tiempo que dura. Algunas esposas también expresan una cantidad significativa de frustración, pues pueden sentir que su esposo no puede mantener la erección durante un tiempo lo suficientemente largo, que su pene no puede permanecer erecto, para llevarlas a alcanzar el orgasmo durante el coito vaginal.

La mayoría de las mujeres, para alcanzar el orgasmo, necesitan entre veinte y treinta minutos de estimulación en sus genitales. Si a ello agregamos que a la mayoría de los hombres les toma entre dos y cinco minutos durante el coito vaginal para alcanzar el orgasmo, esto se convierte en un problema pequeño matemático. Si la meta es que ella alcance el orgasmo durante el coito vaginal, y ella necesita de veinte a treinta minutos, pero él solo puede durar de dos a cinco, entonces … hmmm … como se mencionó, la realidad es que solo el treinta por ciento de las mujeres pueden alcanzar un orgasmo producto del coito vaginal. Esto puede deberse a la distancia entre la vagina y el clítoris, y a la falta de una suficiente estimulación del clítoris. También puede ser que un hombre no pueda mantener la erección sin ir al orgasmo durante los veinte o treinta minutos de estimulación que la mujer necesita para alcanzar el orgasmo. La mayoría de las mujeres experimentan el orgasmo a través de la estimulación de las manos, los dedos, la lengua o los labios de su pareja o con el uso de un vibrador. Para los hombres que sienten que están experimentando eyaculación precoz, y cuyas esposas puedan sentirse frustradas, comprender y aceptar estas discrepancias que son normales puede contribuir en gran medida a aliviar la ansiedad asociada a una eyaculación demasiado pronta.

Otro factor que afecta a los niveles de frustración que sienten las parejas con respecto a la eyaculación precoz es que los medios de comunicación (en películas, libros, revistas y televisión) presentan de manera predominante a las parejas teniendo orgasmos al mismo tiempo. Si bien eso una dramatización, no es la realidad de la mayoría de las personas. Las revistas y los sitios web hacen que los orgasmos simultáneos parezcan la máxima experiencia sexual. Este tipo de expectativas pueden ejercer tal presión sobre el pobre pene que puede causar todo tipo de líos y también puede hacer que alguien se sienta engañado y decepcionado con su vida sexual. Al respecto, puede ser necesario recuperar la realidad y abandonar el sueño de dramáticos orgasmos simultáneos. Y puede ser útil para un esposo y una esposa aprender a reconocer cualquier pensamiento negativo automático que se abalance en sus mentes cuando comienzan a interactuar o cuando sienten como si algo estuviera mal … otra vez. Este puede ser el momento de aprender cómo llevar cautivos dichos pensamientos negativos (2 Corintios 10:5) y examinarlos, tal vez reemplazándolos con pensamientos de mayor aceptación y comprensión. Recomendaríamos el libro *Enduring Desire* (deseo para toda la vida), de M. Metz y B. McCarthy, y en particular el ejercicio titulado "The Sexual Self-Talk Quiz" (el examen del dialogo interno sexual), para aprender cómo manejar estos pensamientos negativos.

EYACULACIÓN RETRASADA

La eyaculación tardía se considera un trastorno orgásmico que padecen los hombres y a la vez una de las complicaciones sexuales menos comunes que ellos experimentan. Un diagnóstico de eyaculación retrasada incluye la experiencia de un considerable período de tiempo manteniendo la erección durante una estimulación sexual normal y excitante que puede o no terminar en una eyaculación/orgasmo (DSM-5).3 La cantidad de tiempo que se considera problemática no se especifica en los manuales de diagnóstico. Para algunos hombres y sus parejas, la cantidad de tiempo y esfuerzo físico dedicados a intentar alcanzar el orgasmo puede volverse agotador y frustrante, especialmente si el resultado final no es una liberación sexual. Esto puede hacer que tanto el esposo como su esposa eviten el tiempo sexual juntos.

Cuando la eyaculación se convierte en un problema, los hombres pueden sentirse inseguros, ansiosos y sexualmente incompetentes. Un esposo puede volverse acomplejado y preguntarse si su esposa se siente frustrada o aburrida. Algunos hombres pueden llevar un conteo mental del tiempo que tardan en alcanzar el orgasmo y pensar en su interior: "¿Por qué esto tarda tanto?" Una esposa también puede sentir ansiedad, al interpretar que la incapacidad de alcanzar el orgasmo significa que su esposo no se siente atraído hacia ella o que ella no es una buena amante. Esto puede, por supuesto, especialmente agobiar de ansiedad a una pareja cuando está tratando de concebir, lo que puede agregar una dosis extra de estrés a lo que debería ser un momento placentero juntos.

Hay otros factores durante la actividad sexual que también podrían afectar la eyaculación retrasada. Algunos hombres con antecedentes de masturbación frecuente han expresado que, durante la relación sexual, el sexo oral o la estimulación de la mano que le da su cónyuge, no pueden alcanzar el nivel de fuerte estimulación que su pene se ha visto condicionado a recibir de su propia mano. Otros hombres comparten que están demasiado concentrados y ansiosos por brindar placer a sus esposas, hasta el punto de que les resulta difícil liberarse para experimentar su propio placer. Al igual que con el trastorno eréctil y la eyaculación precoz, los niveles de ansiedad por no alcanzar el orgasmo pueden jugar un papel importante. También puede haber una serie de factores médicos y psicológicos. La depresión, las experiencias traumáticas, las lesiones de la columna vertebral, las cirugías, la edad, los niveles bajos de testosterona, los antidepresivos y los medicamentos antipsicóticos, el alcohol y la heroína se han asociado a la eyaculación retrasada.[4] La sección y los ejercicios a continuación ofrecen enfoques prácticos a fin de tratar los problemas del orgasmo de los hombres.

TRATAMIENTO

Dificultades eréctiles. Una pregunta primordial que a menudo los hombres y sus parejas tienen es cómo pueden superar los problemas de erección. El tratamiento puede incluir consejería pastoral, biblioterapia (leer un libro), ser atendidos por profesionales de medicina sexual, psicoterapia, terapia sexual, tratamientos holísticos o cambios en el estilo de vida. Como mencionamos anteriormente, para algunas parejas, el nivel de ansiedad relacionado con las dificultades eréctiles disminuye simplemente al saber qué tan normal es que el pene tenga fluctuaciones en cuanto al nivel de erección durante las interacciones sexuales. A otras les servirá trabajar en su intimidad general, aprender a tener conflictos de una manera que los acerque y explorar cómo disfrutar más del contacto físico y la sensualidad. Esto podría incluir descubrir los pensamientos negativos que una pareja puede tener sobre los problemas de erección y reemplazarlos con pensamientos que sean de más aceptación. Para algunos también pueden ser útiles las técnicas tradicionales de terapia sexual para ayudarles a alcanzar y mantener la erección, como el método de detenerse/iniciar o la técnica de apretar (que se explica a continuación). Una atención en el área de la medicina sexual puede incluir el uso de inhibidores de la PDE5 (como Viagra, Cialis o Levitra), supositorios colocados en la uretra en la punta del pene (es decir, MUSE), bombas de vacío, inyecciones en el pene (inyecciones intracavernosas), tratamientos hormonales, o tratamiento vascular o quirúrgico. Algunos hombres comienzan a comer de manera más saludable, comienzan a hacer ejercicio y pierden peso, o dejan de fumar o beber. Otros se benefician de remedios holísticos (por ejemplo, hierbas y suplementos) o acupuntura. Para la mayoría de las parejas, una combinación de estas intervenciones ha llevado a un funcionamiento eréctil más satisfactorio. Cuando los hombres están dispuestos a comunicarse abiertamente sobre estos temas con sus esposas, ello puede resultar en una mayor comprensión y en agradables momentos agradables de explorar soluciones juntos.

Eyaculación precoz. Para aquellos que deciden lograr alcanzar un mayor tiempo de excitación antes de la eyaculación, hay varios tratamientos disponibles, aunque varían en efectividad. Hay cremas para adormecer el pene que son de venta libre (sin prescripción médica). Para algunos hombres, los productos adormecedores reducen el nivel de sensibilidad del pene ante la estimulación a fin de prolongar el tiempo previo a que ocurra la eyaculación. También se han prescrito medicamentos antidepresivos, específicamente ISRS —inhibidores selectivos de la recaptación de serotonina (por ejemplo, dapoxetina)— para tratar la eyaculación rápida, ya que uno de los efectos secundarios de la medicación antidepresiva es la eyaculación retrasada. Los terapeutas sexuales también enseñan a los hombres a usar las dos técnicas que se explican a continuación: la técnica de detenerse/iniciar y la técnica de apretar para retrasar la inevitabilidad de la eyaculación. Algunos hombres aprenden a modular su nivel de excitación sexual variando la tensión muscular y la respiración. Las parejas pueden usar en conjunto estas diversas técnicas y hacer que sean parte de su juego sexual. Tener relaciones sexuales con más frecuencia también puede resultar en un tiempo más prolongado previo a la eyaculación. Para algunos hombres, usar Viagra, Levitra o Cialis les quita la preocupación respecto del pene (sabiendo que mantendrá su erección) y, por lo tanto, extiende la cantidad de tiempo antes de que lleguen al orgasmo. Se recomienda que para poner en práctica cualquiera de estas técnicas sea útil contar con orientación profesional.

Eyaculación retrasada. Muchos de los tratamientos descritos para la disfunción eréctil y la eyaculación precoz también se usan para la eyaculación retrasada. Aprender a disfrutar de la intimidad sexual y del contacto físico erótico, como se menciona en los capítulos sobre el contacto físico sensual y sexual, puede ser beneficioso. Encontrar maneras de disminuir la ansiedad en torno a las interacciones sexuales puede ser importante. Ver el ejercicio sexual 3 a continuación. También es importante consultar con tu médico acerca de los efectos secundarios de algunos de los medicamentos que puedes estar tomando. Ten en cuenta que el momento en que se toman los medicamentos también puede tener algún efecto sobre el funcionamiento sexual. Tomar un medicamento por la mañana después de tener relaciones sexuales la noche anterior (en lugar de tomarlo por la noche) puede aumentar la capacidad de alcanzar el orgasmo. Este tipo de decisiones médicas solo deben tomarse bajo supervisión médica, pero esto a la vez nos indica el amplio abanico de diversos factores que podrían estar influyendo en tu funcionamiento sexual.

¿ENTONCES QUÉ PASÓ?

¿Qué pasó con Miguel? Él y su esposa fueron a ver a Jennifer para una terapia sexual. Estaban experimentando un alto nivel de conflictos y alta desconexión. Ese fue el enfoque principal de la primera parte de la terapia. A medida que se conectaron más y aprendieron a trabajar a en sus desacuerdos de una manera que los acercó, el trabajo sobre el contacto físico y afectuoso, así como sobre el contacto físico sensual y sexual, progresó. Miguel optó por recibir la prescripción del Viagra. Al final de la terapia, él y su esposa se sentían más cerca que nunca de su matrimonio, y él había logrado mantener la erección y alcanzar el orgasmo con y sin Viagra, aunque sentía que la intensidad del orgasmo era mayor cuando se utilizaba un medicamento. Tanto él como su esposa comenzaron a experimentar excitación sexual, mutua satisfacción sexual y orgasmos placenteros.

¿Qué pasó con Eduardo y su esposa? Al igual que otras parejas cristianas que han buscado acudir a la terapia sexual, tuvieron que trabajar y reparar asuntos relacionados al impacto de la pornografía y la masturbación en su relación sexual. Eduardo se involucró en grupos de apoyo y estudios bíblicos para fortalecer su pureza. Trabajar a través del dolor y la confianza rota fue el enfoque del tratamiento inicial. A medida que estas áreas básicas mejoraron, tanto Eduardo como su esposa aprendieron a ser menos reactivos frente a sus complicaciones eréctiles, y crecieron en la forma en que hablaron abiertamente sobre ello, incluso en cómo querían hacer uso de medicamentos. Fueron capaces de aceptar la realidad de la pérdida a intervalos de la erección y disfrutaron de estar juntos sexualmente, a veces con el uso de medicamentos y otras veces sin ellos, incluso cuando la estimulación sexual no siempre terminaba en un orgasmo. La liberación de la tensión en torno a si él pudo mantener una erección les permitió a ambos disfrutar de su vida sexual en un grado mucho mayor.

¿Y cómo están Francisco y su esposa? Después de participar en lo que consideraron una exitosa terapia sexual que había resultado en una alta satisfacción sexual, Francisco todavía no podía llegar al orgasmo, aunque permaneció erecto durante la estimulación. Anteriormente no había estado abierto a buscar ayuda de un especialista en medicina sexual. Esto fue reconsiderado en una cita de seguimiento, y él hizo planes para ir. Antes de asistir a su cita programada de medicina sexual, su médico de cabecera, en apoyo total de esa decisión, le recomendó que tal vez primero intenten cambiar su medicamento antidepresivo. Francisco comenzó a experimentar un orgasmo completo a partir de ese momento en adelante. ¡Qué victoria!

¿Qué pasa con David, quien había estado experimentando eyaculación precoz de por vida? En realidad, a David no le preocupaba ni le molestaba eso, y tampoco a su esposa. Su principal preocupación terminó siendo que su esposa se sintiera muy presionada por él para tener relaciones sexuales frecuentes mientras ella misma no estaba recibiendo placer en su relación sexual. David y su esposa mejoraron enormemente al expresar honestamente cómo se sentían con respecto a su relación, incluida la sexualidad, y al escucharse uno al otro con un sincero deseo de entenderse. Al enfocarse en eso, su relación sexual en general mejoró tremendamente, incluido el placer sexual de su esposa, y pudieron hablar abiertamente sobre la frecuencia y las preferencias sexuales. David se dio cuenta que a medida que el nivel de tensión en su relación disminuía —al grado en que su esposa comenzaba a disfrutar más del sexo y al nivel que aumentaban su frecuencia— la cantidad de tiempo transcurrido previo a la eyaculación aumentaba en cierto modo.

¿Y cómo le va a Sebastián? Él y su esposa, Margarita, decidieron seguir una terapia para tratar los problemas en su matrimonio y abordar los problemas sexuales. El tratamiento inicialmente consistió en lidiar con el conflicto y aumentar la cercanía matrimonial. A medida que su relación mejoró, Sebastián decidió ver a un especialista en medicina sexual. Las pruebas de evaluación encontraron una fuga venosa que no respondería al tratamiento con inhibidores de la PDE5 como el Viagra. A Sebastián le recetaron inyecciones intracavernosas. El uso de las inyecciones entonces fue incorporado al proceso de terapia. Antes de comenzar a usar las inyecciones, Sebastián y Margarita habían comenzado a disfrutar cada vez más de tiempo sexual juntos, en que ambos experimentaban placer sexual y ella llegaba al orgasmo. El trabajo que habían hecho para una comunicación amorosa en su matrimonio contribuyó enormemente a la forma en que hablaban y trabajaban juntos para incorporar el uso de las inyecciones en sus relaciones sexuales. Al hacer cuidadoso uso de ello, a lo largo de varias ocasiones, Sebastián pudo mantener la erección y alcanzar el orgasmo sin provocar su dolor de espalda. Esta fue una adición maravillosa a una relación sexual matrimonial que ya había mejorado mucho.

EJERCICIOS

EJERCICIO SEXUAL 1 PARA LA EYACULACIÓN PRECOZ (EP)

Para prolongar el tiempo previo a la eyaculación, prueba las técnicas que figuran a continuación. Es importante que cada uno de ustedes lea todo el proceso y que ambos se sientan positivos al participar en esto. Uno de los desafíos al usar este tipo de intervenciones es aprender a hablar sobre ellas y obtener ayuda sobre cualquier sentimiento de frustración. Mantén un espíritu de curiosidad, aprendiendo lo que tu cuerpo encuentra agradable.

Este debe ser un momento de diversión y exploración sexual que se entrelaza con muchos otros juegos y placeres. La investigación sobre estas técnicas ha mostrado cierto éxito, aunque el objetivo más importante sería la conexión amorosa entre ustedes mientras van explorando. Para hacer estos ejercicios, provee un entorno de mucho contacto físico sensual y sexual divertido.

1. Apretar: mientras tu esposa te estimula hacia la erección, antes de alcanzar el punto de no retorno (cuando la eyaculación es inevitable), pídele a ella que coloque el pulgar y el índice alrededor de la cabeza de tu pene y apriete hasta que tu necesidad de eyacular se apacigüe. Retomen el recibir estimulación y otros juegos sexuales. Nuevamente, cuando alcances una estimulación alta, pídele a tu esposa que *apriete*. Incorpora todo esto en otro juego sexual.
2. Disfrute tranquilo: cuando tu pene entre en la vagina de tu esposa, no lo empujes. Entra suavemente y descansa. Disfruta de la sensación de estar envuelto dentro de tu esposa. Empuja suavemente una vez y luego descansa. Continúa hasta que hayas hecho esto varias veces. Cuando lo desees, continúa y empuja hasta llegar al orgasmo.

EJERCICIO SEXUAL 2 PARA LA EYACULACIÓN PRECOZ: DETENERSE/INICIAR

1. En medio del juego sensual y sexual, pídele a tu esposa que comience a estimular manualmente tu pene. Cuando esté en un nivel medio de excitación y erección, pídele que se detenga. Practiquen otro contacto físico sensual y sexual y deja que tu erección baje. Comiencen la estimulación manual nuevamente y haz que tu esposa se detenga cada vez que alcance el nivel medio y deja que la erección baje nuevamente. A través de este proceso, puedes aprender a alcanzar y disfrutar la erección y luego dejar que esta baje sin ninguna presión para continuar con la eyaculación y el orgasmo.

2. Realicen el mismo proceso descrito anteriormente durante el coito. Al entrar a tu esposa, comienza a empujar; cuando alcances un nivel medio de excitación, detente, retírate y deja que la erección baje mientras continúas disfrutando de otro contacto físico sensual y sexual. Luego comienza de nuevo, entrando y repitiendo el mismo proceso.

3. Hagan los pasos 1 y 2 varias veces sin proseguir con el orgasmo. Después de pasar varias veces juntos aprendiendo a aceptar y disfrutar de las fluctuaciones de la erección como se describe anteriormente, sin la presión del orgasmo, realicen el mismo proceso hasta que decidan continuar con el orgasmo. Ten en cuenta que la presión de querer durar más tiempo antes del orgasmo puede aumentar su ansiedad. Hablen de esto juntos y encuentren formas de respirar lentamente y aceptar la ansiedad, mientras siguen jugando.

4. Versión con medicamento: siguiendo recomendaciones de un médico, prueba un medicamento como Viagra, Cialis o Levitra. Realiza los ejercicios descritos anteriormente, explorando tu respuesta corporal y del pene al contacto físico sensual y sexual cuando está bajo los efectos del medicamento. Prosigue con el orgasmo.

5. Después de que hayas terminado de jugar mientras realiza una de estas versiones, recuéstese después y converse sobre sus

sentimientos sobre las diferentes cosas que exploró y experimentó. Felicítense mutuamente por lo que disfrutaron recibiendo y dando. Dígale a su cónyuge de qué manera son un buen amante.

EJERCICIO SEXUAL 3, PARA LA DISFUNCIÓN ERÉCTIL: LA INSPECCIÓN DESDE LO SENSUAL A LO SEXUAL

Este ejercicio es muy similar al ejercicio que figura en el capítulo trece, "Explorando el contacto físico sensual". La inspección proporciona una vía para descubrir lo que es agradable y excitante en cuanto al contacto físico sexual. También brinda a los hombres la oportunidad de aprender a disfrutar del contacto sexual sin sentirse inhibidos por la ansiedad sobre la erección. Lee completamente las instrucciones a continuación antes de comenzar. Este ejercicio se realiza sin ropa. Los tres niveles de este ejercicio son para explorar el contacto físico sexual *sin proseguir con el orgasmo.*

1. Primero disfruta de un momento de dar placer a tu esposa. Debido a que brindar placer sexual a su esposa es muy excitante para la mayoría de los hombres, toma el tiempo suficiente para explorar qué es excitante para ella. Mientras tocas y acaricias a tu esposa, observa cómo responde tu propio cuerpo y presta atención a lo que te está excitando a medida que continúas dándole placer. Si tu pene responde con una erección, relájate y permite que la excitación suba y baje.

2. **Nivel 3**: el "topógrafo", la esposa, ahora toca suavemente varios lugares en todas las partes del cuerpo de su esposo que se considerarían como zona erógena 3: piernas, brazos, espalda, hombros, manos, cabeza, etc.

3. Entonces el esposo, en respuesta a cómo lo toca su cónyuge, comunica, usando números (de cero a diez), el nivel al cual la sensación lo está excitando. Por ejemplo, decir "cero" indicaría una respuesta neutral. Decir "tres" indicaría que disfrutas un poco cuando te toca. Decir "siete" comunica que te gusta bastante. Decir "diez" es como decir: "¡Oh, sí! ¡Eso es maravilloso!"

4. Esposos: a medida que tu esposa te toca, permítete disfrutar de las sensaciones, permitiendo que la erección crezca y desaparezca. Si comienzas a sentirte ansioso por saber si tu pene está erecto o si permanece erecto, date cuenta de tu ansiedad y sigue adelante respirando lentamente en medio de la ansiedad. Entonces permítete volver a concentrarte en el placer que sientes cuando te toca tu esposa.

5. **Nivel 2**: La esposa, entonces, con el mismo toque ligero, explora varios lugares del cuerpo de su esposo que se considerarían como zona erógena 2: las partes sensuales del cuerpo, como los muslos internos, las nalgas, la parte inferior de la espalda, el cuello, las orejas, la parte interior de los brazos, el estómago, etc.

6. El esposo de nuevo comunica, usando números, el nivel al cual la sensación lo está excitando.

7. Esposo: como se mencionó anteriormente, permítete disfrutar de las sensaciones. Si te pones tenso o ansioso acerca de tu erección, respira lentamente. No trates de alejar la ansiedad. Solo respira lentamente en medio de ella. Luego vuelve a prestar atención al placer de que tu esposa te toque sensualmente.

8. **Nivel 1**: con su esposo acostado boca arriba, la esposa toca ligeramente las áreas genitales del cuerpo de su esposo que se considerarían como zona erógena 1, incluidos los pezones, los testículos, el ano, el perineo y el eje y la cabeza del pene

9. El esposo comunica de nuevo, usando números, el nivel al cual la sensación lo está excitando. Una vez más, nota el flujo y reflujo de tu erección. Date cuenta si tu pene se vuelve erecto y nota si la erección disminuye, sin tratar de mantenerla. Relájate mientras toma nota de qué tipo de contacto física genital es particularmente excitante.

10. A lo largo del ejercicio, la esposa puede explorar el uso de diferentes tipos de contacto físico con diferentes niveles de firmeza. Asegúrate de prestar mucha atención para que puedas tener en tu mente un mapa claro del cuerpo de tu pareja y, especialmente, de sus respuestas al contacto físico genital.

11. Después de que transcurra un tiempo de placer genital, permite que tu erección disminuya. Acuéstense juntos después de la inspección, abrazándose con cariño, compartiendo sobre su experiencia y expresando palabras de aprecio alentadoras y amorosas.

EJERCICIO SEXUAL 4: DECIR FRASES Y REPETIR

*Este ejercicio de decir frases y repetir te brinda la oportunidad de compartir y reflexionar sobre las inquietudes, preocupaciones y temores asociados a *los desafíos que tienes en cuanto al funcionamiento sexual*; cada una de las siguientes frases se refieren a ellos. Como se explicó anteriormente, tomen la misma posición de sentarse en dos sillas que puedan colocar una frente a la otra, cogidos de las manos y mirándose mientras hablan. Decidan quién comenzará primero. Quien vaya primero comienza con la primera frase y completa la oración. El cónyuge repite. Luego, el cónyuge que es segundo también comienza diciendo la primera frase y el cónyuge que fue el primero ahora es quien repite la oración. Hagan esto para cada frase.

1. "Algo de lo que me he sentido desanimado es _____".
2. "Algo que me asusta es _____".
3. "Me ha avergonzado que _____".
4. "Tengo la esperanza de que _____".
5. "Algo que me he preguntado si lo has pensado es _____".
6. "Para trabajar/lidiar con esto, me preguntaba si tú estarías dispuesto a _____".
7. "Me he preguntado si te has sentido _____ acerca de este problema".
8. "Me preocupa que puedas _____".
9. "Me preocupo por _____".
10. "Algo que tú haces y que puede hacer que este desafío sea más difícil es _____".
11. "Algo que has hecho que me ha ayudado es _____".

Después de hacer todas estas frases, pregúntense:

12. "¿Hay algo que dije de lo cual quieres preguntarme o quieres te explicara?"

EJERCICIO SEXUAL 5: PENSAMIENTOS, SENTIMIENTOS Y COMUNICACIÓN SOBRE LAS EXPECTATIVAS SEXUALES

Tanto para la eyaculación precoz como para la disfunción eréctil, compra el libro *Enduring Desire* (deseo para toda la vida) de Metz y McCarthy. En el capítulo "Sus expectativas y la satisfacción sexual", busca la página que contiene "Cogniciones realistas y constructivas" y haz el examen del dialogo interno. Juntos, lean cada par de respuestas y discutan sus pensamientos acerca de cada oración.

16

DESAFÍOS SEXUALES PARA LAS MUJERES: DOLOR SEXUAL Y EL ORGASMO

Sara y Manuel han estado casados durante siete años. Tienen dos hijos pequeños. Tienen relaciones sexuales periódicamente, aunque cada vez menos en los últimos años. Sara nunca ha experimentado un orgasmo, aunque a veces ha sentido una sensación de cosquilleo. Han intentado muchas y variadas técnicas sexuales, han leído muchos libros y han hablado con varios profesionales. Manuel se ha sentido desanimado por su vida sexual y se ha dado cuenta de que Sara se está volviendo cada vez menos entusiasta con respecto al sexo.

Gabriela comparte acerca de sentir un dolor ardiente, punzante y desgarrador durante las relaciones sexuales en las últimas décadas. Ella ha estado felizmente casada con un esposo cariñoso durante veintiocho años, y tienen tres hijos adultos. Ella ha visitado a su ginecólogo muchas veces a lo largo de los años en búsqueda de respuestas. Ella ha usado métodos anticonceptivos desde que se casaron, y a través de los años se le han recetado cremas de estrógeno, ejercicios de Kegel, lubricantes y cremas hidratantes vaginales de venta libre. Ella y su esposo han acudido a un terapeuta sexual que exploró temas de su pasado y dinámicas en su matrimonio que podrían tener un efecto en el dolor, pero al final, nada ha sido de ayuda para aliviar su dolor sexual. Gabriela ha comenzado a evitar el sexo y cualquier cosa que pueda derivar en ello, y las cosas entre ella y su esposo se han puesto tensas.

Angela y Juan han estado casados por nueve meses. No habían teni-do relaciones sexuales hasta la noche de bodas. No les fue bien con el sexo en su luna de miel, y todavía tienen que consumar su matri-monio. A Juan le molestan ciertos olores y texturas, y le ha resultado muy difícil tocar a Angela por vía vaginal, ya sea con los dedos o con la boca. Cuando Juan ha intentado penetrar a Angela, ella dice que ha sentido su vagina demasiado cerrada y con mucha incomodidad. Angela aún no ha alcanzado un orgasmo, aunque ha llevado a Juan al orgasmo manualmente. A ambos les gustaría saber cómo tener relaciones sexuales y cómo llevar a Angela al orgasmo.

Carmen y Tomás han estado casados por doce años. En los primeros meses de matrimonio, el sexo fue divertido, y tienen grandes recuer-dos de esa época. No tuvieron problemas físicos con su vida sexual, y ambos disfrutaron de los orgasmos. Desde entonces, sin embargo, durante los últimos once años, su conexión íntima y emocional se ha deteriorado lentamente, y Carmen ha alcanzado el orgasmo cada vez menos. Hace tres años, a Carmen le diagnosticaron cáncer de mama y la trataron con radioterapia y quimioterapia. Su cáncer está en remisión y se está recuperando, pero las raras veces que han in-tentado tener relaciones sexuales, las cosas no han ido bien y ella ha tenido un alto nivel de dolor cuando Tomás intentaba entrar en ella.

Mirando las revistas populares que hay en las cajas del supermercado, encontrarás muchas sugerencias sobre cómo hacer volar la mente de tu cónyuge sexualmente. Sin embargo, para algunas mujeres el sexo nunca ha sido algo que les haga volar su mente. Según los estudios de investigación, entre el 9 y el 63 por ciento de las mujeres expe-rimentan problemas con el orgasmo.[1] Una amplia gama de mujeres experimentan problemas para alcanzar el orgasmo, ya sea que nunca han tenido uno o padecen de manera frecuente de problemas para alcanzar el orgasmo. Otras mujeres pueden haberlo experimentado, pero los problemas con el dolor y la incomodidad durante las rela-ciones sexuales disminuyen su deseo sexual y afectan en gran medida su deseo de tener relaciones sexuales y su capacidad para alcanzar el orgasmo. Este capítulo está dedicado a explorar los problemas que tienen las mujeres con el orgasmo y las dificultades que ellas experimentan con el dolor durante las relaciones sexuales.

ORGASMO

El trastorno orgásmico femenino se define como tener un orgasmo infrecuente, tardío o nulo, o tener un orgasmo menos intenso (DSM-5).[2] Existen variadas y numerosas cosas que pueden causar problemas para alcanzar el orgasmo.[3] Afecciones médicas, cirugías y medicamentos pueden tener una influencia significativa. Los medicamentos antidepresivos, como los ISRS, pueden disminuir el deseo, disminuir la excitación y retrasar el orgasmo. Las fluctuaciones hormonales debido a la edad, el control de la natalidad o las cirugías, tales como una histerectomía o cirugía para tratar el cáncer de mama, ovario o cervical, pueden afectar la lubricación y elasticidad de la vagina, el disfrute del contacto sexual y la capacidad de alcanzar el orgasmo. El dolor crónico puede causar fatiga y complicaciones con la función nerviosa. Para las mujeres mayores, posiblemente debido a cambios hormonales durante la menopausia, los orgasmos pueden ser más cortos o sentirse menos intensos; o ellas pueden necesitar más tiempo de estimulación para lograr la excitación sexual que conduce al orgasmo.[4] La salud mental también tiene un efecto sobre el orgasmo. Los problemas con la depresión y la ansiedad se han asociado con sensaciones sexuales más bajas, menor deseo y disfunción orgásmica. Los problemas en la relación matrimonial, como tener un alto grado de conflicto o una baja conexión emocional, también pueden afectar la capacidad de alcanzar el orgasmo.

Estímulo. Fuera de los problemas médicos, una de las principales cosas que impide que las mujeres experimenten el orgasmo es que no reciben suficiente estimulación sexual. Como se mencionó en la sección sobre fisiología, para la mayoría de las mujeres, el orgasmo se obtiene principalmente al estimular el clítoris. Hay mujeres que experimentan el orgasmo a través de la estimulación del pezón o imágenes mentales. Sin embargo, para muchas mujeres, es necesaria una mayor estimulación de la vulva y el clítoris. Además, algunas mujeres comparten que sus esposos van inmediatamente al clítoris y no acarician el resto de su cuerpo o vulva. Este tipo de sobreestimulación o demasiado enfoque en el clítoris puede ser irritante y doloroso y puede dificultar el orgasmo.

Tener la *cantidad* y el *tipo* de estimulación adecuados para toda la vulva, y específicamente para los tejidos del clítoris, puede ser vital para que la mayoría de las mujeres experimente la excitación sexual que conduce al orgasmo. Puede haber varias razones por las cuales una mujer no recibe suficiente estimulación. Puede ser una cuestión de no dedicarle el tiempo suficiente. La mayoría de las mujeres necesita entre veinte y treinta minutos de contacto sensual y sexual para alcanzar el orgasmo. También puede haber una falta de comprensión de la fisiología sexual. Recuerda, la cabeza del clítoris sobresale donde los labios se conectan por encima de la vagina (consulta el capítulo doce, "La fisiología del sexo"). Las piernas, o crura, del clítoris, y los bulbos eréctiles circundantes, se curvan alrededor de ambos lados de la vulva, debajo de los tejidos de los labios. Si un esposo está tratando de estimular a su esposa, pero ni él ni su esposa comprenden dónde están sus áreas sensibles, esto puede dificultar alcanzar el orgasmo. Entender la fisiología puede llevar a tener victorias en cuanto a brindar placer sexual.

Algunas mujeres también se sienten profundamente incómodas cuando sus cónyuges tocan sus tejidos vulvares con las manos, los dedos, los labios o la lengua. Algunos de los ejercicios incluidos a continuación ayudan a hablar sobre esto. Leer el capítulo sobre la visión de Dios sobre el sexo también puede ser útil. En general, las mujeres tienen que aprender qué cosa las hace sentirse bien y qué necesitan para experimentar la liberación sexual. También necesitan aprender cómo comunicar a su cónyuge lo que les agrada, ya que la falta de una buena comunicación sexual está relacionada a los problemas que las mujeres tienen con el orgasmo.[5]

La cantidad y el tipo de lubricación utilizada también es importante. Esto puede incluir lubricación vaginal, que se puede lograr al colocar los dedos dentro de la vagina, extrayendo la lubricación natural. La humedad de la lengua del marido puede ser un lubricante eficaz. Las parejas también pueden usar un lubricante a base de agua o silicona de venta libre, como Astroglide, Wet, Liquid Silk o Utopia, así como diferentes aceites naturales, como el aceite de coco o de oliva. Algunos lubricantes contienen ingredientes de enfriamiento y calentamiento que pueden mejorar la excitación, aunque estos productos pueden causar irritación o una sensación de ardor en ciertas mujeres. Replens, un producto de hidratación vaginal de venta libre, también puede ayudar con la sequedad o la baja lubricación. Todos estos productos deben usarse de modo atento y cuidadoso, prestando atención a cualquier problema que surja en cuanto a la irritación de la piel y a efectos sobre productos anticonceptivos, como condones, espumas y geles.

Dar suficiente estimulación a la vulva puede que le tome una gran cantidad de energía al esposo. Algunos hombres hablan de cómo sus dedos, lenguas y manos se llegan a cansar, pero que aún no pueden llevar a su esposa al orgasmo, aunque ella le está diciendo todo el tiempo que se siente bien. Esto puede ser frustrante tanto para el esposo como para la esposa. Es importante recordar que están en un viaje para descubrir lo que es agradable y para ser paciente con el proceso de aprendizaje. Para algunas mujeres, lograr un mayor placer sexual y excitación puede incluir practicar más el aumentar la estimulación al empujar contra la mano o la boca de su esposo o realizar la autoestimulación de su clítoris mientras que su esposo le brinda placer en otras áreas. Esto también puede incluir adoptar posturas sexuales que colocan más fricción en el clítoris, como la mujer ubicándose en la parte superior, donde puede mover su pelvis para controlar la intensidad y la posición de la estimulación en el clítoris.

El vibrador. Las parejas pueden considerar el vibrador como una herramienta útil para llevar a la esposa al orgasmo. Para algunas mujeres, una vez que pueden alcanzar el orgasmo con un vibrador, entonces pueden decirle a su esposo cuál es el tipo de estimulación que necesitan. Usar un vibrador puede ayudar a la esposa a aprender con cuál tipo de estimulación se siente bien y dónde la necesita. Algunas parejas usan el vibrador para llevar a la esposa al orgasmo antes de que el esposo llegue al orgasmo durante el coito. Otras parejas usan un vibrador mientras el esposo está empujando durante el coito. Para algunas mujeres, una vez que sus tejidos del clítoris han sido estimulados para alcanzar el orgasmo mediante el uso del vibrador, los tejidos son lo suficientemente sensibles como para tener otro orgasmo sin el vibrador durante el coito o después de este.

El uso de ayudas y dispositivos sexuales puede significar una gran mejora para el repertorio sexual. Sin embargo, las parejas a veces expresan su preocupación de que dependerán del vibrador y de que este hará que su tiempo sexual juntos se vuelva mecánico, menos íntimo o más impersonal. Antes de utilizar ayudas sexuales, animamos a las parejas a examinar sus pensamientos y sentimientos, mirando las Escrituras para ayudar a guiar el proceso cuando sea necesario. El ejercicio denominado "Lo que está permitido", que figura en el capítulo dos, puede ayudar en ese proceso.

Apreciando la vulva. Comprender tu cuerpo, especialmente las partes sexuales, puede ser un paso importante para ti y tu cónyuge para que alcances el orgasmo. Hemos estado usando muchos términos, como clítoris, vulva, monte del pubis y labios. Como mujer, puedes ver estas palabras o ver el diagrama de la vulva y darte cuenta de que no sabes dónde están estas diferentes partes o cómo se ven en tu cuerpo. Puede que tengas que ir a echar un vistazo. Para entender tus propios genitales, ¡haz una exploración! Hemos incluido un ejercicio a continuación para ayudarte a hacer esto.

Algunas mujeres experimentan una gran vergüenza y ansiedad al ser tocadas en el área vaginal. *Está tan sucio allá abajo, huele*, y *cómo le puede gustar a él hacer eso*, son cosas comunes que expresan las mujeres. Rendirte totalmente a sensaciones sexuales que puedas tener también puede crear algunos sonidos embarazosos y puede hacer que tu cuerpo se sacuda. La vergüenza puede evitar que una mujer se permita desinhibirse. Si estas cosas se aplican a ti, este desafío de permitirte estar completamente desinhibida puede estar relacionado con cómo te sientes con respecto a tu cuerpo. Regresa al capítulo diez, "La imagen corporal y la sexualidad", para abordar este problema.

Si una mujer viene de un trasfondo donde le dijeron o creyó que tocar las partes privadas de su cuerpo es *incorrecto* o parece *asqueroso*, puede sentirse incómoda al dejar que su esposo toque, acaricie y masajee sus labios vaginales y clítoris, especialmente si él lo hace con su boca, lengua o labios. Los esposos pueden tener dificultades con la estimulación vaginal si la experiencia de los olores y las texturas de la vagina son desagradables para ellos. Si bien muchos hombres se excitan con el sexo oral, algunos hombres sienten aversión a ciertas texturas u olores, lo que puede ocasionar que ellos sean repulsados ante los fluidos vaginales y el olor de la lubricación vaginal natural. Para las parejas que tienen este tipo de respuestas, puede ser de gran ayuda que trabajen abiertamente en el tema de la vergüenza, la aversión y la ansiedad (consulten el capítulo diecisiete, ejercicio 3). Esto requiere tiempo, respeto y cuidado. Estas reacciones negativas automáticas no son en sí mismas incorrectas o malas. Puede que ni siquiera sea posible controlar dichas respuestas que son fuertes y casi instintivas, especialmente al principio. Sin embargo, el ser abiertos y el hablar con alguien con quien saben que estarán seguros al compartirle este tipo de sentimientos puede llevar a una menor ansiedad y a algunas decisiones creativas. Algunas parejas deciden ducharse antes de tener relaciones sexuales. Otros usan lubricantes comestibles o perfumados. Las mujeres pueden crecer en su capacidad de aceptar y apreciar las partes sexuales de sus cuerpos que Dios creó. Esto puede llevar a un cambio en cuanto a sentir y experimentar que el contacto sexual es bueno y placentero.

Permaneciendo en tu cuerpo. Algunas mujeres tienen que trabajar para permanecer en su cuerpo y mantener su atención en las sensaciones placenteras que experimentan durante el contacto físico sensual y sexual. Para algunas, permanecer en su cuerpo puede ser difícil debido a violaciones sexuales y abusos sexuales previos. Con frecuencia, la terapia de trauma o la terapia sexual es necesaria para aprender a manejar los temores y las respuestas automáticas que han provocado que una mujer se disocie de su cuerpo durante las relaciones sexuales. También recomendamos leer el libro de Robin Weidner, *La gracia te llama*, para resolver algunos de los problemas asociados con estas respuestas aprendidas y, muchas veces, angustiantes.

Tampoco es raro que las mujeres (y sus cónyuges) expresen su frustración por lo mucho que su mente puede estar en otras cosas mientras están teniendo relaciones sexuales. En general, la mujer tiende a ser hábil en la realización de tareas múltiples, lo que puede ser muy útil en la vida cotidiana, pero que la distrae mucho durante el tiempo sexual con su pareja. Si esto te describe a ti, aprende a darte cuenta cuándo tu mente se desvía hacia las tareas, las preocupaciones o los pensamientos sobre tus hijos o tu trabajo cuando estás haciendo el jugueteo previo con tu cónyuge y cuando estás teniendo relaciones sexuales. Cuando notes que tu mente se está dejando llevar a otras partes, acéptalo sin reaccionar negativamente y luego conscientemente hazla regresar a la sensación de las manos de tu esposo sobre tu cuerpo. A propósito, presta atención a cuáles son los toques que sientes placenteros y comunícaselo a tu esposo. Si descubres que tu mente se desvía de nuevo, simplemente reconócelo y vuelve a concentrarte en lo que tu cuerpo está experimentando. Esta simple práctica puede hacer una diferencia significativa en la capacidad de una mujer para recibir y disfrutar del contacto físico sexual y el orgasmo.

DOLOR SEXUAL

Al igual que la historia de Gabriela que figura líneas arriba, las mujeres pueden sentir malestar y dolor durante las relaciones sexuales. Es posible que algunas de ustedes hayan experimentado el mismo dolor ardiente y desgarrador cuando el pene de su esposo ingresa a su vagina. Otras mujeres hablan de un dolor sordo o punzante mientras el esposo está empujando y un dolor punzante durante el orgasmo. A veces las mujeres describen su dolor como menor y transitorio, otras como permanente y constante. El diagnóstico para el dolor sexual femenino en el manual de diagnóstico[6] es el trastorno por dolor genito-pélvico en la penetración (DGPP). Esto puede involucrar dolor durante la penetración vaginal o miedo al dolor o penetración que hace que los músculos del piso pélvico se tensen y ajusten, lo que a su vez puede causar dolor. En los campos de la terapia sexual y la medicina sexual, otros términos comúnmente utilizados han sido vaginitis o dispareunia (dolor genital general durante el coito, que puede estar en los tejidos vulvares externos o en los tejidos genitales internos de la vagina, el cuello uterino, el útero, etc.), vulvodinia (dolor en la vulva) y vestibulodinia (dolor en el vestíbulo o entrada de la vagina).

El desafío es que cuando algo es doloroso, generalmente no lo buscas a propósito. Si sabes que poner tu mano en una hornalla causa un dolor insoportable, no vas a seguir poniendo tu mano allí. Nuestro cuerpo y cerebro trabajan muy duro para comunicarnos cosas sobre el dolor y trabajan juntos para mantenernos alejados de él. Entonces puede ser muy difícil sentir deseo sexual para una mujer que experimenta dolor durante la penetración. Muchas mujeres que sienten dolor y malestar durante las relaciones sexuales continúan teniendo relaciones sexuales a pesar de las advertencias de su cuerpo. Las mujeres hacen esto por una variedad de razones. Una mujer puede razonar que, dado que a veces no siente el dolor, debe seguir intentando. O puede sentir que ama a su esposo y no quiere privarlo sexualmente o que no quiere que él luche con la tentación sexual si no tienen relaciones sexuales a pesar del dolor. Una mujer puede estar preocupada por la reacción de su esposo o cómo él posiblemente reaccione si ella dice que no quiere tener relaciones sexuales debido al dolor. Ella puede creer que esto es simplemente lo que las mujeres tienen que soportar. Puede haber muchas razones diferentes.

Seguir teniendo relaciones sexuales en medio del dolor puede enviar mensajes muy confusos al cerebro. El dolor le dice al cerebro: "Esto es malo, esto es malo", y la mujer está tratando de decirle al cerebro: "Esto es bueno; de veras, esto es bueno". Pero el cerebro muchas veces gana, y la idea misma del sexo puede volverse negativa o tener poco valor positivo asociado. En este caso, con frecuencia la mujer, sea de modo consciente o inconsciente, evitará el sexo. No es raro que las mujeres digan que no tienen ningún deseo sexual; sin embargo, no logran hacer una conexión entre ello y el dolor y la incomodidad sexual que han experimentado.

El sexo no debe ser doloroso. No es una buena práctica continuar teniendo relaciones sexuales cuando existe dolor de por medio. Lamentablemente, muchas mujeres han intentado hablar con sus proveedores de atención médica sobre el dolor sexual, y muchos de ellos en verdad no pudieron encontrar ninguna razón para el dolor o no pudieron encontrar un tratamiento que alivie el dolor sexual. Un ginecólogo puede hacer un examen y no encontrar signos físicos que expliquen la experiencia de dolor de la mujer. Los ginecólogos a menudo recetan una crema de estrógeno, recomiendan usar un lubricante diferente o derivan a una mujer a una terapia para el estrés percibido, el cual podría estar causando un endurecimiento de los músculos del piso pélvico y ocasionando dolor.

Puede que se le recomiende a la mujer acudir a un terapeuta sexual, quien podría asumir que, dado que el ginecólogo no encontró una razón médica para el dolor, el problema es relacional, involucra el trasfondo familiar o experiencias sexuales negativas de la mujer, o se debe a un desafío personal o a un factor estresante que debe resolverse.

La realidad es que, a menudo, muchas de estas cuestiones están involucradas en el dolor sexual. Sin embargo, también es posible que el problema médico real no haya sido identificado o resuelto. Hay muchas mujeres que están mental y espiritualmente sanas, que no han tenido inhibiciones sexuales o experiencias sexuales negativas en el pasado, y que viven matrimonios saludables y felices con cónyuges que son considerados y, sin embargo, están experimentando dolor vaginal y aún no han encontrado respuestas en la comunidad médica. Muchas de estas mujeres se beneficiarían al ver a un especialista en medicina sexual, quien puede hacer una evaluación más exhaustiva que conduzca a una respuesta más definitiva sobre la causa del dolor sexual.

Muchas veces se asume que, dado que alguien es un médico con una especialización en el campo de la ginecología o la urología, está entrenado exhaustivamente en medicina sexual. Eso no siempre es el caso. Jennifer ha asistido a los mismos entrenamientos de especialistas que los ginecólogos y urólogos han tomado en medicina sexual. La mayoría de los médicos responden con un "no" cuando se les pregunta si han recibido capacitación sobre algunas de las técnicas que ahora están aprendiendo de los especialistas en medicina sexual. Los médicos y los terapeutas sexuales deben hacerle muchas preguntas a la mujer sobre cómo experimenta exactamente el dolor (cuándo, dónde, cómo y qué intensidad) y cerciorarse qué tipo de atención médica ella ha buscado. Recomendamos que una mujer vea a un especialista en medicina sexual o a un ginecólogo que tenga capacitación especializada en medicina sexual. Esto ha marcado una gran diferencia para muchas de las mujeres a las que por años se les ha dicho que simplemente necesitan aprender a relajarse, o que solo necesitan descubrir cómo dejar de contraer infecciones de hongos o del tracto urinario. Si bien estas cosas pueden ser factores coadyuvantes, la imagen puede ser más complicada o totalmente diferente de cómo se le ha representado.

Las molestias y el dolor en estos tejidos pueden derivarse de muchas afecciones biomédicas diferentes, como: trastornos dermatológicos y de la piel, cambios hormonales, daño en los tejidos y nervios, cicatrización interna y externa, daño al suelo pélvico por accidentes traumáticos, músculos tensos del suelo pélvico (músculos hipertónicos), adelgazamiento y pérdida de elasticidad de los tejidos vulvares y vaginales (atrofia), endometriosis, infecciones genitales o afecciones y síndromes de vejiga y gastrointestinales (por ejemplo, cistitis intersticial o CI y síndrome del intestino irritable o SII). Los problemas hormonales pueden ser el resultado del envejecimiento y la menopausia, los anticonceptivos hormonales, los tratamientos para el cáncer y la fertilidad o las cirugías uterinas y ováricas. Las mujeres que han experimentado cáncer de mama pueden recibir tratamientos de quimioterapia que pueden llevar a una falla ovárica repentina, lo que induce a cambios hormonales que conducen a atrofia vaginal y del clítoris, sequedad vaginal y pérdida de elasticidad en los tejidos vulvares. Para obtener un texto de fácil lectura y extremadamente útil que aborde estos temas con más detalle, lee *When Sex Hurts* (cuando el sexo duele) de Goldstein, Pukall y Goldstein.

Si estás experimentando alguno de estos problemas, vale la pena dedicar tiempo y dinero a fin de recibir una buena atención para aliviar el dolor sexual. Esto podría incluir un tratamiento de medicina sexual que vaya de la mano con terapia sexual para parejas, que puedan ayudarte a ti y tu esposo.

PERÍODO DE ABSTINENCIA SEXUAL

Para muchas mujeres que experimentan dolor sexual, puede ser necesario tomar un descanso del coito y el orgasmo (período de abstinencia sexual) mientras están en terapia sexual con su cónyuge o mientras reciben tratamiento para el dolor sexual. Las mujeres, a menudo, se vuelven tan sensibles al dolor y al miedo al dolor que abandonan toda interacción íntima, especialmente el contacto íntimo. Para muchas parejas, es importante reaprender el contacto físico seguro y el derecho a decir no antes de volver a involucrarse en un contacto físico sexual y tener relaciones sexuales.

Algunas parejas pueden seguir involucrándose sexualmente mediante la estimulación oral y manual mientras están resolviendo los problemas con el tema del dolor. Sin embargo, para muchas parejas que practican los siguientes ejercicios de contacto sexual, es importante renunciar a las relaciones sexuales y al orgasmo hasta que el dolor se haya resuelto y la reacción automática a cualquier tipo de contacto físico sensual y sexual debido al dolor haya sido superado.

Esta es, generalmente, una decisión bastante emocional para los hombres que ya se sienten rechazados por su cónyuge o para quienes la sexualidad está muy interrelacionada con la forma en que se ven a sí mismos como hombres, sobre todo si el sexo también los ayuda a manejar el estrés y los desafíos de la vida. Las esposas a veces se sienten culpables por tomar la decisión de tomarse un período de abstinencia sexual, aunque algunas expresan sentir alivio. La idea de tomar la decisión de no tener relaciones sexuales puede ser muy aterradora y sentirse como una decisión de rendirse. Quizás te preguntes si alguna vez volverán a tener relaciones sexuales. La realidad para muchas parejas es que la calidad de su vida sexual ya ha disminuido dramáticamente o es inexistente. Ponerle un nombre a este proceso y tomar una decisión estratégica, mutuamente entendida y acordada para no participar en el coito y el orgasmo durante un período de tratamiento, aunque inicialmente ello vaya acompañado de frustración y lágrimas, generalmente resulta en experiencias completamente nuevas de sexualidad, llenas de auténtico gozo, conexión e interacciones sexualmente satisfactorias.

TRATAMIENTO

La medicina sexual y el tratamiento de terapia sexual han llevado a cambios importantes para las mujeres que experimentan problemas con el orgasmo y el dolor sexual. Para las mujeres en el estudio de investigación de Jennifer, las que nunca habían tenido un orgasmo pudieron experimentar por primera vez la liberación orgásmica, y las que tenían dolor sexual pudieron experimentar el coito y el orgasmo sin dolor.

El tratamiento de medicina sexual puede incluir tratamientos hormonales (como testosterona, estrógeno o progesterona), terapia del suelo pélvico, tratamientos dermatológicos y cirugías para la proliferación de nervios y el daño nervioso. La atención médica puede incluir tratamientos dermatológicos o tratamientos hormonales como la testosterona, el estrógeno o la progesterona. La terapia del suelo pélvico puede incluir un tratamiento para la irritación del nervio pudendo, la rehabilitación de los músculos constreñidos o débiles del suelo pélvico, la movilización de las articulaciones, los nervios y los tejidos del suelo pélvico, la terapia física para romper el tejido cicatricial y los ejercicios terapéuticos para mejorar el flujo de sangre. Otros tratamientos médicos pueden incluir cirugías y tratamientos para problemas relacionados con la endometriosis o cicatrización interna. El daño a los nervios y la proliferación de nervios (un número excesivo de nervios en la región pélvica) se han tratado médicamente con terapia del suelo pélvico, cirugía en el nervio pudendo, terapia con ENET (estimulación nerviosa eléctrica transcutánea) y bloqueo de nervios mediante inyecciones anestésicas o sustancias anestésicas prescritos (como la lidocaína).

El tratamiento de terapia sexual usualmente incluye aumentar la comunicación íntima, resolver conflictos en torno a la sexualidad, trabajar en la intimidad general, abordar el tema del contacto físico afectuoso y sensual, ejercicios de contacto físico sexual, tratamiento para la ansiedad, el uso de dilatadores vaginales, técnicas para mejorar el placer y el orgasmo, e intervenciones que tratan sobre cómo disfrutar de la sexualidad durante el proceso de tratamiento del dolor. Los cambios en el estilo de vida también pueden marcar una diferencia en el dolor sexual, como usar solo ropa interior de algodón o con entrepierna de algodón y toallas sanitarias sin perfumes, usar jabones hipoalergénicos sin fragancia y realizar una limpieza más profunda con agua tibia después de orinar o defecar.

¿ENTONCES QUÉ PASÓ?

¿Qué pasó con Sara y Manuel? En el proceso de la terapia, Sara se tomó el tiempo para explorar su cuerpo y llegar a una mejor comprensión de su vulva. Durante los ejercicios de contacto físico sensual, Manuel aprendió a acariciar las muchas áreas sensibles del cuerpo de Sara, y ella aprendió a disfrutar del contacto físico sensual y sexual. A través de los ejercicios de contacto físico sexual, Manuel comenzó a explorar la vulva de Sara más con los dedos, los labios y la lengua, y pasó más tiempo estimulando su clítoris y labios vaginales. Sara aprendió a expresarse más sobre la forma en que le gustaba ser tocada y qué le parecía excitante. Sara y Manuel también pasaron un tiempo aprendiendo a comunicarse abiertamente y sin vergüenza sobre temas sexuales. Durante un período de tiempo dedicado a la exploración y comunicación, Sara comenzó a disfrutar de su tiempo juntos sexualmente. Mientras usaba un vibrador durante el acto sexual, Sara experimentó su primer orgasmo. Entonces pudo compartir con Manuel, más específicamente, el tipo de toque y la estimulación que creaban sensaciones que le resultaron muy excitantes; y después de experimentar bastante y de forma divertida, tuvo un orgasmo durante el sexo oral. El sexo entonces se hizo más frecuente y mutuamente divertido y satisfactorio.

¿Qué hay de Gabriela y su esposo? Llegaron para recibir terapia y se les hicieron varias preguntas médicas durante la evaluación. Cuando ella describió su dolor, se le sugirió que viera a un especialista en medicina sexual, ya que era posible que tuviera vestibulodinia inducida por hormonas (dolor en el vestíbulo de la vulva, los tejidos que inmediatamente rodean la abertura vaginal). Mientras ella y su esposo buscaban atención médica, continuaron participando de la terapia sexual sobre aquellos asuntos de su relación sexual que se habían vuelto problemáticos. Gabriela efectivamente recibió el diagnóstico que se sospechaba, ya que los especialistas en medicina sexual encontraron una inflamación severa en las cuatro glándulas que rodean el vestíbulo y una respuesta de dolor intenso. Sus análisis de sangre también revelaron niveles hormonales problemáticos, y se le recetaron tratamientos hormonales, incluida la testosterona. Al proceso de la terapia sexual de pareja, se incorporó su proceso de atención médica, que también incluía la terapia del suelo pélvico. Al final de la terapia, Gabriela experimentaba relaciones sexuales sin dolor, ella y su esposo habían superado los conflictos en su relación sexual, y habían logrado una renovación en la pasión relacional y sexual de su matrimonio.

¿Cómo les va a Angela y Juan? Juan y Angela pudieron hablar sobre las incomodidades de él con la idea de tocar la vulva de Angela, y juntos idearon varias opciones. Comenzaron a bañarse juntos y divertirse sensualmente mientras jugaban en la ducha. Compraron una serie de lubricantes con sabor y una lata de crema chantillí. Disfrutaron de usarlos para explorar la vulva, aunque a veces las cosas se pusieron un poco pegajosas. Con el tiempo y luego de mucha experimentación, Juan también aprendió a combinar la estimulación oral de los senos de Angela mientras usaba un lubricante en sus dedos para estimular su clítoris y labios vaginales. Esto llevó al primer orgasmo de Angela. También ella tuvo que lidiar con sus miedos sobre la penetración y aprendió ejercicios de relajación progresiva para usarlos cuando se ponía tensa durante los intentos de tener relaciones sexuales. Con paciencia y mucha exploración divertida, pudieron lograr el coito y los orgasmos mutuos.

¿Y qué hay de Carmen y Tomás? Carmen fue a ver a un especialista en medicina sexual y descubrió que sus niveles de testosterona libre eran muy bajos y que los tejidos de sus labios vaginales eran extremadamente rojos e inflamados. En consulta con su oncólogo y su especialista en medicina sexual, se determinó que ciertas terapias hormonales eran seguras. Carmen y Tomás recibieron terapia para ayudarlos a comunicarse abiertamente y con amor sobre las frustraciones que habían sentido con su vida sexual. También aprendieron a encontrar maneras de disfrutar nuevamente el tocarse de modo cariñoso, cálido y afectuoso, ya que casi todo el tacto se había vuelto doloroso para Carmen durante su tratamiento y recuperación. Después de un período de abstinencia sexual durante el inicio de la terapia, pudieron realizar una estimulación oral y manual mutua que condujo al orgasmo. Después de un tiempo de tratamiento médico, junto con el uso de aceite de coco, pudieron tener relaciones sexuales sin dolor.

EJERCICIOS

A continuación, se incluyen varios ejercicios para comprender tu cuerpo, identificar cualquier área donde el contacto físico sea incómodo o doloroso y explorar el contacto sexual agradable que puede llevar al orgasmo en las mujeres.

EJERCICIO SEXUAL 1: APRENDIENDO SOBRE TU CUERPO SEXUAL

* El siguiente ejercicio es exclusivamente para la esposa; su propósito es

comprender cómo Dios ha formado las partes sexuales externas de su cuerpo. El objetivo del ejercicio no es la autoestimulación ni el orgasmo, sino poder ver y explorar cada parte de los tejidos vulvares y descubrir cómo responde cada parte al tacto.

1. Haz una copia del diagrama de la vulva del capítulo doce, "La fisiología del sexo".
2. Reserva un tiempo para estar a solas en tu habitación, sin distracciones de los hijos o del esposo.
3. Encuentra un lugar cómodo en tu habitación. Lleva contigo un espejo de mano que sea grande, la copia del diagrama de la vulva y un envase de lubricante.
4. Al comenzar la exploración genital, primero practica usando los dedos de la mano para tocar suavemente la otra mano y el antebrazo. Observa cómo responden los nervios que se encuentran debajo de la piel al pasar las puntas de los dedos sobre la piel de la mano y el antebrazo. Utiliza esta misma exploración suave para los pasos que figuran a continuación.
5. Quítate la ropa por completo o de la cintura para abajo. Usando el espejo de mano, inclina el espejo para que puedas ver tu vulva claramente. Al mirar en el espejo el reflejo de tu vulva, compara lo que está viendo con el diagrama, observando cómo tu propia vulva puede ser igual o diferente de lo que ves en la imagen. Con tus dedos, identifica cada parte de tu vulva: el clítoris, el monte del pubis, los labios menores (labium minus en el diagrama), los labios mayores (labium majus), la uretra (orificio uretral), el vestíbulo de la vagina (vestíbulo), la vagina (orificio vaginal) y el perineo (rafe perineal).
6. Usando lubricante en tus dedos, explora los tejidos de tu vulva. Observa las sensaciones que sientes al tocar cada parte. Toma nota de dónde eres especialmente sensible. Explora suavemente la abertura de tu vagina, sus labios externos e internos y su clítoris. Desliza tus dedos dentro de tu vagina para explorar las sensaciones internas. Explora el clítoris utilizando diferentes niveles de contacto, tanto directamente sobre el clítoris como a su

alrededor, para identificar los diversos puntos que son sensibles. Es posible que debas dar con cuidado un pequeño empujón al capuchón que está sobre el clítoris para poder verlo. Explora tu monte de pubis. Pasa el dedo por los labios internos y alrededor del tejido entre la vagina y el ano, el perineo. Nota dónde el tacto es placentero. También presta atención a cualquier área donde el tacto sea incómodo.

7. Al hacer este ejercicio, recuerda que estás hecha de manera maravillosa y asombrosa (Salmo 139; lee el ejercicio 2 de Imagen corporal en el capítulo diez, "La imagen corporal y la sexualidad"). Tómate un tiempo después del ejercicio para respirar y relajarte.

EJERCICIO SEXUAL 2: UNA INSPECCIÓN QUE VA DE LO SENSUAL A LO SEXUAL

Este ejercicio es muy similar al ejercicio en el capítulo trece, "Explorando el contacto físico sensual", aunque en este ejercicio la única persona que es tocada es la esposa. La inspección suele ser muy importante para las mujeres que han experimentado dolor sexual, con el fin de descubrir lo que es placentero en el contacto sexual y lo que es incómodo o doloroso. Este ejercicio puede usarse durante el período de abstinencia sexual, como se describió anteriormente, cuando una mujer recibe tratamiento por dolor sexual o después de que el dolor se haya resuelto.

Antes de comenzar, lee completamente las instrucciones que figuran a continuación. Este ejercicio se realiza sin ropa o con ropa muy ligera, habiendo discutido si las prendas de vestir se moverán o se quitarán. Los tres niveles de este ejercicio son para explorar el contacto físico sexual *sin llevar al orgasmo.*

1. La esposa descansa en la cama, alternando entre estar boca abajo y luego boca arriba, según lo desee.

2. **Nivel 3:** El "inspector", el esposo, toca suavemente varias zonas en todas las partes del cuerpo de su esposa que se considerarían zona erógena 3: piernas, brazos, espalda, hombros, manos, cabeza, etc.

3. La esposa entonces, en respuesta a los toques de su esposo,

le comunica, usando números, el nivel en que la sensación es deseable o desagradable. La respuesta podría ser algo como "más uno" o "menos dos". El rango va desde "más tres" hasta "menos tres" de modo que decir "cero" indicaría una respuesta neutral, decir "más uno" expresaría que disfrutas un poco ese contacto físico, decir "más dos" comunicaría que te gusta bastante, mientras que decir "más tres" sería como decir: "¡Oh, guau, eso es realmente fabuloso!". El número más alto que se da a las respuestas "menos" indicaría que el contacto físico es lo más desagradable o lo más incómodo.

4. **Nivel 2:** El esposo, entonces, con el mismo toque suave, comienza a explorar varias zonas del cuerpo de su esposa que se considerarían zona erógena 2: las partes sensuales del cuerpo, tales como los muslos internos, las nalgas, la espalda baja, el cuello, las orejas, la parte interna de los brazos, el estómago, etc.

5. La esposa nuevamente comunica, usando números, el nivel en que la sensación es deseable o desagradable.

6. **Nivel 1:** con la esposa recostada sobre su espalda, el esposo, entonces, con el permiso de ella, comienza a tocar suavemente las áreas genitales del cuerpo de su esposa que serían consideradas como la zona erógena 1, incluyendo los senos y la vulva: los pezones, todo el seno, el clítoris, los labios (mayores y menores), el perineo, el vestíbulo (la entrada a la vagina) y dentro de la vagina.

** El contacto físico de los tejidos vaginales debe incluir el uso de lubricante, ya sea natural o artificial. Dicho contacto podría comenzar suavemente, usando los dedos secos, no lubricados, para explorar las sensaciones del tacto con los dedos ligeros y secos hacia el pecho y hacia el monte del pubis, seguido por el toque con los dedos lubricados hasta el resto de la vulva.

7. La esposa nuevamente comunica, usando números, el nivel en que la sensación es placentera o no placentera. Si alguno de estos toques causa dolor, detente o modera el toque. Fíjate en las áreas que te causan dolor y coméntaselo a tu médico.

8. A lo largo del ejercicio, el esposo puede hacer su exploración usando diferentes tipos de toques, desde algunos suaves hasta caricias más firmes, circulares y de un lado para el otro. Asegúrate de prestar mucha atención para que puedas tener un mapa claro en tu mente acerca del cuerpo de tu pareja y, especialmente, de las respuestas de tu esposa al contacto genital. Recuerda que lo que es placentero para una mujer en cierto momento, puede variar radicalmente la próxima vez.

9. Acuéstense juntos después de la inspección, abrazándose afectuosamente, compartiendo sus experiencias y expresándose mutuas palabras alentadoras y amorosas de aprecio.

EJERCICIO SEXUAL 3: HACIENDO QUE SE ENCIENDAN LOS MOTORES

Hagan el siguiente ejercicio para explorar el tipo de contacto sexual que puede llevar a la esposa al orgasmo. Lee todas las instrucciones antes de comenzar. Crea un ambiente sensual con velas y música. Tómense una ducha, enjabónense y séquense el uno al otro.

1. **Para el esposo**: estando los dos sin ropa, dale a tu esposa una caricia de cuerpo entero. Comienza por tenerla acostada boca abajo y usa tus manos, labios y lengua, así como lociones y aceites.

2. Haz que tu esposa se ponga de espaldas. Continúe dándole una caricia de cuerpo completo, prestando especial atención a todas las áreas que has aprendido que son donde ella disfruta del contacto físico sensual (consulta el capítulo trece, "Explorando el contacto físico sensual").

3. Después de un tiempo de tocar todo el cuerpo, cuando ella dice que está lista, comienza a incluir las caricias y estímulos de sus senos, pezones y vulva. Alterna entre usar tus manos, dedos, lengua y labios. Sigue las instrucciones sobre cuán firme tocarla y qué tipo de toque ella prefiere. Cuando acaricies su vulva, si la lubricación natural no es suficiente para un juego genital cómodo, usa una gran cantidad de lubricante para los labios, la vagina y el clítoris.

4. **Para la esposa**: es importante que le comuniques a tu esposo el nivel de presión que te gusta, qué tipo de toque prefieres y si quieres que sea más rápido o más lento, más suave o más firme. Dile verbalmente a dónde quieres que vaya. Mueve su mano a las áreas en las que te gustaría que se concentrara. Muéstrale con tu mano el tipo de presión que te gustaría y el tipo de movimiento que prefieres. Usa las habilidades de comunicación que aprendiste durante los masajes de manos, antebrazos, pies y pantorrillas en ejercicios anteriores.

5. En este ejercicio, está bien si prosiguen con el orgasmo. Sin embargo, recuerda que este es un momento de exploración y que puede disfrutarse sexualmente incluso si no alcanzas el orgasmo. Ten en cuenta que agregar la posibilidad de orgasmo puede añadir un nivel de ansiedad. Recuerda que las mujeres tardan más en alcanzar el orgasmo. Es importante solo explorar y no preocuparse por la cantidad de tiempo o el nivel de fatiga posible de su esposo. Comuníquense al respecto a lo largo del ejercicio. Si tu nivel de ansiedad llega a un punto que te resulta incómodo, puedes interrumpir el ejercicio y volver a hacerlo más tarde o solicitar tener intimidad de otra manera (un masaje de pies, hablar, ver un espectáculo juntos mientras se acurrucan, etc.).

6. Si el uso de un vibrador es una opción y algo que deseas explorar, incluye experimentar diferentes niveles de vibración y estimulación en toda la vulva, y específicamente en el clítoris.

7. **Para el marido**: Combina la estimulación de ambos senos y la vulva simultáneamente, con las manos en los senos y la boca en la vulva, o la boca en los senos y las manos y los dedos en la vulva. Sigue la dirección verbal o de las manos de tu esposa para saber dónde le gustaría a ella tener tus labios, boca, lengua y dedos. Si usas el vibrador, déjala que te diga si quiere que sostengas el vibrador o si ella quiere sostenerlo. Sigue su dirección sobre dónde colocarlo y qué nivel de vibración utilizar.

8. Después de un período de disfrutar de la estimulación sexual, o después del orgasmo, terminen con unos momentos de abrazarse y compartir sobre lo que ambos disfrutaron.

EJERCICIO SEXUAL 4: DECIR FRASES Y REPETIR

*Este ejercicio de decir frases y repetir les brinda la oportunidad de compartir y reflexionar sobre las inquietudes, preocupaciones y temores relacionados con los desafíos que están teniendo en cuanto al funcionamiento sexual.

Cada una de las siguientes frases son sobre los *desafíos que están teniendo con el funcionamiento sexual.* Como se explicó antes, tomen la misma posición de sentarse en dos sillas, una frente a la otra, cogidos de las manos y mirándose mientras hablan. Decidan quién comenzará primero. Quien vaya primero comienza con la primera frase y completa la oración. El cónyuge repite. Luego, el cónyuge que es segundo también comienza diciendo la primera frase y el cónyuge que fue el primero ahora es quien repite la oración. Hagan así para cada frase.

1. "Algo de lo que me he sentido desanimado es _____".
2. "Algo que me asusta es _____".
3. "Me ha avergonzado que _____".
4. "Tengo la esperanza de que _____".
5. "Algo que me he preguntado si lo has pensado es _____".
6. "A fin de trabajar/lidiar con esto, me pregunto si estarías dispuesto a _____".
7. "Me he preguntado si te has sentido _____ acerca de este problema".
8. "Me preocupa que puedas _____".
9. "Me preocupo por _____".
10. "Algo que haces que puede hacer más difícil este desafío es _____".
11. "Algo que has hecho que me ha ayudado es _____".

Después de realizar este ejercicio, pregúntense:

12. "¿Hay algo que dije de lo cual quisieras preguntarme o que te explicara?"

17

SUPERANDO LOS DESAFÍOS RELACIONADOS A UN BAJO NIVEL DE DESEO Y EXCITACIÓN SEXUAL

Guillermo y Sandra han estado casados por cinco años. Sandra llegó virgen a su matrimonio y había estado esperando ansiosamente disfrutar de una relación sexual con Guillermo. Aunque su luna de miel fue divertida, y el sexo fue bueno en los primeros meses de su matrimonio, a partir de allí, Guillermo rara vez tuvo la iniciativa para el sexo, y Sandra se puso triste y, a veces, enojada por su falta de intimidad. Guillermo dice que nunca pensó mucho en el sexo y, cuando está cansado, tiene poco interés en tener relaciones sexuales.

César e Isa han estado casados por más de veinte años y rara vez tienen relaciones sexuales. César expresa que ama a su esposa, pero a menudo se siente herido ante la frecuencia con que ella lo rechaza sexualmente. Isa comparte que, al principio de su matrimonio, el sexo estaba bien, pero que incluso en ese entonces ella no tenía verdaderamente ganas de tener sexo. Desde entonces, ella se ha sentido poco automotivada para tener relaciones sexuales con César. Durante la mayor parte de su matrimonio, César es quien ha tenido la iniciativa para el sexo, y la respuesta de Isa muchas veces ha sido más por obligación y realizada dando un profundo suspiro de resignación.

Armando y Naíra han estado casados por ocho años y tienen una familia que frecuentemente anda muy ocupada con tres niños pequeños que atender. Son mejores amigos y realmente disfrutan estar casados. Su vida sexual siempre fue muy placentera, pero en los últimos años, Naíra pasa meses sin el deseo de tener relaciones sexuales. Han seguido teniendo relaciones con regularidad, pero Naíra tiene poco entusiasmo por ello, experimenta cierta incomodidad e incluso cuando Armando intenta llevarla al orgasmo, no siente ninguna excitación física. Ella expresa que con frecuencia se siente cansada, y desde que tuvieron su segundo hijo, le ha resultado difícil relajarse y divertirse sexualmente con su esposo.

El deseo sexual es una idea bastante difícil de alcanzar. ¿Será deseo la sensación de querer tener relaciones sexuales, o la sensación fisiológica de la excitación o el pensar y fantasear con tener sexo? ¿Se tratará de un impulso que conduce a la liberación sexual o será simplemente una necesidad de cercanía e intimidad? ¿Será el deseo de tener un orgasmo? La respuesta depende de a quién se le pregunte. El deseo sexual tiene diferentes nombres: libido, atracción, instinto, apetito, lujuria, ansia, etc. La excitación sexual es un poco más fácil de etiquetar, como suele describírsele en términos relacionados con ciertas sensaciones físicas, especialmente en los genitales: palpitaciones, latidos, erección, hormigueo, agitación, calor, etc. La excitación sexual muchas veces está relacionada con sentimientos positivos acerca de esas sensaciones y los pensamientos sexuales que los acompañan. Por otro lado, la falta de deseo sexual definitivamente causa un nivel significativo de confusión, dolor y frustración para muchas personas y parejas. En este capítulo, definiremos el deseo y la excitación, describiremos los problemas que surgen en algunas parejas cuando el deseo y la excitación son bajos, y compartiremos diferentes formas en que una pareja puede aprender a responder a estos desafíos.

EL DESEO

Cuando los médicos preguntan a los pacientes sobre sus vidas sexuales, el bajo deseo sexual es una de las mayores quejas que se comparten y a la vez uno de los principales trastornos sexuales reportados en la investigación. También es uno de los desafíos más difíciles de tratar en la terapia sexual. La FDA (por sus siglas en inglés Food and Drug Administration [administración de alimentos y medicamentos]) aprobó recientemente la primera medicación sexual para mujeres, flibanserina, un tratamiento farmacológico para el bajo nivel de deseo sexual en mujeres premenopáusicas. Puede que el lanzamiento de este medicamento aumente el número de conversaciones entre el paciente y el médico sobre la calidad de las relaciones sexuales y, muy probablemente, será motivo de algunas muy interesantes conversaciones en las fiestas. El bajo deseo sexual masculino ha sido tratado de muchas maneras diferentes, como veremos más adelante.

Algunos cuestionan si el bajo deseo sexual debe ser considerado como un trastorno. De acuerdo con el manual de diagnóstico utilizado por los profesionales de la salud mental,[1] el trastorno de bajo deseo sexual (deseo sexual hipoactivo masculino para los hombres y el trastorno de interés/excitación sexual femenino en las mujeres) incluye una disminución o ausencia de pensamientos sexuales, fantasías o deseos de actividad sexual. Para las mujeres, el diagnóstico también incluye la falta de iniciativa o receptividad, poca excitación o placer durante el sexo, y una falta de interés, excitación o respuesta física a las señales sexuales internas (pensamientos y sentimientos) o externas (escritas, visuales o verbales). Hay una discusión abierta en la comunidad de salud sexual respecto a si la causa del bajo deseo es biológica, relacional o psicológica. En realidad, muchas veces se trata de una combinación de varias cosas, como la ira y la desconexión en el matrimonio, la imagen corporal negativa, el abuso sexual, los problemas biológicos y médicos, las creencias espirituales, los desafíos psicológicos y el estilo de vida.

Cuando hay problemas en la relación en general, tales como la amargura y los conflictos, puede ser difícil para alguien desear el sexo. No es de sorprender que los sentimientos de ira, o el hecho de que a alguien se le hable o grite con ira, pueden disminuir el deseo sexual. La desconexión general en el matrimonio también puede matar el interés sexual. Los conflictos no resueltos reducen el deseo y la excitación sexual, debilitando la experiencia de intimidad y satisfacción sexual de una pareja.[2] Los desafíos con la imagen corporal —sobre todo en el caso de las mujeres, aunque en cierto grado también para los hombres—puede asimismo afectar el deseo sexual, la iniciativa sexual, la frecuencia de las relaciones sexuales y cuán atractiva a nivel sexual se siente una persona.[3] Los hombres y las mujeres que han experimentado cambios en sus cuerpos debido a cirugías o enfermedades también pueden tener problemas con el deseo y la excitación relacionados a cómo se sienten con respecto a su apariencia física.

El bajo deseo también puede ser influenciado por el mundo en el que hemos sido criados, así como por el historial de experiencias sexuales que tenemos. La crianza religiosa se ha asociado con la evitación sexual y un deseo sexual más bajo.[4] Se ha reportado que el miedo a la intimidad disminuye el deseo sexual.[5] El deseo también puede verse afectado por un trauma sexual, como el abuso sexual, la violación y otras agresiones sexuales.[6]

Puede ser importante descartar causas biológicas para el bajo deseo sexual, tales como enfermedades, dolencias o deficiencias hormonales, temas que trataremos con más detalle a continuación. El mismo proceso puede ser necesario para descartar o identificar los factores psicológicos que influyen en el deseo. Obtener ayuda para enfrentar la depresión y la ansiedad, por ejemplo, puede tener un impacto positivo en los niveles de deseo. Sin embargo, ciertos medicamentos para la depresión pueden disminuir el deseo sexual y la excitación. Si sospechas que tus medicamentos pueden estar causando que tengas un bajo deseo sexual, puede ser de ayuda hablar con un médico acerca de variar el nivel de medicación o cambiar de medicamentos.

Las expectativas de que tu cónyuge sienta deseos sexuales en medio de la vida diaria pueden haberte ocasionado conflictos en tu matrimonio. Sin embargo, existen diferentes creencias acerca de dónde debería ocurrir el deseo en el ciclo de respuesta sexual (los componentes del ciclo de respuesta sexual están cubiertos en el capítulo doce, "La fisiología del sexo"). Algunos especialistas creen que, si las cosas van bien en la relación de pareja, es relativamente automático que las personas sientan deseos sexuales antes de tener relaciones. Otros piensan que muchas personas no pueden experimentar el deseo sexual antes de tener relaciones sexuales, por una serie de razones que son entendibles.

Si esta es la experiencia que tú y tu pareja tienen, te sentirás aliviado al escuchar que es posible que el deseo no siempre llegue antes de tener relaciones sexuales, y que el bajo deseo sexual no es algo tan raro. Rosemary Basson, especialista en medicina sexual,[7] ha demostrado que muchas mujeres y algunos hombres experimentan el deseo de manera *reactiva* (consulta la tabla de abajo). Cuando existe la voluntad de involucrarse sexualmente y los estímulos sexuales comienzan en un contexto apropiado, el deseo se pone en marcha; este es un deseo reactivo. Esto significa que el deseo puede no necesariamente suceder antes de que haya comenzado la estimulación sensual y sexual, y que el deseo puede verse grandemente afectado por la atmósfera de la relación en general y las circunstancias inmediatas.

Las mujeres a menudo dicen que no sienten deseos sexuales durante la rutina de su vida cotidiana. Pero cuando las cosas van bien en la relación, y comienzan a participar en el jugueteo sexual previo, desean continuar y tener un orgasmo. En una relación matrimonial saludable, no necesariamente tienes que esperar a que aparezca el deseo para tener relaciones sexuales. En vez de ello, puedes poner en práctica diferentes cosas que fomentan el deseo a medida que pasan tiempo juntos sexualmente. Basson insistía en que el deseo y el funcionamiento sexual saludable deben incluir sentimientos de confianza, intimidad, respeto y placer, así como el contacto sexual afectivo, una comunicación satisfactoria y seguridad en la relación para ser vulnerables.[8]

También en nuestra experiencia, muchas mujeres y algunos hombres describen su deseo como un deseo de respuesta. Las mujeres y sus esposos han expresado un completo alivio cuando se les explica esto. En general, las mujeres con un bajo deseo tienden a preguntarse: "¿Qué pasa conmigo?" cuando sienten que no tienen una libido sexual o que no sienten deseos sexuales durante toda la semana. Sus esposos, con frecuencia, expresan que se sienten no deseados porque sus esposas no expresan deseo o interés sexual. Explorar las ideas mencionadas arriba les ayuda a liberar esa vergüenza que está fuera de lugar, ya que aprenden que las mujeres (u hombres) pueden no experimentar el deseo sexual antes de tener relaciones sexuales, especialmente aquellas en edad fértil, las que tienen enfermedades físicas y las que experimentan altos

Ciclo de respuesta sexual

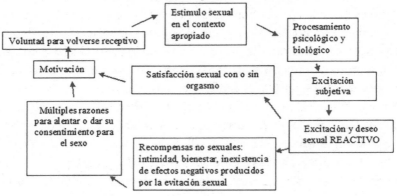

niveles de estrés. También ayuda a los hombres a comprender que sus esposas todavía pueden sentirse atraídas por ellos y amarlos, aunque no necesariamente piensan mucho en tener relaciones sexuales.

Cuando un hombre no experimenta mucho (o ningún) deseo antes de tener relaciones sexuales, esto puede generar desafíos en múltiples niveles, sobre todo porque la sociedad dice: "Todos los hombres quieren sexo". La esposa de un hombre con bajo deseo sexual muchas veces siente que, si él no quiere tener relaciones sexuales con tanta frecuencia como el hombre promedio, es porque él no debe sentirse atraído hacia ella. Ella se pregunta si hay algo malo en él o si él está satisfaciendo sus necesidades sexuales en otro lugar. Un hombre puede preguntarse si su bajo deseo significa que hay algo malo en él. La realidad es que puede ser que él simplemente tenga un bajo deseo sexual de manera innata. También es posible que haya factores biológicos que afecten sus niveles de deseo. Por ejemplo, el hipogonadismo masculino (determinado por baja secreción de hormonas o producción de espermatozoides desde los testículos) se identifica con un bajo deseo sexual, al igual que otros problemas de salud, como se explica a continuación. Masturbarse y/o consumir pornografía repetidamente también puede tener un efecto negativo en la libido, como se discutió en el capítulo once.

Reducir la ansiedad y la frustración de que el esposo tenga un menor deseo sexual puede liberar a una pareja para lograr hacer cambios que los sanen. El ciclo de culpabilizarse, ponerse a la defensiva y acusar comienza a disiparse cuando la esposa se da cuenta de que el bajo deseo de su cónyuge podría ser biológico o innato. A medida que él comienza a tener más iniciativa a nivel sexual, en lugar de esperar hasta que el deseo se ponga en marcha, su esposa puede encontrar tranquilidad.

EXCITACIÓN

La excitación generalmente se considera el estado fisiológico de una mayor conciencia de las sensaciones y respuestas sexuales. Como se explica en el capítulo doce, las etapas del ciclo de respuesta sexual incluyen el deseo, la excitación, el orgasmo y la resolución. La ilustración que se incluye a continuación es una representación sobre las diferencias entre la excitación masculina y femenina, donde la masculina es representada como un botón y la femenina como múltiples botones y diales diferentes. Esta ilustración humorística muestra la opinión común de que se necesita un nivel de estimulación relativamente simple para excitar a un hombre y, en cambio, un número bastante complicado de pasos para excitar a una mujer.

Un esposo siente una gran sensación de logro cuando descubre exactamente qué es lo que le da placer a su esposa y qué la lleva al orgasmo. Por otro lado, puede que él experimente una gran sensación de frustración cuando usa exactamente las mismas técnicas la siguiente noche, pero las luces y timbres no se activan.

Si una mujer rara vez experimenta excitación sexual, es posible que no esté recibiendo un nivel de estimulación suficientemente alto. Le podría ser de ayuda recibir orientación sobre cómo fomentar la excitación y cómo mejorar la estimulación de los genitales (véase capítulo dieciséis, "Desafíos sexuales para las mujeres"). Durante la excitación, el cerebro envía señales de "Esto me gusta" a varias partes del cuerpo. Las sensaciones físicas pueden incluir hormigueo, palpitaciones, humedad e inflamación en la vagina y labios, así como respuestas eréctiles en el pene. La capacidad de excitarse físicamente puede verse afectada por algunos de los mismos problemas que afectan al deseo, tales como enfermedades físicas, medicamentos, problemas en la relación matrimonial, problemas laborales, problemas con los niños, preocupaciones y estrés.

Algunas personas se excitan con pensamientos o imágenes. Otros necesitan mucho contacto físico sensual e íntimo para comenzar a sentirse excitados (caricias, besos, ser tocados en áreas más íntimas del cuerpo). Algunos, sin embargo, aunque disfrutan de esas sensaciones, no necesariamente comienzan a sentir el hormigueo y el latido de la excitación hasta que son tocados en sus genitales. Como se mencionó en el capítulo sobre la fisiología sexual, el clítoris femenino es algo más que simplemente la cabeza del tamaño de un guisante que sobresale de la vulva justo por encima de la vagina y la uretra. El clítoris tiene piernas que se extienden hacia abajo alrededor de la vagina. Para que la mayoría de las mujeres experimenten un aumento en la excitación, generalmente debe haber un aumento en el tipo y la cantidad de estimulación al clítoris, tanto en la cabeza como alrededor de las piernas, o crura. La excitación también suele ser mayor para las mujeres cuando se estimulan los senos y el clítoris al mismo tiempo. Consulta el capítulo catorce, "Explorando el contacto físico sexual", para obtener más información sobre este nivel de contacto.

Para muchos hombres, la excitación se alcanza rápida y fácilmente. Sin embargo, otros, quienes tienen problemas con la excitación o la erección, pueden no excitarse con simples pensamientos o con ser tocados. Algunos pueden necesitar un tiempo prolongado de contacto físico sensual y sexual para dejar que aparezca la excitación en los tejidos del pene. A medida que los hombres envejecen, la excitación espontánea, sin contacto físico directo, puede ocurrir cada vez menos. Podrían necesitar de más tiempo, de más caricias, más estimulación oral y/o movimientos vigorosos para excitarse y lograr la erección. Cuando una mujer hace lo que es necesario para su esposo, en dicho aspecto, es una expresión de su amor.

DESAFÍOS MÉDICOS RELACIONADOS AL BAJO NIVEL DE EXCITACIÓN Y DESEO

Un reducido deseo sexual se ha asociado con una serie de problemas médicos que incluyen enfermedades, cirugías, medicamentos y síndromes crónicos. Las personas con insuficiencia renal crónica, dolor crónico, diabetes e hipogonadismo experimentan bajo deseo. La

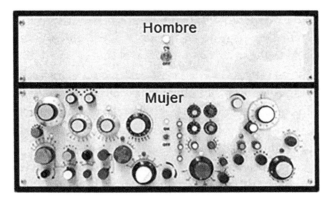

Diferencias en la excitación entre hombres y mujeres

reducción de la excitación sexual se asocia con fluctuaciones del azúcar en la sangre en relación con la diabetes y las enfermedades hipotalámicas e hipofisarias. Se ha descubierto que las enfermedades crónicas conducen a la depresión y la fatiga, las que afectan la actividad sexual, así como a una energía y movilidad reducidas que afectan la capacidad de abrazar, acariciar y dar placer a una pareja.[9]

La frecuencia del sexo y el deseo sexual también disminuyen a medida que aumenta la edad para hombres y mujeres.[10] Las mujeres mayores que experimentan un menor deseo sexual también pueden tener mayores dificultades para alcanzar el orgasmo. Esto puede deberse al nivel de incomodidad que experimentan durante el sexo causado por los cambios físicos de la menopausia.[11] En tales circunstancias, el hombre y la mujer tienen la oportunidad de conectarse aún más estrechamente al mostrar autocontrol, paciencia y una disposición para servir de la manera que mejor beneficie al otro.

Los tratamientos para la salud mental y los problemas médicos pueden influir en los niveles de deseo y excitación, incluida la terapia de privación de andrógenos para el cáncer de próstata, la quimioterapia para el cáncer de mama que causa insuficiencia ovárica, la quimioterapia que conduce a la insuficiencia testicular y el uso de medicamentos narcóticos o medicamentos para la depresión como los ISRS.[12]

TRATAMIENTO

Existe una variedad de tratamientos farmacéuticos que se han utilizado ante un nivel bajo de excitación y deseo en las mujeres, como bremelanotida (o flibanserina) e Intrinsa, el cual es un andrógeno transdérmico para las mujeres. El deseo y la excitación bajos en los hombres a veces se tratan con un inhibidor de la PDE5, como Viagra, Cialis o Levitra. Estos medicamentos están etiquetados como no activadores, a menos que un hombre ya esté experimentando el deseo. Sin embargo, para algunos hombres, lograr un cierto nivel de erección y sentir su excitación corporal los lleva a sentir mayores deseos de tener sexo y orgasmos, así como de tener un orgasmo más placentero. Esto, a su vez, conduce a un mayor deseo de futuras actividades sexuales. Las mujeres también han sido tratadas con inhibidores de la PDE5, con un limitado éxito. Se ha demostrado que los tratamientos con testosterona aumentan la motivación para el sexo y las sensaciones de excitación para hombres y mujeres, aunque los resultados de las investigaciones varían significativamente en cuanto a la efectividad de la testosterona para aumentar el deseo. Lo mismo puede decirse de los remedios herbales como Arginmax o Zestra. Una pequeña cantidad de datos sugiere que las mujeres que tomaron dichos remedios tuvieron un mayor deseo sexual. Recuerda, si necesitas usar un medicamento o suplemento, debes saber que esto no te hace menos que otras personas. El uso de las herramientas disponibles para resolver problemas demuestra humildad y tu compromiso hacia tu pareja. Al hacerlo, estás honrando el maravilloso diseño sexual y hormonal que Dios instituyó.

Dado que ciertos medicamentos para la depresión tienen efectos secundarios sexuales, como los ISRS, entre ellos Paxil o Prozac, cambiar a Wellbutrin o disminuir el nivel de un ISRS puede tener un efecto en los niveles de deseo. Dejar de tomar estos medicamentos puede aumentar los sentimientos de deseo y excitación, pero esto solo debe hacerse bajo supervisión médica. Los cambios en el estilo de vida, tales como aumentar el ejercicio, disminuir los niveles de estrés y mejorar la comunicación, también pueden tener un efecto en los niveles de deseo y excitación. Y ciertas opciones adoptadas en cuanto al estilo de vida, como fumar y beber, a su vez tienen un efecto negativo en el deseo sexual. Por ello, hacer cambios en estas áreas puede tener un considerable impacto en el funcionamiento sexual.

Algunas personas casadas y parejas buscan terapia sexual para tratar la falta de deseo y la excitación. En el estudio de investigación de Jennifer, las parejas que completaron la terapia experimentaron un mayor deseo de intimidad emocional. Para ellos, el proceso mismo de curación fue terapéutico. Las parejas también experimentaron mayor intimidad no sexual (por ejemplo, contacto físico cariñoso, comunicación verbal íntima) y comenzaron a tener más iniciativa a nivel sexual. Las mujeres en el estudio, incluidas las diagnosticadas con bajo deseo o excitación sexual, experimentaron una mejora significativa en su satisfacción sexual y funcionamiento sexual e informaron de un aumento en los niveles de deseo y excitación. Los hombres en el estudio que experimentaron disfunción eréctil que había afectado su nivel de deseo sexual mostraron un cambio en sus niveles de deseo y su funcionamiento sexual. Este tipo de cambios evidencian los abundantes beneficios que puedes obtener al buscar ayuda profesional.

"SOPLEN EN MI JARDÍN" (CANTARES 4:16)

Además de consultar sobre problemas médicos o psicológicos o buscar otra ayuda profesional, las parejas pueden trabajar en las áreas de su relación que pueden estar influyendo en el nivel de deseo y excitación que experimentan. Las parejas pueden hablar y explorar formas de añadir romance a su relación y los momentos sexuales que comparten. El simple hecho de cambiar la atmósfera y las circunstancias en que se produce el sexo puede marcar la diferencia, razón por la cual relaciones sexuales mientras están de vacaciones puede ser tan placentero. Ningún horario y abundante descanso pueden tener la suficiente influencia en los niveles de deseo y la capacidad de relajarse como para estar excitado. Trabajar en todas las áreas ya sugeridas en los capítulos anteriores también puede tener un importante impacto en el deseo y la excitación: tratar los conflictos, pasar tiempo juntos divirtiéndose, hablar más y tener conversaciones más íntimas, tener más contacto físico, mostrar más afecto, y participar del juego sensual en un mayor grado.

Para algunos cristianos, hay una serie de cosas que pueden marcar la diferencia en la cantidad de sexo que tienen en mente y el nivel de deseo que sienten respecto a practicar el sexo. Uno de los marcadores del bajo deseo sexual es no pasar el tiempo pensando en el sexo. Para algunas personas, darse permiso para pensar sobre el sexo puede ser un aspecto bastante importante para fomentar el deseo. Para los seguidores de Jesús, puede sentirse como algo malo o incorrecto pensar en el sexo o fantasear. ¿Acaso fantasear sobre el sexo no es lujuria, y eso no es un pecado? Bíblicamente, sabemos que el deseo por el esposo o la esposa de otra persona o sobre un hombre o una mujer que no es tu cónyuge es pecado (Mateo 5:28; Éxodo 20:17). Sin embargo, las Escrituras aquí hablan sobre cometer adulterio, tener relaciones sexuales con alguien con quien no estás casado. La palabra usada en Mateo es "lujuria", o *epitumeo*, que en griego significa deseo, anhelo y ansias apasionadas. En la escritura de Éxodo, la palabra para "codiciar", *chamad* en hebreo, significa desear y sentir placer con algo. En Mateo, Jesús está diciendo que si incluso tienes esos sentimientos por alguien que no es tu cónyuge, entonces estás cometiendo adulterio en tu corazón. De hecho, estás teniendo relaciones sexuales adúlteras en tu corazón, aunque físicamente no lo estás haciendo. En Éxodo, Moisés está diciendo que rompemos los mandamientos de Dios cuando codiciamos a un cónyuge ajeno.

Sabemos de la lectura de otras escrituras sobre el sexo dentro del matrimonio que *debemos* experimentar esos sentimientos por nuestro cónyuge: deseo, anhelo, ansias apasionadas y placer sexual. Dios quiere que quedemos cautivados el uno por el otro, que estemos embriagados por el amor y el deseo sexual (Proverbios 5:19).

De manera similar, en 1 Corintios 7:9, Pablo dice que los hombres solteros deben casarse en lugar de quemarse de pasión, lo que significa que arder de pasión solo le pertenece al matrimonio. Debemos poner en práctica esa pasión en el matrimonio. En otras palabras, Dios quiere que tomemos esa pasión en llamas y enfocarla en nuestro cónyuge en lugar de dejar que nos lleve a cometer una inmoralidad o a tener relaciones sexuales fuera de la relación matrimonial. Entonces, ¿qué significa todo esto? Dios quiere que el deseo y ansias por lo sexual ocurran dentro de nuestro matrimonio. De hecho, es bueno y espiritual pensar sexualmente en tu cónyuge. Simplemente vuelve a leer los Cantares y encontrarás una imagen clara de la belleza del deseo.

Entonces, ¿cómo se vería esto en la vida de un discípulo de Jesús? ¿Se reproducen en tu mente los encuentros sexuales y divertidos con tu cónyuge? Deberían. Hay tanta basura que Satanás ha puesto en la pantalla del mundo para llenar nuestras mentes con imágenes de sexo que no son espirituales. Tan solo tienes que mirar cualquier programa que hay en la televisión, pasar por los avisos publicitarios en las autopistas, mirar los anuncios que aparecen a un costado de tu página de correo electrónico o mirar los avances de las películas en el cine. Ni siquiera tienes que participar del cibersexo o ver películas pornográficas, simplemente enciende una pantalla o mira un anuncio.

Satanás nos inunda con el tipo incorrecto de imágenes sexuales para que no pensemos en las correctas. *Y hay imágenes sexuales que sí son correctas.* Pensar sexualmente en tu cónyuge, excitarte al pensar en tener relaciones sexuales con tu esposo o esposa, no solo reemplaza las imágenes que Satanás nos arroja, sino que también puede potencialmente encender la llama de la expectativa y la excitación física necesarias.

Dentro de tu trasfondo o formación religiosa, es posible que solo hayas escuchado hablar de pensamientos y sentimientos sexuales en términos negativos. Debido a que los cristianos se enfocan en la abstinencia sexual antes de contraer matrimonio, en la iglesia, muchas veces se habla de la sexualidad en términos de lo que *no* se debe hacer o cómo abstenerse de la lujuria o la masturbación.

Puede ser un desafío para algunos creer que tener pensamientos sexuales cuando piensa en su cónyuge (sentir que su vagina palpita o su pene se vuelve erecto) podría ser algo bueno y correcto. Sin embargo, Dios hizo un trabajo fantástico al crear tu fisiología, incluidas las partes sexuales de tu cuerpo. Qué bendición cuando simplemente pensar en tu cónyuge puede provocar que tengas una respuesta sexual, dada por Dios.

FOMENTAR EL DESEO Y LA EXCITACIÓN

Fantasear intencionalmente sobre tu cónyuge puede ser una forma de aumentar tu nivel de deseo y excitación. Repasar en tu mente los "videos" de la última vez que tu cónyuge te llevó al orgasmo puede hacer que tu cuerpo se estremezca de una manera correcta y justa. Hacerle pequeños gestos a tu cónyuge para coquetearle puede ser excitante para ambos. Puedes sorprender a tu cónyuge, enseñándole rápidamente tus partes íntimas. Puedes acariciar ligeramente sus partes íntimas. Envíense correos electrónicos o textos y luego bórrenlos. Dile a tu cónyuge cómo te sientes atraído hacia él y háblale acerca de sus pies en sandalias (Cantares 7:1) y sus brazos de oro (5:14). Es importante tener en cuenta que uno de los afrodisíacos más grandes para las mujeres es escuchar lo que su esposo admira de ellas (no solo su apariencia o lo sexy que son). Les encanta recibir notas alentadoras o expresiones de afecto. Una esposa se siente apreciada cuando su esposo se lleva a los niños para que ella pueda tener un poco de tiempo libre para sí, o cuando pasa la aspiradora, dobla la ropa y lava los platos. Esos pequeños toques de ayuda doméstica y palabras de aliento, así como ligeras caricias cariñosas, pueden hacer una gran diferencia en cómo ella se siente cuando decides tocarla íntimamente.

Sentirte seguro de cómo te ves puede ayudar muchísimo a abrir las puertas para sentir mayor deseo. Sí, adelgazar o ser más musculoso podría ayudar a tu autoconfianza. Hacer ejercicio para estar en mejor forma hace que algunas personas se sientan más deseables, lo que aumenta su deseo. Sin embargo, para algunos, perseguir ese ideal corporal puede no ser el curso más sabio. En su lugar, considera cómo sentirte seguro acerca de tu cuerpo tal como es (lee el capítulo diez, "La imagen corporal y la sexualidad"). También considera cambiar la atmósfera para ayudar a preparar el camino hacia una mayor excitación: cómo se siente la habitación (temperatura, etc.); los materiales que usas para vestir tu cuerpo; una ducha de limpieza o baño aromático, o lociones sensuales. Algunas mujeres usan lencería o batas femeninas hechas de satén, seda o encaje que las ayudan a sentirse más seguras. Para ellas, el adornar aquellas partes de su cuerpo por las que se sienten avergonzadas con algo hermoso, suave y sexy, las ayuda a sentirse sensuales y excitadas. Otras mujeres se sienten más cómodas y sexys en una camiseta sin mangas de algodón.

Esposos, pregúntenles a sus esposas lo que prefieren que ustedes usen o no usen, especialmente durante el tiempo sensual y sexual juntos. Darse una ducha y oler a limpio puede contribuir en gran medida a influir en el deseo. Hablar abiertamente sobre esto como una pareja puede, por sí solo, ser excitante.

Leer los pasajes eróticos que se encuentran en los Cantares y concentrarse a propósito en las imágenes que Dios ha puesto en su Palabra también puede ayudar a superar las barreras y aumentar el deseo. Considera pasajes tales como Cantares 1:2, 4, 13, 16; 2:6, 9, 16; 3:4; 4:3, 5-6, 11, 12, 16; 5:2-4, 13-14, 16; 6:5-9; 7:7-9. Observa las imágenes eróticas, como quitarse la ropa, el vino que fluye suavemente sobre los labios y los dientes, soplar en el jardín, besar la boca, dormir entre los pechos, subir a la montaña de la mirra, un manantial de aguas vivas, frutos exquisitos y una mano que pasa por la abertura del cerrojo. La amada dice que ella despertó a su amante mientras estaban debajo del manzano (8:5). "Despertado" aquí significa agitado, provocado, excitado y emocionado de amar. ¡Por lo tanto, provóquense completamente! ¡Excítense el uno al otro! Fantaseen, sueñen, imaginen y luego planeen y pónganlo en práctica, sabiendo que Dios es glorificado.

LAS CORRIENTES QUE FLUYEN CONTINUAMENTE

Para que tu relación sexual sea excitante, las corrientes necesitan fluir continuamente. Los términos utilizados tanto en Proverbios como en los Cantares aluden al agua que se refresca constantemente. Proverbios 5:15-18 usa palabras como "corrientes de agua", "manantial" y "fuente". Este pasaje también habla de un pozo, donde el agua debe mantenerse fresca y pura. Los pozos también se usaban como escondites en ciertos relatos bíblicos. Tu lecho matrimonial se beneficiará si se mantiene fresco y puro, y definitivamente puede convertirse en un lugar donde puedan esconderse juntos de las preocupaciones de este mundo. Los escritores de Proverbios y de los Cantares también ilustran sus pensamientos utilizando la idea de una fuente (Proverbios 5:18; Cantares 4:15). Imagina una fuente que fluye en un hermoso jardín, resplandeciente con agua cristalina, rodeada de fragantes flores y exuberante vegetación. Estas imágenes refrescantes de agua que fluyen son lo que Dios usa para describir la sexualidad erótica y espiritual.

Igual como en Proverbios, en los Cantares 4:15, el amante dice de su novia que es un manantial de aguas vivas. La traducción hebrea aquí denota un pozo creado mediante excavación. Es posible que necesites cavar bien hondo para hacer surgir de tu interior nuevas delicias, deseos, pensamientos, ideas, gestos y acciones que te ayuden a construir y aumentar el deseo, manteniendo tu vida sexual fresca y excitante. Hacer de tu vida sexual una corriente de aguas fluidas, una fuente o un pozo refrescante puede necesitar un cambio significativo de las prioridades de tu vida. Si no eres naturalmente creativo, pregunta a otros y considera algunos de los ejercicios que figuran al final de este capítulo.

¿ENTONCES QUÉ PASÓ?

Regresemos a las parejas mencionadas al principio de este capítulo. ¿Cómo fueron las cosas con Guillermo y Sandra? Guillermo tenía un trabajo muy estresante y mucha culpa por sus antecedentes de adicción a la pornografía. Sandra se avergonzaba mucho de su impulso sexual más fuerte y creía que el menor deseo sexual de Guillermo significaba que él no se sentía atraído por ella. Ayudarles a comprender y aceptar sus diferencias en cuanto al deseo fue un primer paso muy importante. También tuvieron que pasar algún tiempo trabajando sobre los sentimientos de vergüenza y culpa asociados con el sexo. Después de que ambos aprendieron a ser más asertivos y expresar abiertamente sus preferencias, temores y expectativas sexuales, pudieron experimentar una menor ansiedad cuando tuvieron relaciones sexuales. Guillermo también tomó algunas decisiones acerca de cómo tomar la iniciativa para tener su tiempo juntos, tanto sensual como sexualmente, incluso cuando los factores estresantes de su trabajo fueran altos. Al final del tratamiento, tenían una confianza mucho mayor en su relación, menor ansiedad sobre sus niveles diferentes de deseo sexual y un aumento significativo de disfrute en su relación sexual.

¿Y cómo fueron las cosas con César e Isa? Isa realizó bastante trabajo en su imagen corporal y sus sentimientos sobre el sexo en general.

Cuando se volvió más asertiva sobre lo que le gustaba que César hiciera sexualmente por ella, incluyendo la intimidad emocional y relacional y el contacto físico sensual, su nivel de disfrute en el sexo aumentó considerablemente. Una vez que aprendió a rechazar una iniciativa sexual de su cónyuge, pero de una forma que no cerrara bruscamente la puerta a otra intimidad, se volvió más receptiva a las peticiones de César. Ella compartió cuánto más estaba disfrutando su vida sexual, hasta el punto de que a veces incluso pensaba en ello durante el día. César aprendió a ser más directo y menos exigente en sus solicitudes, a ser abierto acerca de su decepción y más atento a las cosas que Isa necesitaba para que el sexo fuera más placentero.

¿Y qué hay de Armando y Naíra? Naíra fue atendida por un especialista en medicina sexual, lo cual hizo una importante diferencia en el grado de malestar físico que ella sentía durante el sexo. También aprendió a dedicar tiempo para hacer cosas agradables para ella y a descansar más. Armando aprendió a pasar una mayor cantidad de tiempo acariciando y masajeando a Naíra y disfrutando de todo su cuerpo. Esto marcó una enorme diferencia en el nivel de disfrute físico que Naíra experimentó cuando tenían relaciones sexuales. Naíra se sintió más cómoda diciéndole a Armando qué tipo de contacto físico la excitaban, y Armando aprendió a dedicar tiempo para estimular su vulva y sus senos. Durante el tratamiento, Naíra también decidió hacer de su tiempo sexual juntos una mayor prioridad, lo que fue un gran estímulo para Armando.

Es posible que hayas decidido abandonar la expectativa de que el deseo tiene que estar presente antes de tener relaciones sexuales. Puede que también ahora veas la necesidad de buscar cómo hacer que tu iniciativa y práctica del sexo sean más excitantes. O quizás hayas decidido que solo necesitas hacer algunas cosas para ayudar a desarrollar un mayor deseo de tener relaciones sexuales o para descubrir mejores formas de aumentar tus sentimientos de excitación durante el juego previo. Los ejercicios en la página siguiente proporcionan instrucciones para ayudarte a poner en práctica estas decisiones.

EJERCICIOS

EJERCICIO 1 SOBRE DESEO SEXUAL Y COMUNICACIÓN EXCITANTE: REVISIÓN MUTUA

1. Asegúrense de que ambos hayan leído este capítulo. Marquen los pasajes que más les llamen la atención.
2. Prepárate espiritualmente para una conversación sobre esto con tu cónyuge. Prepárense para comunicarse honestamente, pero con amor, y asegúrense de estar en un estado de humildad para escuchar abiertamente.
3. Pasen algún tiempo juntos compartiendo el uno al otro sus pensamientos acerca de este capítulo y los pasajes que marcaron.

EJERCICIO 2 SOBRE DESEO SEXUAL Y COMUNICACIÓN EXCITANTE: DECIR FRASES Y REPETIR

*Este ejercicio de decir frases y repetir se puede hacer sobre su relación sexual en general y también se puede usar después de que hayan practicado los ejercicios de contacto físico sexual que figuran en los distintos capítulos.

1. Usando las frases que figuran a continuación, comuníquense sobre el *deseo y la excitación*. Como se explicó antes, siéntense en dos sillas que puedan colocar una frente a la otra. Esposos, siéntense con las piernas abiertas. Esposas, metan por dentro la silla lo más cerca que puedan de modo que sus rodillas lleguen a tocar la silla de su esposo. Pónganse cómodos y luego tómense de las manos. Cuando digan su oración, miren directamente a los ojos de su cónyuge.
2. Decidan quién comenzará primero. Quien vaya primero comienza con la primera frase y completa la oración. Luego el cónyuge simplemente repite la oración. Después, el cónyuge que es segundo también comienza diciendo la primera frase y el cónyuge que fue el primero ahora es quien repite la oración. Hagan así para cada frase.

a. "Me excita mucho cuando tú _____".
b. "La idea de hacer _____ me enciende".
c. "Me excita mucho cuando tocas _____".
d. "He sentido deseo sexual cuando _____".
e. "Cuando _____, creo que se apaga mi deseo sexual".
f. "Cuando tú _____, me ayuda a sentirme excitado".
g. "Algo que no me excita es _____".
h. Pregunta: "¿Afecta tu deseo sexual o tu excitación si yo _____?"

Después de hacer estas oraciones, pregúntense:

i. "¿Hay algo que dije de lo cual quisieras preguntarme o que te explicara?"

EJERCICIO 3 SOBRE DESEO SEXUAL Y COMUNICACIÓN EXCITANTE: ENCENDIDO Y APAGADO

*El siguiente ejercicio es algo similar al ejercicio anterior. Sin embargo, este se enfoca específicamente en el encendido y apagado asociado con los cinco sentidos: la vista, el olfato, el gusto, la audición y el tacto.

**Recuerden compartir sus preferencias de esta lista sin sarcasmos ni burlas. Puede ser muy difícil compartir estas cosas; por lo tanto, sean cuidadoso con su actitud y tono.

Lean los siguientes ejemplos de encendido y apagado de los sentidos.

Vista
Encendido: aparecerse desnudo, espejos colocados estratégicamente, ropa interior de satén, lencería sensual, bonitas sábanas
Apagado: luces brillantes, habitación sucia, la misma ropa de cama una y mil veces

Olfato
Encendido: perfumes, velas, incienso, lociones perfumadas, baños de burbuja, semen.
Apagado: olor corporal, sábanas sucias, aliento fétido, semen, aliento de alcohol o tabaco.

Gusto
Encendido: chocolate y fresas, besos de menta, vino
Apagado: ajos, ciertos lubricantes, vino.

Audición
Encendido: música favorita, conversación sexy, gritos y gemidos sin inhibiciones.
Apagado: silencio, gritos en el oído, televisión, vocabulario vulgar o jerga.

Tacto
Encendido: enjabonarse mutuamente, cubitos de hielo, alfombra de piel, guantes de satén, cosquillear con plumas, lociones, cuerpos sudorosos, pellizcar los pezones, besar usando la lengua
Apagado: no afeitarse, manos ásperas, cuerpos sudorosos, cierto tipo de cosquilleo, tocar de forma demasiado brusca o rápida, pellizcar los pezones, besar usando la lengua.

1. Usando las frases de abajo y la lista anterior, comuníquense sobre sus *preferencias, gustos, aversiones, lo que los enciende y apaga.* Como se explicó antes, siéntense en dos sillas que puedan colocar una frente a la otra. Esposos, siéntense con las piernas abiertas. Esposas, metan por dentro la silla lo más cerca que puedan de modo que sus rodillas lleguen a tocar la silla de su esposo. Pónganse cómodos y luego tómense de las manos. Cuando digan su oración, miren directamente a los ojos de su cónyuge.

2. Decidan quién comenzará primero. Quien vaya primero comienza con la primera frase y completa la oración. Luego el cónyuge simplemente repite la oración. Después, el cónyuge

que es segundo también comienza diciendo la primera frase y el cónyuge que fue el primero ahora es quien repite la oración. Hagan así para cada frase.

a. "Una cosa que resulta difícil para mí es _____".
b. "Lo que realmente me enciende es _____".
c. "Me siento apagado cuando _____".
d. "Algo en la lista que me enciende es _____".
e. "Algo que sucede entre nosotros que me dificulta excitarme es _____".
f. "Algo que me avergüenza es _____".
g. Pregunta: "¿Te molesta cuando yo _____?"
h. Pregunta: "¿Te gusta cuando yo _____?"

Después de hacer estas oraciones, pregúntense:

i. "¿Hay algo que dije de lo cual quisieras preguntarme o que te explicara?"

EJERCICIO 1 SOBRE DESEO SEXUAL Y TOQUE DE EXCITACIÓN: LA INSPECCIÓN SOBRE EL DESEO Y LA EXCITACIÓN

*Este ejercicio es muy parecido al ejercicio de Inspección sensual en el capítulo trece, "Explorando el contacto físico sensual", aunque este ejercicio es tanto para el esposo como para la esposa.

Lean completamente las instrucciones a continuación completamente antes de comenzar.

1. Decidan quién será el primer "inspector de la excitación".
2. El cónyuge receptor, sin ropa, descansa en la cama, primero boca abajo y luego boca arriba (aproximadamente cinco minutos a cada lado).
3. El inspector toca suavemente varias zonas en todas las partes del cuerpo de su cónyuge, prestando especial atención a las partes sensuales y sexuales del cuerpo.
4. El cónyuge que es tocado, en respuesta, comunica a su cónyuge

usando números, el nivel en que la sensación resulta placentera, estimulante o excitante. La respuesta podría ser algo así como "más uno" o "menos dos". El rango va desde "más tres" hasta "menos tres", de modo que decir "cero" indicaría una respuesta neutral, decir "más uno" expresaría que ese tipo de toque es placentero, decir "más dos" comunicaría que ese tipo de toque es de alguna manera excitante y estimulante, mientras que decir "más tres" sería como decir: "¡Oh, guau, eso me vuelve loco!". El número más alto que se da a las respuestas "menos" indicaría que el contacto físico es lo más desagradable, no crea sensaciones placenteras o no es excitante.

5. Para quien hace la inspección, explora diferentes tipos de toques, tales como caricias que van de ser ligeras a firmes. Asegúrate de prestar mucha atención para que puedas tener un mapa claro en tu mente sobre lo que resulta excitante para tu pareja. Recuerda que estas son respuestas sobre lo que le parece excitante en este momento y que esto puede variar cada vez que estén juntos.

6. Ahora cambien. El inspector se convierte en el cónyuge que recibe los toques y el cónyuge que los recibía ahora se convierte en el inspector. Repitan las instrucciones anteriores.

7. Después de hacer esto, encuentren un lugar cómodo para abrazarse y hablar sobre la inspección, lo que disfrutaron y qué fue lo que más les gustó. Hablen sobre lo que experimentaron como inspectores y como receptores de la inspección.

18

LA DIVERSIÓN Y EL ROMANCE

Llévame contigo, ¡apurémonos!
Saltando, escalando y buscando
Joyas, aretes y cintas
Batallas, caballos y golpes
Coronas, espadas y escudos
Árboles, viento y ríos

Cuando lees estas palabras, ¿qué imaginas? ¿A qué te recuerdan? ¿Fantásticas novelas sobre exploradores y aventuras donde hay reyes y reinas? Quizás te recuerdan a niños que simulan correr por todos lados con sus espadas y escudos de juguete, trepando árboles y sorteando ríos. ¿Bellas escenas de caballeros y damas magníficamente vestidas, festejando y amando? ¡¿Aventura y diversión?! Estos son, en realidad, los significados literales de frases que se encuentran en la Palabra de Dios en los Cantares. Estas son palabras lúdicas, aventureras. Estas son las palabras que Dios eligió incluir en sus sagradas Escrituras para describir la relación sensual y sexual entre un hombre y una mujer que aman a Dios y se aman mutuamente.

Dios pretende que el sexo sea divertido, lúdico y embriagador. Muchas parejas, sin embargo, terminan haciendo de él una rutina y un deber. Si las palabras anteriores no se relacionan en nada con lo que sucede en tu habitación, en tu relación íntima, esperamos que este capítulo pueda ayudar a revolucionar la fiesta en tu jardín.

Es posible que te hayas saltado varios capítulos para leer este. Viste el título y pensaste: "¡Esto es lo que estoy buscando!" O tal vez hay problemas en tu relación sexual y estás buscando algunas respuestas rápidas sobre cómo dar más sabor a las cosas. Vuelve atrás, por favor, y lee el resto de este libro antes de regresar a este capítulo. Si tu amistad con tu cónyuge no es todo lo que debería ser, trabaja en eso primero. Si sientes que tu cónyuge no te conoce realmente, o si te dice que no lo entiendes, revisa primero esos capítulos y los ejercicios sugeridos. Si luchas con la imagen corporal, la disfunción sexual o los pecados sexuales, lee sobre eso antes de sumergirte en el material que desarrollaremos aquí. Si el tiempo que pasan juntos sexualmente sigue siendo difícil, lee las secciones sobre contacto físico sensual y sexual. Cura las áreas de tu matrimonio que necesitan atención antes de probar las mejoras que se encuentran en este capítulo. La verdad es que una vida sexual grandiosa, divertida y lúdica solo es verdaderamente posible cuando tu relación matrimonial tiene una conexión genuina, aventuras que satisfacen a ambos cónyuges y una comunicación respetuosa y amorosa saturada de la Palabra de Dios.

Hay muchos libros sobre cómo crear un romance en tu matrimonio, pero no vamos a incluir esa información aquí. Es una broma; algunos de ustedes podrían dispararnos. La realidad es que hay muchos libros sobre el romance, y uno de nuestros favoritos es el libro de Sam Laing, *Hot and Holy* (ardiente y santo). También recomendamos leer el libro *Elijo nosotros* de los Louis y hacer el ejercicio para ser un amante amoroso y el de participar que hay en su libro. Entonces, cuando se trata de romance y diversión, pregúntate: "¿Qué necesita mi cónyuge?"

ESPOSOS: LO QUE TU ESPOSA NECESITA DE TI

Aprende sobre ella. "De igual manera, ustedes esposos, sean comprensivos en su vida conyugal" (1 Pedro 3:7). El significado de la palabra "comprensivos" (*gnosina* en griego) aquí es investigar, buscar saber, vivir de acuerdo con el conocimiento. Esposo, sé un estudiante de por vida del cuerpo de tu esposa. Investiga su cuerpo, pero siempre recuerda que antes de tocarlo, toca su alma. Toma decisiones respecto a su relación sexual que reflejen lo bien que la conoces. Aprende lo que ella prefiere en cuanto al contacto físico sensual y sexual. Además, aprende lo que la hace sentir amada, especial, importante, apreciada. ¿Qué le gusta hacer para divertirse? ¿Qué la hace sentir escuchada? ¿Qué necesita ella que la ayude a disfrutar más de su relación? ¿Necesita una siesta antes de salir en cita contigo? Recuerda que es posible que ella todavía no sepa cuáles son sus propias preferencias y necesidades sexuales o de otro tipo, así que sé paciente mientras ella misma aprende. Hazle preguntas sobre lo que le gusta y le desagrada con respecto al sexo. Averigua qué piensa ella sobre el sexo y cuáles son las cosas que le atraen y lo que le significa un inconveniente.

Habla con ella. Hazle preguntas. ¿Cómo estuvo su día? ¿Qué le preocupa? ¿Cómo le va? ¿Qué necesita? ¿Qué le excita? *Comparte tus sentimientos. Comparte tus sentimientos. Comparte tus sentimientos.* Sé vulnerable y real acerca de tus sueños, esperanzas, preocupaciones y errores. Puede sorprenderte cuán afrodisíaco puede ser para ella escucharte compartir sobre ti. Elógiala, dile lo que admiras de ella. Dile lo que notaste sobre ella durante el día, la noche anterior o la semana pasada. Imita al Amado en los Cantares y dile cuán atractiva es para ti, física, espiritual, intelectual y socialmente. Alaba sus pies con sandalias. Habla con ella todos los días. Si eres el que más habla, aprende a ser el que más escucha. Si eres más del tipo silencioso, aprende a hacer preguntas y a compartir abiertamente. Tómate el tiempo para discutir cómo se siente ella con respecto a su relación sexual. Juntos, lean los capítulos de este libro y luego tómense un tiempo en un lugar tranquilo y sin interrupciones para hablar sobre lo que ambos pensaron.

Ten gestos románticos hacia ella. El romance puede definirse de varias maneras: sentimientos de emoción y misterio asociados con el amor, haciendo algo especial e inesperado o sentimientos de atracción y pertenencia emocional. Tener la sensación de merecer recibir el amor está al centro del desarrollo saludable de uno. Los gestos románticos comunican a una mujer la sensación: "Soy encantadora", "Soy importante para él", "Soy deseada". Cuando un esposo decide hacer algo por su esposa, se toma el tiempo de planear algo especial o tiene gestos pensados con detenimiento, muchas veces harán que una esposa se sienta deseada, elegida y especial. No hay una fórmula única para el romance. Lo que se siente romántico puede ser algo totalmente único para cada mujer. Algunas mujeres aman las flores. Otras prefieren un buen bistec. Así que ve y compra las flores, compra el bistec y enciende las velas, o llévala a un lugar único y especial. Organiza una comida fabulosa para ella. Planifica una noche de diversión sensual, de pasarla abrazados viendo algo juntos; dale un masaje. Haz que su tiempo sexual sea romántico, usando música y velas, tocándose con cariño y disfrutando de una diversión especial.

Resuelve el conflicto. Sé tú quien tome la iniciativa para hacer los ejercicios de Validación que figuran en capítulos anteriores. Sé tú quien pregunte: "¿Podemos hablar de eso?" Si tú eres quien suele tener la iniciativa para resolver los conflictos, asegúrate de darle a tu cónyuge el espacio y el tiempo para llegar a una mejor disposición antes de hablar. Mientras hables sobre el conflicto, pregúntale si siente que realmente tú le entendiste y si se siente que han llegado a una resolución. Si las cosas no se resuelven, sé tú quien busque la ayuda de otras parejas que hay en su vida. Cuando reciban la ayuda, primero descubre lo que tú mismo necesitas en lugar de desahogar tu frustración. Cuando hayan tenido un conflicto, anda a orar y luego regresa cuando tu corazón esté en un mejor estado para resolver el problema. Recuerda, el hecho de buscar tener relaciones sexuales cuando el conflicto no está resuelto puede hacer que una mujer se sienta usada y no amada.

Haz que el sexo funcione para ella. Asegúrate de que su tiempo juntos sea privado. ¿Necesitas enseñar a tus hijos a no entrar a su habitación sin tocar antes la puerta? ¿Necesitas colocar una cerradura en tu puerta? Averigua si a ella le gustaría saber con anticipación si quieres tener relaciones sexuales, así como cuándo y de qué forma le gustaría que se lo dijeras. Esto puede permitir crear en ella una expectativa y permitirle prepararse mentalmente para tener relaciones sexuales y disfrutar juntos de ese tiempo. ¿Qué tipo de ambiente hace que el sexo sea más agradable para ella? Considera el parpadeo de la luz de las velas, la temperatura de la habitación, la música, las lociones, los aceites, el incienso y las sábanas de satén (anda, gasta algo de dinero y cómpralos si crees que le gustaría). El ambiente puede ser muy importante para tu esposa.

Haz que el sexo sea divertido para ella. Hablen primero. Conversen un poco más. Luego jueguen. Compra un juego de mesa sexual como los que se encuentran en el sitio web de *Covenant Spice* (condimentos para el compromiso). También puedes jugar cualquier juego de mesa regular (como Pictionary o Monopolio) y crear algunas reglas sexuales para jugarlos. O simplemente jueguen un juego de cartas desnudos, dando algún premio de naturaleza sexual para quien gane la mano (bueno, mientras nadie gane *todas* las manos). Juega juegos de cartas y juegos de dados en la cama con deliciosa comida y bebidas a su disposición. Hagan peleas de almohadas y jueguen con pistolas de agua (¿En serio? ¿Cómo?). Pinten sus cuerpos mutuamente con sus dedos usando pintura corporal que brilla en la oscuridad. Usen crema chantillí, y deja que ella la rocíe en las zonas donde desee que la beses, lames o chupes, y luego haz tú lo mismo. Bailen juntos. Pregúntale el tipo de música que le gusta. Pongan la música, ambos usen ropa interior atractiva, enciendan unas velas que huelan bien y bailen.

Acaricia y luego acaricia más. Pregúntate a ti mismo, ¿cómo es tu contacto físico afectuoso? Asegúrate de que, a lo largo del día, le brindes a tu esposa un cariñoso afecto y la toques de una manera que no esté relacionada con tener sexo. Abraza y sostén a tu esposa, cucharéala y acaríciala, incluso si no van a tener relaciones sexuales. Miren algún programa de espectáculos de televisión juntos, abrazándola y acariciándola mientras ven el programa. Te animamos a pasar una velada tocándola sensual e íntimamente, dándole un gran masaje y luego levantando la manta y despidiéndote de ella con un beso para que vaya a dormir. Y luego, cuando sí tengan relaciones sexuales, tómate un tiempo suficiente para tocar a tu esposa. Usa los ejercicios de los capítulos anteriores para aprender el tipo de contacto sensual y sexual que le gusta. No vayas inmediatamente hacia su vagina y sus pechos. Acaricia todo su cuerpo y dale masajes. Cuando te dispongas al contacto genital, primero hazlo de modo suave y lento, siguiendo la dirección que ella te indique.

Toma la iniciativa y planifica. Si tu esposa tiene un mayor deseo sexual que tú, toma la iniciativa. Planifica los momentos sexuales y hazlos especiales. Demuéstrale con tu iniciativa que la deseas y que la encuentras sexualmente atractiva. "Levántate, amada mía, ven conmigo" (Cantares 2:10). Piensa en ello de antemano, porque la planificación hace que tu esposa se sienta especial. Aprovecha la oportunidad de incluir algunas novedades para sus tiempos juntos, tanto en las citas que tengan como durante el sexo.

Salidas, salir en citas, escapadas. Ella necesita mucho de ellas. ¡No hace falta decir más!

ESPOSA: LO QUE TU ESPOSO NECESITA DE TI

¡Sexo!

Está bien, OK, agregaremos algunas cosas más. La realidad es que muchos hombres desean tener todas las cosas que figuran abajo casi más de lo que desean tener relaciones sexuales y orgasmos.

Admíralo. Tus palabras alentadoras tienen mucho poder. Ponlas en tarjetas, mensajes de texto y llamadas telefónicas. Déjale notas en su bolsa de almuerzo. Elógialo delante de los demás. Mira Proverbios 31:23: "Su esposo es respetado en la comunidad". ¿Por qué este pasaje se incluiría en un capítulo sobre la esposa virtuosa o de noble carácter? El respeto que este esposo experimentaba entre los ancianos de su tierra estaba relacionado, de alguna manera, con su esposa. Lo que suponemos es que su respeto por él y su abierta admiración hacia su esposo frente a los demás afectaron, en parte, la opinión que otros tenían de él y contribuyeron al respeto que le tenían. Deja que él escuche que lo respetas y admiras, en la comunidad, cuando estés sentada en la casa de ustedes, mientras caminas por la calle, mientras pasas tiempo con amigos. Admíralo sexualmente también. Dile que es un buen amante. Envíale un mensaje de texto y díselo, susúrralo a su oído en medio de una reunión o díselo mientras se toman un café. ¿Cuáles son las cosas que hace con sus manos, dedos, lengua y labios que te dan placer? Díselo a él específicamente.

Míralo. Cuando tu esposo camina desnudo, cuando se está vistiendo, cuando se pone un atuendo que te gusta, cuando usa algo que le queda bien, míralo. Díselo. Admira su cuerpo y pon en práctica los Cantares.

Tócalo. Muchos hombres escuchan a sus esposas decir: "Solo me toca cuando quiere tener relaciones sexuales" o "No es muy cariñoso". La realidad es que muchos hombres también anhelan más contacto de sus esposas. Hay un capítulo entero dedicado al contacto físico cariñoso en este libro. Esto es solo un recordatorio importante de que los hombres muchas veces aman ser tocados todo el tiempo y por todos lados.

Si ese es tu esposo, aprecia el cuerpo de tu hombre, y no solo cuando estás en la cama. Dale besos al azar. Toca su espalda y trasero mientras caminas cerca de él. Toca su brazo, su muslo, su pecho.

Haz que él sea una prioridad por encima de todos los demás. "Grábame como un sello sobre tu corazón" (Cantares 8:6). La palabra hebrea aquí para sello, *chotham*, se refiere al sello hecho de un anillo que un rey usaría para hacer un decreto real o enviar una misiva real. La Amada aquí le está dejando saber al Amado el nivel de importancia que quería que su relación tuviera en su vida. Haz de tu cónyuge tu relación más importante: por encima de los hijos, tu trabajo, tus padres y hermanos, y otros cristianos que haya en tu vida. Prioriza el tiempo sexual juntos. No permitas que toda tu energía se vaya hacia otras personas y hacia cualquier otra cosa, dejándole solo las sobras. Prioriza salir en cita con él, tener sexo con él, ir a la cama con él, habla con él.

Permítete consentir tu propia sensualidad. Sigue con tus actividades de la noche sin usar ropa interior, notando cómo se siente. Dile que no tienes nada debajo de lo que llevas puesto. Toma baños de burbujas o pon aceite perfumado en tu baño. Usa geles de baño y lociones perfumadas que te hagan sentir bien. Usa ropa y materiales que sean sensuales en tu piel: encaje, satén o seda. ¿Por qué está esto en una sección sobre qué hacer por tu esposo? Porque, para la mayoría de las mujeres, cuando llegan a consentir, a propósito e intencionalmente, su propia sensualidad dada por Dios, se vuelven más sensuales y sexualmente complacientes hacia sus esposos.

Dile lo que necesitas. Cuando se trata de sexo, él necesita saber lo que te gustaría. Dile de qué forma te gustaría ser tocada y qué te resulta excitante. Usa los ejercicios sobre comunicación sexual que figuran en capítulos previos para aprender a hablar durante el momento en que tienen relaciones sexuales, y también para hablar antes y después de ello, de modo que él sepa qué te gusta y qué prefieres. Tu esposo necesita que le pidas las cosas directamente y que le comuniques de modo asertivo tus necesidades.

Invierte algo de dinero. Gasta dinero en lencería y en hacer que tu dormitorio se vea bien. Rejuvenecer tu vida sexual puede significar comprar sábanas nuevas y un nuevo edredón. Haz de tu dormitorio la habitación más importante de tu casa y demuéstralo gastando un poco de dinero para que sea evidente. Para una mayor diversión sexual, si a ambos les gusta la idea, compren algunos juguetes sexuales y algunos juegos de dados o de mesa sexuales.

Ten gestos románticos hacia él. ¿Quién dijo que la esposa es la única a quien le gusta el romance? Aunque a la mayoría de los hombres no les atraparía diciendo palabras como: "Desearía que ella fuera más romántica", muchos expresan su deseo de que sus esposas los anhelen y piensen en ellos. Cuando esté trabajando en la computadora o leyendo algo, bésale el cuello y dile qué es lo que te encanta de él. Deja notas dentro de su maletín, su cinturón de herramientas, su bolsa de almuerzo. Envíale mensajes de textos. Compra, sin avisarle, su dulce favorito y lánzalo en su regazo. Planea una cita en algún lugar que sea único y hermoso. Sorpréndelo con un tiempo divertido o una noche fuera de casa.

Entiéndelo. Sé comprensiva y no despreciativa sobre el hecho de que, para tu esposo, como para muchos hombres, el sexo puede ser una forma importante en la que se sienta conectado a ti y experimente consuelo (Génesis 24:67). Es posible que desee tener relaciones sexuales contigo cuando reciba un aumento de sueldo o pierda su trabajo; cuando esté frustrado o emocionado por algo; cuando esté triste o feliz; cuando su equipo pierda o cuando gane. Esto no significa que está bien que un marido exija sexo o se enoje si él quiere tener sexo y esto no sucede. Sin embargo, es fácil para las mujeres, y para el mundo, burlarse de los hombres por su deseo de frecuencia sexual. Es posible que debas tener una conversación honesta y a fondo en cuanto a las diferentes preferencias que tienen sobre la frecuencia de tener relaciones sexuales, pero si él tiene un mayor deseo sexual que tú, los comentarios sarcásticos pueden ser perjudiciales para su relación. Si, por otro lado, tú eres quien tiene un mayor deseo sexual, lee el capítulo sobre el deseo y la excitación y asegúrate de llegar a entender que su bajo deseo puede no tener nada que ver con su nivel de atracción hacia ti.

Esfuérzate por consentir sus sentidos. Puede que a él le gusten tus sonidos de excitación mientras disfrutas cuando te toca o tienes un orgasmo. Él necesita la vista de tu cuerpo desnudo. Probablemente también le guste sentir que tocas su cuerpo y sentir tus manos sobre sus testículos y pene. Puede ser un hombre al que le guste el olor de ciertos perfumes o geles de baño en la piel. Y recuerda, Satanás ha inundado el mundo con imágenes sexuales. Puedes encontrar formas creativas para satisfacer su necesidad visual de fotos tuyas sexualmente. Una de las formas en que ambos pueden obtener esas imágenes es manteniendo los ojos abiertos mientras tienen relaciones sexuales y llegan al orgasmo. La reproducción de esas imágenes puede ser muy excitante para ambos.

Haz volar su imaginación. Comparte tus fantasías sexuales con tu esposo. De modo intencional, piensa más en el sexo y dile en qué piensas. Tómalo desprevenido y dale una sorpresa sexual (un baile sexual, servirle la cena desnuda, poner un par de ropa interior sexi en su bolsa de almuerzo, jugar al póker *striptease*). Participa plenamente en su tiempo sexual juntos: estate allí, habla, dile lo que quieres y pregúntale qué quiere. Después de que hayas compartido el tipo de cosas con las que ambos se sienten bien en su repertorio sexual, sé la primera en comenzar a hacer que las cosas sucedan. Compra algunos juguetes o productos divertidos y úsalos.

Sé creativa. Lee las sugerencias que figuran arriba dirigidas a los esposos, en cuanto a juegos y diversión. Sé tú quién inicie este tipo de juegos y dale un nuevo enfoque. Muéstrale a tu esposo que pensaste en él al preparar con esmero cada detalle. Cuando llegue a casa o termine su trabajo, coloca un camino de pétalos de rosas que lo conduzca hacia el dormitorio. Hazle saber que tienes planeado tener algo de sexo al colgar una pieza de lencería donde pueda encontrarla en el espejo del baño o en la manija de la puerta cuando entra en la casa.

Toma la iniciativa. Muchos esposos se sienten amados y deseados cuando su esposa es la que inicia el sexo. Sé la que se acerca primero, la que organiza el ambiente propicio. Llega a sus genitales antes de que él llegue a los tuyos. Toquétealo a tientas en el carro y en la cocina. Tiéntalo con la forma en que te sientas (especialmente si le has dicho o le has mostrado con anticipación que no llevas ropa interior o que vistes ropa interior muy sexi), dale toques ocultos y susúrrale lo que le va a hacer luego.

Bien, puede que tengas todo tipo de sensaciones corporales después de leer este capítulo. Ahora ve a hacer algo al respecto.

EJERCICIO

EJERCICIO SOBRE LA DIVERSIÓN Y EL ROMANCE: CREACIÓN DE UN GUION SEXUAL: UN EJERCICIO PARA PAREJAS

* Este ejercicio se trata de recuperar la belleza y las posibilidades que existen en tu relación sexual. Muchos de nosotros tenemos guiones sexuales negativos que se reproducen en nuestra mente cuando nos involucramos sexualmente. Estos guiones se desarrollan a lo largo del tiempo por nuestras experiencias tanto antes como durante el matrimonio. Las líneas del guion pueden estar llenas de suposiciones, información falsa y diálogo interno negativo. Esta es tu oportunidad de escribir un nuevo guion. Hagan este ejercicio por separado, y cuando las cosas estén en un buen estado, compártanlo con su cónyuge.

1. Piensa en lo que, para ti, sería un momento maravilloso juntos sexualmente. Si fueras el director y guionista de una película, ¿qué habría en escena?
2. Escribe tu escena. Incluye detalles de dónde estarías, qué olerías, qué verías y escucharías, qué harían y qué dirían cada uno de ustedes, así como qué vestirían y usarían. Den detalles del entorno y del ambiente.
3. Incluye en tu guion cómo ambos se sentirían y pensarían, los significados que ambos crearían de diferentes partes del guion y cómo se responderían entre sí. Recuerda, este es el guion que escribirías cuando las cosas son como tú esperarías que sean. Eres el director y guionista de tu escena.
4. Asegúrate de ser honesto y específico en el guion sobre lo que te gustaría hacer. Incluye detalles de las cosas que quizás hayas pensado hacer o las que te gustaría que tu cónyuge hiciera para ti de lo que has leído en estos capítulos.
5. Compartan sus guiones sexuales entre sí.

19

LO PRÁCTICO Y LO FANTÁSTICO

Quizás te preguntes cómo tú y tu cónyuge pueden poner un poco de sabor a las cosas en su vida sexual. Es posible que hayas acudido a este libro con ganas de explorar algunas ideas divertidas y creativas. O tal vez puede que haya habido algunas cosas sobre el sexo que te hayan causado molestias, incomodidad o frustración, y te estés preguntando cómo solucionarlas. Es posible que sientas que has caído en la rutina y deseas hacer las cosas más excitantes, por lo que has buscado en Google algunas respuestas. Este capítulo está dedicado a algunos de los aspectos prácticos del tiempo sexual que pasas junto a tu cónyuge, los cuales pueden hacer las cosas mucho más agradables. También hemos incluido explorar fantasías sexuales (lo fantástico) y las posiciones sexuales para mejorar la diversión y el romance desarrollados en el capítulo anterior. Recordatorio: si te has saltado los otros capítulos para llegar a este directamente, te recomendamos encarecidamente que leas el resto del libro antes de explorar las cosas que se encuentran aquí. Una de las mejores maneras de hacer que las cosas sean grandiosas en tu relación sexual es primero asegurarte de que todas las otras áreas de su matrimonio les traigan a ambos alegría y le den la gloria a Dios.

LO PRÁCTICO

Cuida tus expectativas. Los medios de comunicación, que incluyen películas, libros, revistas y televisión, retratan el sexo de ciertas maneras que dan la impresión de que así es como las cosas funcionan siempre en la realidad. Vemos que tanto el hombre como la mujer siempre tienen un orgasmo, y siempre lo tienen al mismo tiempo. El sexo allí siempre es excitante y está acompañado por fuertes jadeos y ropas tiradas por todas partes. Es como si el sexo siempre fuera carne y langosta, pero nunca macarrones con queso. Siempre es espontáneo y electrizante. Las mujeres siempre llegan a tener un orgasmo durante el coito y nunca experimentan dolor sexual. Los hombres nunca tienen problemas de erección y siempre duran lo suficiente para que ambos lleguen al orgasmo juntos. Así que cuida tus expectativas y asegúrate de que estén basadas en la realidad.

Vayan a la cama juntos. Cuando les sea posible en la vida práctica (si no trabajan en turnos que se oponen, etc.), recomendamos a los cónyuges irse a dormir juntos. Hay una gran cantidad de intimidad que se pierde cuando las parejas entran en la rutina de tener horarios separados para ir a dormir. Prepararse para acostarse de manera simultánea les permite conversaciones íntimas, tener contacto físico íntimo y afectuoso, y orar juntos. Oren juntos todos los días. Para muchas parejas, eso significa hacerlo por la noche cuando se van a la cama. Cuando ores, siempre incluye en tus oraciones aquello que sucedió *ese día* por lo que estás agradecido sobre tu cónyuge. Piensa en lo que viste ese día en tu cónyuge por lo que das gracias. Mientras se acuestan en su cama, abrazándose o tomándose de las manos, cuéntenle a Dios acerca de ello en su oración. La hora de acostarse juntos puede ser un momento muy íntimo. Priorízalo. Cambia tu horario en función de ello. Si uno de ustedes es un búho nocturno, o tiene más trabajo o estudios que hacer después de que su cónyuge se vaya a dormir, cambien su horario (esta sería nuestra primera recomendación) o, en las noches que definitivamente uno tenga que quedarse despierto más tarde, aprendan a prepararse para acostarse juntos, abrazarse, hablar, orar y tal vez tener relaciones sexuales. Luego, cuando el cónyuge va quedándose dormido, el otro se levanta y continúa con lo que tenga que hacer en su noche.

Lidien con la fatiga. Toma siestas. Si prefieres tener relaciones sexuales por la noche, las siestas pueden hacer una gran diferencia. Las madres con niños pequeños deben dormir una siesta cuando los niños duermen. Esposos y esposas, cuando lleguen a casa del trabajo, tomen una rápida siesta para que puedan tener algo de energía no solo para su velada, sino también para darse completamente cuando tengan relaciones. Si no tomas una siesta, planea tener relaciones sexuales más temprano en la noche cuando aún te quede algo de energía. Esto puede requerirles pensar creativamente si tienen hijos, pero hablen sobre ello y establezcan las posibilidades.

Exploren. Si tu cónyuge está de acuerdo, exploren los productos disponibles: lubricantes (Astroglide, Wet, Liquid Silk, Utopia, Uberlube, etc.), juguetes (vibradores, etc.), disfraces, juegos y otros productos (pintura para el cuerpo que brilla en la oscuridad, aceites, ropa interior y lubricantes comestibles). Hay sitios web que no incluyen imágenes sexuales de personas en sus anuncios (covenantspice.com, bedroomblessings.com, thepurebed.com). Exploren posiciones nuevas y escenarios lúdicos (consulten "Posiciones sexuales" a continuación para obtener información de unos sitios web). Explora diferentes lugares para besarse y tener sexo. Como hombres y mujeres entregados a Jesús, puede ser difícil sentir que enfocarse en ser creativo y condimentar tu vida sexual esté en armonía con un enfoque de llegar al cielo y ayudar a otros a que vengan contigo. La realidad es esta: si existe alguien que debería disfrutar plenamente de los placeres de la relación sexual que Dios creó, ese alguien ciertamente debería ser quien es seguidor del Creador.

Sexo y cuerpos que envejecen. Hay una serie de cuestiones a las que prestar atención cuando tu cuerpo va envejeciendo y todavía deseas una vida sexual satisfactoria. Ten relaciones sexuales cuando no estés agotado. Intenta otras posiciones. Compra productos que te ayuden a medida que envejeces: vibradores, cojines en forma de cuña para ayudarte con problemas de espalda y rodillas, columpios sexuales para ayudar con las dificultades de penetración asociadas con diversas afecciones médicas o discapacidades, anillos del pene, Viagra/Cialis/Levitra, fundas vibrantes para hombres, fundas impermeables para colchones y cremas hidratantes vaginales. Lean los capítulos sobre cómo abordar las complicaciones en la salud, los problemas médicos y las disfunciones sexuales que ocurren cuando los hombres y las mujeres envejecen.

305

El sexo produce un desorden. Algo que realmente puede obstaculizar el disfrute del sexo es que no es algo muy asociado a la limpieza y produce incomodidad al realizarlo.

Su esperma gotea por mis piernas.
A veces sale demasiado fluido.
Usamos demasiado lubricante y las cosas se pusieron muy pegajosas.
Ella se tira gases en medio de las cosas.
Sus manos son tan ásperas.
Las sábanas tienen impregnadas todo tipo de cosas en ellas.
Sus uñas y dientes raspan.
A veces hay sangre.
Huele a orina.
Mi pareja huele.
Odio el sonido que hace mi vagina cuando él se retira.
El fluido de ella es _____.
El semen de él es _____.

A veces, la falta de limpieza que hay en el sexo en realidad puede impedir que las personas tengan relaciones sexuales o hacer que eviten ciertas prácticas sexuales que de otro modo podrían ser placenteras. Lo primero que hay que hacer para ayudar a hacer frente al desorden y a la incomodidad que se puede producir es *hablar de ello*. Comiencen preguntándose: "¿Hay algo sobre el sexo y el desorden que provoque que a veces te sientas incómodo?". A continuación, encontrarás algunas cosas prácticas que pueden hacer que la falta de limpieza y la incomodidad que a veces rodean las relaciones sexuales sean más manejables. Lee la sección y luego encuentra algo de tiempo para hablar sobre cómo te sientes con respecto a este tema.

Prepara las cosas con antelación. Saca el lubricante. Coloca toallas debajo de la cama. Enchufa el vibrador. Toma una ducha y cepilla tus dientes. Aféitate. Usa loción o aceite en manos y dedos ásperos. Prueba diferentes maneras y momentos para usar los métodos anticonceptivos para minimizar las molestias, pero hablen y aprendan a vivir con esas molestias para que no les robe la diversión. Ten las toallas o toallitas de mano al lado o debajo de su cama y úsalas para limpiar el semen, el lubricante, la orina, la sangre y el gel, la espuma o el supositorio anticonceptivo que salga o se derrame. Ten una funda impermeable para el colchón o toallas que coloques debajo de ustedes durante el sexo. Usa lubricantes con sabor, aceites perfumados o crema chantillí durante el juego sexual para contrarrestar alguno de los olores del sexo que le resulten desagradables a cualquiera de los dos. Sé amable y ríe. Durante el acto sexual, si te clavan un codazo o una uña del pie te araña el muslo, gime y chilla, y regresa a divertirte. Un adulto típico se tira gases varias veces durante el día, y la fricción y la estimulación del sexo pueden hacer que el cuerpo haga su trabajo en momentos incómodos. Si alguien se tira gases durante el juego sexual, o si la vagina deja escapar algún sonido por el aire retenido, o si escuchas un sonido por los variados fluidos que pueden salir durante el empuje y la penetración de las relaciones sexuales, aprende a reírte de él, ignóralo (tienes cosas más agradables en las que concentrarte), y simplemente continúa.

Para aquellos a quienes les gusta acurrucarse después de tener relaciones sexuales, usen las toallas para limpiar lo que salga mientras están en la cama para que puedan acurrucarse cómodamente. Para las mujeres, después del sexo, en lugar de caminar de manos para evitar el chorreo de varios líquidos en sus muslos, coloquen una toalla entre las piernas en el camino hacia el baño. Usa protectores íntimos después del sexo. Para los hombres, usa la toalla que has puesto debajo de la cama o usa el lavabo y un poco de jabón para limpiar. O tomen una ducha juntos y enjabónense para el juego posterior. El sexo puede ser algo de no tanta limpieza o comodidad, pero puedes hacer que esos aspectos sean tan solo una parte de la maravillosa experiencia de la intimidad sexual.

LO FANTÁSTICO: LA FANTASÍA SEXUAL

Fantasear de modo intencional sobre tu cónyuge y explorar fantasías sexuales que podrían experimentar juntos puede ser una forma maravillosa de enriquecer su vida sexual. El Amado y la Amada, en los Cantares, fantasearon el uno con el otro, expresando su anhelo mutuo.

Escucha las palabras de la Amada y cómo ella visualiza e imagina las cosas que le gustaría hacer y lo que le gustaría que él le hiciera a ella:

"Si me besaras con los besos de tu boca" (1:2), "¡Hazme del todo tuya! ¡Date prisa! ¡Llévame, oh rey, a tu alcoba!" (1:4), "Por las noches, sobre mi lecho, busco al amor de mi vida" (3:1), "Que venga mi amado a su jardín y pruebe sus frutos exquisitos" (4:16), "Les ruego [...] que, si encuentran a mi amado, ¡le digan que estoy enferma de amor!" (5:8), "¡Corra el vino hacia mi amado, y le resbale por labios y dientes!" (7:9), "Vayamos a los campos, pasemos la noche entre los azahares [...] ¡Allí te brindaré mis caricias!" (7:11-12).

La Amada incluso describe su sueño erótico:

Yo dormía, pero mi corazón velaba.
  ¡Y oí una voz!
  ¡Mi amado estaba a la puerta!

"Hermana, amada mía;
  preciosa paloma mía,
  ¡déjame entrar!"

Escucha las palabras del Amado mientras imagina lo que le gustaría ver, escuchar y hacer:

"Muéstrame tu rostro, déjame oír tu voz" (2:14), "Subiré a la montaña de la mirra, a la colina del incienso" (4:6), "Desciende [...] conmigo, novia mía" (4:8), "Me treparé a la palmera; de sus racimos me adueñaré" (7:8), "Déjame escuchar tu voz" (2:14).

Con frecuencia igualamos tener fantasías con la lujuria. Y efectivamente, cuando esa fantasía es sobre alguien que no es tu cónyuge, eso es lo que es. Sin embargo, cuando fantaseas acerca de tu cónyuge, te entregas al anhelo y deseo de estar sexualmente con tu cónyuge. O estás reviviendo los momentos especiales, eróticos o de esa sensación de placentero cosquilleo que experimentaste con tu cónyuge en el pasado. Como se mencionó en el capítulo diecisiete, "Superando los desafíos relacionados a un bajo nivel de deseo y excitación sexual", permitirte fantasear con tu cónyuge, sentir el soplo en tu jardín dejando que tu mente vaya allí, imaginar tus manos mientras trepan la palmera del cuerpo de tu cónyuge, es a la vez, bíblico y útil. A continuación, incluimos un ejercicio para fantasear a propósito sobre tu cónyuge.

LO FANTÁSTICO: POSICIONES SEXUALES

No es raro que las parejas nos pregunten cómo condimentar más su vida sexual al añadir posiciones sexuales. Tampoco es infrecuente que estas cosas provoquen conflictos en una pareja. "Él quiere probar posiciones con las que me siento incómoda". "Ella se niega a probar otras posiciones". "Quiero probar cosas divertidas, pero mi cónyuge se siente incómodo cuando lo sugiero". Encontrar formas de superar los sentimientos acerca de usar diferentes posiciones sexuales y estar dispuesto a explorar puede servir muchísimo para mejorar su tiempo juntos sexualmente. Sin embargo, también es importante asegurarse de no enfocarte exageradamente en la búsqueda de novedades. A veces, ese antojo de hacer variaciones a cada momento y probar constantemente nuevos niveles de riesgo pueden ser algo mundano, en lugar de un deseo espiritual de lograr mayor unidad y diversión. Si buscas la novedad, hazlo para mejorar tu relación en lugar de exigirlo o ceder a ello únicamente para que haya paz. Encontrar el equilibrio es crucial, y es vital que sea recíproco.

Si aún no has hecho el ejercicio "¿Qué está permitido?" en el capítulo dos, "Entonces, ¿qué dice la Biblia sobre el sexo en el matrimonio?", usa ese ejercicio para hablar sobre las diferentes posiciones que te gustaría probar. Ten una conversación abierta y honesta acerca de cómo te sientes. También te recomendamos que pases tiempo en sitios web como hotholyhumorous.com, christianfriendlysexpositions. com y christiannymphos.org, que describen ciertas posiciones sin usar pornografía o desnudos inapropiados. A medida que decides explorar diferentes posiciones, recuerda que puedes cambiar de posición durante su tiempo sexual juntos para condimentar las cosas y hacerlas más divertidas. Puedes cambiar de la posición de misionero, a la de entrar por detrás, a cucharear, a 69, todas en una sola noche (69 es una posición sexual donde las parejas realizan simultáneamente el sexo oral). Recuerda que muchas de estas posiciones pueden ser excelentes para el esposo, pero que no sirven de nada para una estimulación sexual de la esposa. Siempre asegúrate de tomar en cuenta el placer y el orgasmo de tu esposa.

Hemos explorado rápidamente muchos aspectos en este capítulo. Tómate un tiempo para hacer el ejercicio de las siguientes páginas.

EJERCICIOS

EJERCICIO PRÁCTICO Y FANTÁSTICO 1: FANTASÍA SEXUAL

Haz este ejercicio en algún momento durante el día, o cuando estés pensando en el momento sexual que planees tener con tu cónyuge más tarde en el día.

1. Sentado en algún lugar privado, cierra los ojos.
2. Piensa en un momento particularmente agradable que hayas tenido con tu cónyuge cuando experimentaste algunos sentimientos y sensaciones sexuales placenteras.
3. Imagínate a propósito lo que tu cónyuge te hizo que disfrutaste. Recuerda e imagina aquello que hiciste a tu cónyuge que te excitó. Concéntrate en los detalles. ¿Qué hicieron sus labios, qué hicieron sus manos, qué hizo su lengua? ¿Qué viste? Si sientes que tu cuerpo responde, déjalo.
4. Comparte con tu cónyuge lo que recordaste y visualizaste.

EJERCICIO PRÁCTICO Y FANTÁSTICO 2: LISTA DE LAS FANTASÍAS: UN EJERCICIO PARA PAREJAS

*Este es un ejercicio de pareja. Asegúrate de que tu cónyuge esté abierto a hacerlo. Si su relación aún no está en el punto en que se sienta cómodo haciendo esto, entonces hacerlo puede causar más daño que beneficio. Este no es un ejercicio que deba usarse para manipular, obligar, degradar o humillar. Sé considerado, amable y amoroso. Hacer esto debería ser algo que se hace de modo divertido y despreocupado. Sueña y comparte tu sueño. Pídele a Dios que bendiga este ejercicio para que pueda crear el hermoso y exuberante jardín del que habla en Isaías 58:11 y todo el libro de los Cantares.

**Cuando respondas a la lista de tu cónyuge, sé curioso y evita cualquier tipo de burla o sarcasmo. Tu cónyuge está siendo vulnerable. Respeta los sueños y fantasías de tu cónyuge.

1. Considera todos los posibles juguetes, escenarios, lugares hermosos e ideas divertidas que este capítulo y el capítulo dieciocho, "La diversión y el romance", podrían haberte traído a tu mente. Ahora, cada uno elabore una lista de fantasías. Haz una lista del tipo de cosas que disfrutarías haciendo con tu cónyuge. Solo incluye cosas en tu lista con las que ambos estén de acuerdo y con las que se sientan cómodos.

2. Piensa en lo siguiente: dónde, cuándo, cómo, qué. ¿Dónde estarías, cuándo harías esto, cómo lo harías, qué estarías haciendo?

3. Al hacer tu lista, asegúrate de utilizar lo que aprendiste en el ejercicio "Qué está permitido" que figura en el capítulo dos, "Entonces, ¿qué dice la Biblia sobre el sexo en el matrimonio?". Incluye en la lista las cosas que excitarían a ambos, y también aquello que los apagaría. No incluyan nada que pueda violar sus conciencias, rompa los límites de la pureza o sea algo no acordado mutuamente. Hagan que la lista sea divertida y creativa, bien pensada y quizás un poco loca.

4. Comparte tu lista con tu cónyuge. Puedes hacerlo sentado en una mesa con algo agradable para beber, acurrucado en un sofá o acostado desnudo en la cama. Mientras compartes lo escrito con tu cónyuge, recuerda, esta es una lista de fantasía, no una lista de demandas. Mientras escuchas la lista de su cónyuge, recuerda que tienes derecho a negarte a hacer cualquier cosa que figure en esta lista. Tu cónyuge está compartiendo sus sueños y fantasías. Disfruta compartiendo y escuchando.

CONCLUSIÓN

Déjame escuchar tu voz.
(Cantares 2:14)

A veces decimos, en broma, que el hablar de sexo puede ser más difícil que tener sexo. Si te has tomado el tiempo de utilizar los ejercicios que figuran en este libro, probablemente hayas hablado de sexo más de lo que lo has hecho en toda tu vida. Es posible que también hayas aprendido a ser intencional acerca de tu relación sexual. El mito que la mayoría de nosotros oímos y creemos es que para que el sexo sea grandioso, tiene que ser espontáneo. Aunque puede haber habido más espontaneidad al principio de tu relación sexual, la realidad puede ser muy diferente en la mayoría de las relaciones que son maduras y tienen tiempo. Para que el sexo sea excelente, debemos planificar, pensar y orar intencionalmente sobre cómo entregarnos a nuestro cónyuge. También debemos hablar deliberadamente de manera abierta y honesta sobre lo que amamos de nuestras vidas sexuales, lo que verdaderamente necesitamos y lo que no nos gusta.

Dios tiene grandes planes para nosotros. Él tiene planes para nuestro bienestar y no para nuestra calamidad (Jeremías 29:11). Él quiere que tengamos una esperanza y un futuro. Él nos creó, nos conoce y nos cuida (Salmo 139; Isaías 40:11). Él quiere que lo conozcamos y quiere que sepamos tanto la profundidad como la amplitud de su amor por nosotros (Efesios 3:18). Él es bondadoso (Lucas 6:35), generoso (Efesios 1:7-8), desea mostrarnos su compasión (Isaías 30:18) y desea que disfrutemos de una vida plena y rica (Efesios 6:3; Juan 10:10). Debemos recordar que la meta de Jesús fue que disfrutáramos de una vida en abundancia. La forma en que les mostramos a los demás que somos sus discípulos es a través de nuestro amor mutuo (Juan 13:35). Una manera en que podemos mostrarle al mundo que somos discípulos de Jesús es a través de la profundidad de la genuina intimidad que Dios nos ha dado en nuestro matrimonio: tu matrimonio puede ser una luz en la colina.

Todos afrontamos situaciones desafiantes en nuestros matrimonios. Sin embargo, dejen que su luz brille. Muéstrenle al mundo cómo un discípulo de Jesús repara las heridas que hay en su matrimonio. Muéstrenle al mundo cómo el conocimiento que tienen de su Padre celestial y de su Hijo se refleja en el amor sexual que se tienen el uno por el otro. "[Ellos] estaban desnudos, pero ninguno de los dos sentía vergüenza" (Génesis 2:25). Este es el estado en el que Dios nos creó. Esto es lo que podemos vivir en nuestra vida de casados. Estar desnudos sin tener vergüenza, confiados en nuestra capacidad de compartir nuestro cuerpo, comprometidos en brindarnos placer mutuamente, deleitándonos en el disfrute sensual al ser tocados por nuestro cónyuge; y no sentirnos avergonzados ni cohibidos acerca de experimentar la liberación sexual erótica. No solo puedes superar la vergüenza, sino que ahora puedes gozar de la sexualidad con un gozo como solo el pueblo de Dios puede tener. Puedes llegar a pedir lo que necesitas y lo que te gusta sin ser exigente y puedes convertirte en el instrumento que le brinda placer a tu cónyuge como nadie más puede hacerlo en esta tierra.

Sé intencional y determinado. Cuida tus expectativas. Recuerda que a veces el tiempo sexual que pasen juntos será bistec y langosta, pero otras veces será macarrones con queso. El sentirte bien cuando tengas macarrones y queso puede hacer que el filete y la langosta tengan un sabor especialmente bueno.

Es posible que hayas tenido algunas victorias increíbles mientras recorriste estos pasajes. Por favor, tómate un tiempo para regocijarte en esas victorias. Cada pequeño paso que has dado y cada pequeño momento de alegría que has tenido es una victoria; así que, celébralo. ¡Haz el baile de la victoria! Entonces, ¿cómo haces que esto se mantenga y prolongue? ¿Cómo te aseguras de que las cosas continúen siendo como esa corriente que fluye, siempre renovándose con aguas frescas? Aquí hay algunas ideas. Sigue leyendo. Lee alguno de los muchos libros sobre sexo que se mencionan aquí. Habla al respecto. Usa tu calendario. Mantén con tu cónyuge tiempos sexuales que sean intencionales. Ponlos en tu calendario. Jennifer ha trabajado a nivel profesional con parejas que han compartido acerca de cómo sus hijos comenzaron a decir: "Pero qué les pasa a ustedes, acaso ¿van a hacer más de sus tareas?". Estos chicos habían visto las anotaciones de "tareas" en el calendario familiar y descubrieron a qué se referían. Qué testimonio tan sorprendente. Los hijos mayores de algunas de estas parejas comenzaron a pedirles a sus padres que les explicaran qué era la validación y compartieran lo que habían hecho para cambiar su matrimonio y su vida sexual. Las parejas han compartido cómo les han contado a sus hijos mayores que están casados: "Hemos sido renovados". Qué gran manera de mostrar a Dios a tus hijos, a tus amigos, a otros discípulos de Jesús, a aquellos a los que estás conociendo. Así que continúa esforzándote para honrar a Dios con tu vida sexual. Puede que te sorprendas de algunas de las formas inusuales en que podrás compartir tu fe a partir de estas nuevas experiencias vividas.

"Que todos respeten el matrimonio y mantengan la pureza de sus relaciones matrimoniales" (Hebreos 13:4 DHH). La palabra "pureza" aquí es *amiantos*, que significa sin mancha, no profanado. Trabaja arduamente para mantener al mundo fuera de tu matrimonio y no permitas que Satanás contamine la belleza que Dios ha estado creando en tu relación sexual. No dejes que Satanás gane. La mayor arma de Satanás es dividir; por eso la unidad y la conexión profunda que has estado forjando en tu matrimonio impedirá que él tenga un espacio donde tome posición. Puro no significa aburrido y rutinario, sino que más bien significa mantener esas aguas siempre frescas. Lucha por tu intimidad y cuando ella decrezca, algo que en el algún momento sucederá, vuelve a leer lo que has encontrado aquí. Asegúrate de seguir saliendo en cita con tu cónyuge y dedica tiempos regulares donde tengan contacto físico sensual al que no siga el tener relaciones sexuales. Regresa y vuelve a hacer algunos de los ejercicios que te fueron útiles y haz aquellos que te saltaste u omitiste. Si las cosas comienzan a retroceder, o si la mejora que han hecho comienza a desaparecer, tengan una conversación honesta al respecto y luego vuelvan a fijar su mirada en Jesús y, una vez más, renueven su búsqueda de cercanía y conexión del uno con el otro.

Tu intimidad puede madurar y profundizarse con cada año que pasa. Que ese sea tu objetivo. Las grandes obras maestras toman tiempo, dedicación y corazón. Ve, crea tu obra maestra y …

¡Deja que tu canción sea cantada!

APÉNDICE A:
REFERENCIAS

Introducción

1. McCarthy, B., y McCarthy, E. (2003). *Rekindling Desire* (reavivando el deseo). Nueva York: Brunner Routledge.
2. L'Abate, L. (1999). Increasing intimacy in couples through distance writing and face-to-face approaches (aumentando la intimidad en las parejas a través de la escritura a distancia y los enfoques cara a cara). En J. Carlson y L. Sperry (eds.), *The intimate couple* (la pareja íntima) (pp. 324-340). Filadelfia, Pensilvania: Brunner/Mazel.
3. Louis, J. y K. (2010). *Elijo nosotros.* Asunción Paraguay: Louis Counseling & Training Services.
4. Konzen, J. (2013, noviembre). A phenomenological study of experiences of shame about sexuality for married, evangelical Christian women. Poster session presented at the Annual Conference of the National Council on Family Relations (un estudio fenomenológico de las experiencias de vergüenza sobre la sexualidad en mujeres evangélicas cristianas casadas. Sesión de presentación de afiches en la conferencia anual del consejo nacional de relaciones familiares). San Antonio, Texas.
5. Konzen, J. (2014). The EIS model: A mixed methods research study of a multidisciplinary sex therapy treatment. (Doctoral dissertation) (el modelo EIS: estudio de investigación de métodos mixtos de un tratamiento de terapia sexual multidisciplinario. [tesis

doctoral]). Disponible en la base de datos ProQuest Dissertations and Theses. (UMI No. 11722)

Capítulo 1

1. Konzen, J. (2013, noviembre). A phenomenological study of experiences of shame about sexuality for married, evangelical Christian women. Poster session presented at the Annual Conference of the National Council on Family Relations (un estudio fenomenológico de las experiencias de vergüenza sobre la sexualidad en mujeres evangélicas cristianas casadas. Sesión de presentación de afiches en la conferencia anual del consejo nacional de relaciones familiares). San Antonio, Texas.
2. Konzen, J. (2014). The EIS model: A mixed methods research study of a multidisciplinary sex therapy treatment. (Doctoral dissertation) (el modelo EIS: estudio de investigación de métodos mixtos de un tratamiento de terapia sexual multidisciplinario. [tesis doctoral]). Disponible en la base de datos ProQuest Dissertations and Theses. (UMI No. 11722)
3. Balswick, J., y Balswick, J. (2008). *Authentic human sexuality* (sexualidad humana auténtica). Downers Grove, Illinois: InterVarsity Press.
4. Konzen, J. (2014). The EIS model: A mixed methods research study of a multidisciplinary sex therapy treatment. (Doctoral dissertation) (el modelo EIS: estudio de investigación de métodos mixtos de un tratamiento de terapia sexual multidisciplinario. [tesis doctoral]). Disponible en la base de datos ProQuest Dissertations and Theses. (UMI No. 11722).
5. Prager, K. (1995). *The Psychology of Intimacy* (la psicología de la intimidad). Nueva York: Guilford Press.
6. Andersen, B., y Cyranowski, J. (1994). Women's sexual self-schema (autoesquema sexual de las mujeres). *Journal of Personality and Social Psychology*, 67, 1079-1100. doi:10.1037/0022-3514.67.6.1079.
7. Satir, V. (1983). *Conjoint family therapy* (terapia familiar conjunta) (edición 3). Palo Alto, California: Science and Behavior Books.

8. Balswick, J., y Balswick, J. (2008). *Authentic human sexuality* (sexualidad humana auténtica). Downers Grove, Illinois: InterVarsity Press.
9. Prager, K. (1995). *The psychology of intimacy* (la psicología de la intimidad). Nueva York: Guilford Press.
10. Konzen, J. (2014). The EIS model: A mixed methods research study of a multidisciplinary sex therapy treatment. (Doctoral dissertation) (el modelo EIS: estudio de investigación de métodos mixtos de un tratamiento de terapia sexual multidisciplinario. [tesis doctoral]). Disponible en la base de datos ProQuest Dissertations and Theses. (UMI No. 11722)
11. Powlison, D. Haciendo Nuevas Todas las Cosas: De vuelta al gozo puro al quebrantado sexualmente. En Piper, J. y Taylor, J., editores (2013). *Sexo y la supremacía de Cristo*. Bogotá Colombia: CLC. Traducción nuestra.

Capítulo 2

* Parafraseado de *Sexo y la supremacía de Cristo*, editado por John Piper y Justin Taylor, © 2013. Traducción nuestra. Utilizado con permiso de Crossway, un ministerio editorial de Good News Publishers, Wheaton, Illinois 60187. www.crossway.org.

12. Harley, W. F. *Love Busters* (destructores del amor) (2008). Ada, Michigan: Revell.
13. Piper, J. y Taylor, J., editores (2013). *Sexo y la supremacía de Cristo*. Bogotá Colombia: CLC. Traducción nuestra.
14. Laing, S. (2016). *Hot and Holy: The Five Senses of Romantic Love* (ardiente y santo: los cinco sentidos del amor romántico). Spring, Texas: Illumination Publishers: 60-61.

Capítulo 3

1. Batool, S., y Khalid, R. (2009). Role of emotional intelligence in marital relationship (el rol de la inteligencia emocional en la relación matrimonial). *Pakistan Journal of Psychological Research*, 24(1-2), 43-62.
2. Leonard, L., Iverson, K., y Follette, V. (2008). Sexual functioning

and sexual satisfaction among women who report a history of childhood and/or adolescent sexual abuse (funcionamiento sexual y satisfacción sexual entre mujeres que reportan antecedentes de abuso sexual en la niñez y/o adolescencia). *Journal of Sex & Marital Therapy*, 34, 375-384. doi:10.1080/00926230802156202

3. Metz, J., y Epstein, N. (2002). Assessing the role of relationship conflict in sexual dysfunction (evaluación del rol de los conflictos relacionales en la disfunción sexual). Diario de sexo y terapia marital). *Journal of Sex & Marital Therapy*, 28, 139-164. doi:10.1080/00926230252851889

4. Roughan, P., y Jenkins, A. (1990). A systems-developmental approach to counseling couples with sexual problems (un enfoque de desarrollo de sistemas para la consejería de parejas con problemas sexuales). *Australia and New Zealand Journal of Family Therapy*, 11(3), 129-139.

5. Long, E. (1990). Measuring dyadic perspective-taking: Two scales for assessing perspective-taking in marriage and similar dyads (medición de la toma de perspectiva diádica: dos escalas para evaluar la toma de perspectiva en el matrimonio y en díadas similares). *Educational and Psychological Measurement*, 50, 91-103. doi:10.1177/0013164490501008

6. Metz, J., y Epstein, N. (2002). Assessing the role of relationship conflict in sexual dysfunction (evaluación del rol de los conflictos relacionales en la disfunción sexual). Diario de sexo y terapia marital). *Journal of Sex & Marital Therapy*, 28, 139-164. doi:10.1080/00926230252851889

7. Webster, S., Bowers, L., Mann, R., y Marshall, W. (2005). Developing empathy in sexual offenders: The value of offense re-enactments (desarrollando la empatía en los agresores sexuales: el valor de la reconstrucción de los hechos delictivos). *Sexual Abuse: A Journal of Research and Treatment*, 71(1), 63-77. doi:10.1007/s11194-005-1211-y

8. Welton, G., Hill, P., y Seybold, K. (2008). Forgiveness in the trenches: Empathy, perspective taking, and anger (el perdón en medio

de la línea de batalla: empatía, toma de perspectiva y enojo). *Journal of Psychology and Christianity*, 27(2), 168-177.

9. Abernethy, A., Tadie, J., y Tilahun, B. (2014). Empathy in group therapy: Facilitating resonant chords (empatía en la terapia grupal: afinando los acordes resonantes). *International Journal of Group Psychotherapy*, 64(4), 517-535. doi:10.1521/ijgp.2014.64.4.516.

10. Dimaggio, G., Lysaker, P. H., Carcione, A., Nicolò, G., y Semerari, A. (2008). Know yourself and you shall know the other...to a certain extent: Multiple paths of influence of self-reflection on mindreading (conócete a ti mismo y conocerás al otro ... hasta cierto punto: múltiples caminos de influencia de la autorreflexión en la lectura de la mente). *Consciousness and Cognition: An International Journal*, 17(3), 778-789. doi:10.1016/j.concog.2008.02.005

Capítulo 4

1. Tripp, D. (2014). *Edad de oportunidad: Una guía para educar a los adolescentes*. México, DF: Faro de Gracia.

Capítulo 6

1. MacNeil, S., y Byers, E. (2005). Dyadic assessment of sexual self-disclosure and sexual satisfaction in heterosexual dating couples (evaluación diádica de la autorrevelación sexual y de la satisfacción sexual en parejas heterosexuales). *Journal of Social and Personal Relationships*, 22, 169-181. doi:10.1177/0265407505050942

Capítulo 7

1. Roughan, P., y Jenkins, A. (1990). A systems-developmental approach to counseling couples with sexual problems (un enfoque de desarrollo de sistemas para la consejería de parejas con problemas sexuales). *Australia and New Zealand Journal of Family Therapy*, 11(3), 129-139.

2. Schaefer, M., y Olson, D. (1981). Assessing intimacy: The Personal Assessment of Intimacy in Relationships inventory (evaluación de la intimidad: la evaluación personal de la intimidad en el

inventario de relaciones). *Journal of Marital and Family Therapy*, 7(1), 47-60. doi:10.1111/j.1752-0606.1981.tb01351.x

3. Verhulst, J., y Heiman, J. (1979). An interactional approach to sexual dysfunctions (un abordaje interaccional de las disfunciones sexuales). *American Journal of Family Therapy*, 7(4), 19-36. doi:10.1080/01926187908250334

4. Konzen, J. (2014). The EIS model: A mixed methods research study of a multidisciplinary sex therapy treatment. (Doctoral dissertation) (el modelo EIS: estudio de investigación de métodos mixtos de un tratamiento de terapia sexual multidisciplinario. [tesis doctoral]). Disponible en la base de datos ProQuest Dissertations and Theses. (UMI No. 11722)

5. Harley, Willard F. (2007). *Lo que él necesita, lo que ella necesita.* Ada, Michigan: Revell.

6. Louis, J. y K. (2010). *Elijo nosotros.* Asunción Paraguay: Louis Counseling & Training Services.

7. Gottman, J. (2010). *Los siete principios para hacer que el matrimonio funcione.* Nueva York: Vintage Español, 2010.

8. Meneses, C., y Greenberg, L. (2011). The construction of a model of the process of couple's forgiveness in emotion focused therapy for couples (construcción de un modelo del proceso del perdón en la pareja en la terapia de parejas con enfoque en las emociones). *Journal of Marital and Family Therapy*, (37)4, 491-502. doi: 10.1111/j.1752-0606.2011.00234.x

9. Meneses, C., y Greenberg, L. (2011). The construction of a model of the process of couple's forgiveness in emotion focused therapy for couples (construcción de un modelo del proceso del perdón en la pareja en la terapia de parejas con enfoque en las emociones). *Journal of Marital and Family Therapy*, (37)4, 491-502. doi: 10.1111/j.1752-0606.2011.00234.x

10. Gottman, J. (2010). *Los siete principios para hacer que el matrimonio funcione.* Nueva York: Vintage Español, 2010.

11. Harley, Willard F. (2009). *Cinco pasos para el amor romántico.* Ada, Michigan: Revell.

Capítulo 8

1. Holt-Lunstad, J., Birmingham, W., y Light, K. (2008). Influence of "warm touch" support enhancement intervention among married couples on ambulatory blood pressure, oxytocin, alpha amylase, and cortisol (influencia de la intervención de mejora del apoyo "toque afectuoso" entre las parejas casadas en la presión arterial ambulatoria, la oxitocina, la alfa-amilasa y el cortisol). *Psychosomatic Medicine*, 70, 976-985. doi:10.1097/PSY.0b013e318187aef7

2. Field, T. (2003). *Touch* (el tacto). Cambridge, Massachusetts: MIT Press.

3. Crusco, A., y Wetzel, C. (1984) The Midas touch: The effects of interpersonal touch on restaurant tipping (el toque de Midas: los efectos del contacto interpersonal en las propinas en los restaurantes). *Personal Social Psychology Bulletin*, 4(10), 512-51.

4. Fletcher, G. y Overall, N. (2010). Intimate Relationships (relaciones íntimas). In Baumeister, R. y Finkel E. (eds.), *Advanced Social Psychology* (psicología social avanzada). Nueva York: Oxford University Press.

5. Johnson, S., y Zuccarini, D. (2009). Integrating sex and attachment in emotionally focused couple therapy (integrando el sexo y el apego en la terapia de pareja enfocada en lo emocional). *Journal of Marital and Family Therapy*, 36(4), 431-445. doi:10.1111/j.1752-0606.2009.00155.x

6. Smith, J., Vogel, D., Madon, S., y Edwards, S. (2011). The power of touch: Nonverbal communication within married dyads (el poder del tacto: la comunicación no verbal al interior de las díadas casadas). *The Counseling Psychologist*, 39(5), 764-787. doi:10.1177/0011000010385849

7. Mosier, W. (2006). Intimacy: The key to a healthy relationship (intimidad: la clave para una relación sana). *Annals of The American Psychotherapy Association*, 9(1), 34-35.

8. Fletcher, G. y Overall, N. (2010). Intimate Relationships (relaciones íntimas). In Baumeister, R. y Finkel E. (eds.), *Advanced*

Social Psychology (psicología social avanzada). Nueva York: Oxford University Press.

9. Heiman, J., Long, J., Smith, S., Fisher, W., Sand, M., y Rosen R. (2011). Sexual satisfaction and relationships happiness in midlife and older couples in five countries (satisfacción sexual y felicidad en las relaciones en parejas de mediana edad y parejas mayores en cinco países). *Archives of Sexual Behavior*, 40, 741-753.

10. Heiman, J., Long, J., Smith, S., Fisher, W., Sand, M., y Rosen R. (2011). Sexual satisfaction and relationships happiness in midlife and older couples in five countries (satisfacción sexual y felicidad en las relaciones en parejas de mediana edad y parejas mayores en cinco países). *Archives of Sexual Behavior*, 40, 741-753.

11. Punyanunt-Carter, N. (2004). Reported affectionate communication and satisfaction in marital and dating relationship (relatos sobre comunicación afectuosa y satisfacción en la relación matrimonial y de noviazgo). *Psychological Reports*, 95, 1154-1160. doi:10.2466/PR0.95.7.1154-1160.

12. Schwartz, P., y Young, L. (2009). Sexual satisfaction in committed relationships (satisfacción sexual en relaciones en las cuales hay compromiso). *Sexuality Research and Social Policy: A Journal of the NSRC*, 6(1), 1-17. doi:10.1525/srsp.2009.6.1.1

13. Holt-Lunstad, J., Birmingham, W., y Light, K. (2008). Influence of "warm touch" support enhancement intervention among married couples on ambulatory blood pressure, oxytocin, alpha amylase, and cortisol (influencia de la intervención de mejora del apoyo "toque afectuoso" entre las parejas casadas en la presión arterial ambulatoria, la oxitocina, la alfa-amilasa y el cortisol). *Psychosomatic Medicine*, 70, 976-985. doi:10.1097/PSY.0b013e318187aef7

14. McCabe, M., y Cobain, M. (1998). The impact of individual and relationship factors on sexual dysfunction among males and females (el impacto de los factores individuales y relacionales en la disfunción sexual entre hombres y mujeres). *Sexual and Marital Therapy*, 13(2), 131-143. doi:10.1080/026746598084065541

15. Renaud, C., Byers, E., y Pan, S. (1997). Sexual and relationship

satisfaction in mainland China (satisfacción sexual y relacional en China continental). *The Journal of Sex Research*, 34(4), 399-410. doi:10.1080/00224499709551907

16. Hanzal, A., Segrin, C., y Dorros, S. (2008). The role of marital status and age on men's and women's reactions to touch from a relational partner (el rol del estado civil y la edad en las reacciones de los hombres y las mujeres al contacto con una pareja relacional). *Journal of Nonverbal Behavior,* 32, 21-35. doi:10.1007/s10919-007-0039-1

Capítulo 9

1. Basson, R., Rees, P., Wang, R., Montejo, A., y Incrocci, L. (2009). Sexual function in chronic illness (el funcionamiento sexual en enfermedades crónicas). *Journal of Sexual Medicine*, 7, 374-388. doi:10.1111/j.1743-6109.2009.01621.x
2. Clayton, A., y Balon, R. (2009). The impact of mental illness and psychotropic medications on sexual functioning: The evidence and management (el impacto de la enfermedad mental y de los medicamentos psicotrópicos en la actividad sexual: la evidencia y el manejo).
3. *Journal of Sexual Medicine*, 6(5), 1200-1211. doi:10.1111/j.1743-6109.2009.01255.x
4. Goldstein, A., Pukall, C., y Goldstein, I. (2011). *When sex hurts: a woman's guide to banishing sexual pain* (cuando el sexo duele: la guía de una mujer para erradicar el dolor sexual). Filadelfia, Pensilvania: Da Capo Press.
5. Basson, R., Rees, P., Wang, R., Montejo, A., y Incrocci, L. (2009). Sexual function in chronic illness (el funcionamiento sexual en enfermedades crónicas). *Journal of Sexual Medicine*, 7, 374-388. doi:10.1111/j.1743-6109.2009.01621.x
6. Clayton, A., y Balon, R. (2009). The impact of mental illness and psychotropic medications on sexual functioning: The evidence and management (el impacto de la enfermedad mental y de los medicamentos psicotrópicos en la actividad sexual: la evidencia

y el manejo). *Journal of Sexual Medicine*, 6(5), 1200-1211.
doi:10.1111/j.1743-6109.2009.01255.x

7. Goldstein, A., Pukall, C., y Goldstein, I. (2011). *When sex hurts:
    a woman's guide to banishing sexual pain* (cuando el sexo duele: la
    guía de una mujer para erradicar el dolor sexual). Filadelfia, Pen-
    silvania: Da Capo Press.

8. Cobia, D., Sobansky, R., y Ingram, M. (2004). Female survivors
    of childhood sexual abuse: Implications for couples' therapists
    (mujeres sobrevivientes de abuso sexual infantil: implican-
    cias para los terapeutas de pareja). *The Family Journal: Coun-
    seling and Therapy for Couples and Families*, 12(3), 312-318.
    doi:10.1177/1066480704264351

9. Leclerc, B., Bergeron, S., Binik, Y., y Khalife, S. (2009). History of
    sexual and physical abuse in women with dyspareunia: Associa-
    tion with pain, psychosocial adjustment, and sexual functioning
    (antecedentes de abuso sexual y físico en mujeres con dispareunia:
    asociación al dolor, ajuste psicosocial y actividad sexual). *Journal of
    Sexual Medicine*, 7, 971-980.

10. Cobia, D., Sobansky, R., y Ingram, M. (2004). Female survivors
    of childhood sexual abuse: Implications for couples' therapists
    (mujeres sobrevivientes de abuso sexual infantil: implican-
    cias para los terapeutas de pareja). *The Family Journal: Coun-
    seling and Therapy for Couples and Families*, 12(3), 312-318.
    doi:10.1177/1066480704264351

11. Maltz, W. (2012). *The sexual healing journey* (el viaje de la cura-
    ción sexual) (edición 3). Nueva York: HarperCollins.

12. Maltz, W. (2012). *The sexual healing journey* (el viaje de la cura-
    ción sexual) (edición 3): p.7. Nueva York: HarperCollins.

13. McCarthy, B., y McCarthy, E. (2003). Rekindling desire (reavivan-
    do el deseo). Nueva York: Brunner Routledge.

Capítulo 10

1. Konzen, J. (2014). The EIS model: A mixed methods research stu-
    dy of a multidisciplinary sex therapy treatment. (Doctoral disserta-
    tion) (el modelo EIS: estudio de investigación de métodos mixtos

de un tratamiento de terapia sexual multidisciplinario. [tesis doctoral]). Disponible en la base de datos ProQuest Dissertations and Theses. UMI No. 11722)

2. Koch, P., Mansfield, P., Thurau, D., y Carey, M. (2005). "Feeling Frumpy": The relationship between body image and sexual response changes in midlife women (sentirse poco atractiva: la relación entre la imagen corporal y los cambios en la respuesta sexual en mujeres de mediana edad). *The Journal of Sex Research*, 42(3), 215-223. doi:10.1080/00224490509552276

3. Montemurro, B., y Gillen, M. (2013). Wrinkles and sagging flesh: Exploring transformations in women's sexual body image (arrugas y flacidez: explorando las transformaciones en la imagen corporal de las mujeres). *Journal of Women & Aging*, 25, 3-28. doi:10.1080/08952841.2012.702179

4. Reissing, R., Laliberte, G., y Davis, H. (2005). Young women's sexual adjustment: The role of sexual self-schema, sexual self-efficacy, sexual aversion and body attitudes (la adaptación sexual en mujeres jóvenes: el rol del autoesquema sexual, la autoeficacia sexual, la aversión sexual y las actitudes hacia el cuerpo). *The Canadian Journal of Human Sexuality*, 14, 3. Extraído de http://www.sieccan.org/index.html.

5. Sanchez, D., y Kiefer, A. (2007). Body concerns in and out of the bedroom: Implications for sexual pleasure and problems (preocupaciones sobre el cuerpo dentro y fuera del dormitorio: implicaciones en cuanto al placer y los problemas sexuales). *Archives of Sexual Behavior*, 3, 808-820.

6. Calvert, E. (2008). Women's sexual satisfaction: The impact of religious affiliation, religious influence, and the nature of religious messages about sexuality. (Doctoral dissertation) (satisfacción sexual de las mujeres: el impacto de la confesión religiosa, la influencia religiosa y la naturaleza de los mensajes religiosos sobre la sexualidad [tesis doctoral]. Disponible en la base de datos ProQuest Dissertations and Theses. (UMI No. 3328184)

7. Reissing, R., Laliberte, G., y Davis, H. (2005). Young women's sexual adjustment: The role of sexual self-schema, sexual

self-efficacy, sexual aversion and body attitudes (la adaptación sexual en mujeres jóvenes: el rol del autoesquema sexual, la auto-eficacia sexual, la aversión sexual y las actitudes hacia el cuerpo). *The Canadian Journal of Human Sexuality*, 14, 3. Retrieved from http://www.sieccan.org/index.html.

8. Wagner, J., y Rehfuss, M. (2008). Self-injury, sexual self-concept, and a conservative Christian upbringing: An exploratory study of three young women's perspectives (lesiones autoinfligidas, auto-concepto sexual y una crianza cristiana conservadora: un estudio exploratorio de las perspectivas de tres mujeres jóvenes). *Journal of Mental Health Counseling*, 30(2), 173-188. Recuperado de http://www.amhca.org/news/journal.aspx.

9. Koch, P., Mansfield, P., Thurau, D., y Carey, M. (2005). "Feeling Frumpy": The relationship between body image and sexual response changes in midlife women (sentirse poco atractiva: la relación entre la imagen corporal y los cambios en la respuesta sexual en mujeres de mediana edad). *The Journal of Sex Research*, 42(3), 215-223. doi:10.1080/00224490509552276

10. Koch, P., Mansfield, P., Thurau, D., y Carey, M. (2005). "Feeling Frumpy": The relationship between body image and sexual response changes in midlife women (sentirse poco atractiva: la relación entre la imagen corporal y los cambios en la respuesta sexual en mujeres de mediana edad). *The Journal of Sex Research*, 42(3), 215-223. doi:10.1080/00224490509552276

11. Sanchez, D., y Kiefer, A. (2007). Body concerns in and out of the bedroom: Implications for sexual pleasure and problems (preocupaciones sobre el cuerpo dentro y fuera del dormitorio: implicaciones en cuanto al placer y los problemas sexuales). *Archives of Sexual Behavior*, 3, 808-820.

12. Basson, R. (2007). Sexual desire/arousal disorders in women (trastornos de deseo sexual/de la excitación de mujeres). En S. Leiblum (ed.), *Principles and practice of sex therapy* (principios y práctica de terapia sexual) (edición 4, pp. 25-53). Nueva York: Guilford Press.

13. Stadter, M. (2011). The inner world of shaming and ashamed: An object relations perspective and therapeutic approach (el mundo

interior en torno a avergonzar y ser avergonzados: una perspectiva de relaciones objetales y un enfoque terapéutico). En R. Dearing y J. Tangney (eds.), *Shame in the therapy hour* (la vergüenza en la hora terapéutica). Washington, DC: American Psychological Association.

14. Tangney, J., y Dearing, R. (2011). Working with shame in the therapy hour: Summary and integration (trabajando en la vergüenza en la hora de la terapia: resumen e integración). En R. Dearing y J. Tangney (eds.), *Shame in the therapy hour* (la vergüenza en la hora terapéutica). Washington, DC: American Psychological Association.

15. www.plasticsurgery.org

16. Bacon, L. (2010). *Health at every size: the surprising truth about your weight* (salud en todos los tamaños: la sorprendente verdad sobre tu peso). Dallas, Texas: BenBella Books.

Capítulo 11

1. Johnson, S., y Zuccarini, D. (2009). Integrating sex and attachment in emotionally focused couple therapy (integrando el sexo y el apego en la terapia de pareja enfocada en lo emocional). *Journal of Marital and Family Therapy*, 36(4), 431-445. doi:10.1111/j.1752-0606.2009.00155.x

2. Makinen, J., y Johnson, S. (2006). Resolving attachment injuries in couples using emotionally focused therapy: Steps toward forgiveness and reconciliation (sanando las heridas del apego en las parejas usando la terapia enfocada en emociones: pasos hacia el perdón y la reconciliación). *Journal of Consulting and Clinical Psychology*, 74(6), 1055-1064. doi:10.1037/0022-006X.74.6.1055

3. O'Farrell, T. y Fals-Stewart W. (2006). *Behavioral couples therapy for alcoholism and drug abuse* (terapia conductual en parejas para vencer el alcoholismo y el abuso de drogas). Nueva York: Guildford Press.

Capítulo 12

1. Kaplan, H. (1974). *The new sex therapy: active treatment of sexual*

dysfunctions (la nueva terapia sexual: tratamiento activo de las disfunciones sexuales). Nueva York: Random House.

2. Masters, W., y Johnson, V. (1966). *Human sexual response* (respuesta sexual humana). Filadelfia, Pensilvania: Lippincott Williams & Wilkins.

3. Basson, R. (2000). The female sexual response: A different model (la respuesta sexual femenina: un modelo diferente). *Journal of Sex & Marital Therapy*, 26, 51-65.

4. Heiman, J. (2007). Orgasmic disorders in women (trastornos orgásmicos en la mujer). En S. Leiblum (ed.), *Principles and practice of sex therapy* (principios y práctica de terapia sexual) (edición 4), (pp. 84-123). Nueva York: Guilford Press.

5. Hyde, J., y DeLamater, J. (2008). *Understanding human sexuality* (entendiendo la sexualidad humana). Nueva York: McGraw-Hill.

6. Hyde, J., y DeLamater, J. (2008). *Understanding human sexuality* (entendiendo la sexualidad humana). Nueva York: McGraw-Hill.

7. Moreland, R. B. (2004). Molecular basis of veno-occlusion and the molecular pathology of vasculogenic erectile dysfunction (bases moleculares de la veno-oclusión y la patología molecular de la disfunción eréctil vasculogénica). *Sexuality and Disability*, 22(2), 143-149. doi:10.1023/B:SEDI.0000026754.61650.3a

8. Tajkarimi, K., y Burnett, A. (2011). The role of genital nerve afferents in the physiology of the sexual response and pelvic floor function (el rol de los aferentes de los nervios genitales en la fisiología de la respuesta sexual y la función del suelo pélvico). *Journal of Sexual Medicine*, 8, 1299-1312. doi:10.1111/j.1743-6109.2011.02211.x

9. Calabrò, R., Gervasi, G., y Bramanti, P. (2011). Male sexual disorders following stroke: An overview (trastornos sexuales masculinos después de un derrame cerebral: una perspectiva general). *International Journal of Neuroscience*, 121(11), 598-604. doi:10.3109/002 07454.2011.600647

10. Basson, R., Leiblum, S., Brotto, L., Derogatis, L., Fourcroy, J., Fugl-Meyer,K., ... y Schultz, W. (2003). Definitions of women's sexual dysfunction reconsidered: Advocating expansion and

revisión (revisión de las definiciones de la disfunción sexual en las mujeres: defendiendo su ampliación y reformulación). *Journal of Psychosomatic Obstetrics & Gynecology*, 24(4), 221-229. doi:10.3109/01674820309074686

11. Hyde, J., y DeLamater, J. (2008). *Understanding human sexuality* (entendiendo la sexualidad humana). Nueva York: McGraw-Hill.

12. Pastor, Z. (2013). Female ejaculation orgasm vs. coital incontinence: A systematic review (orgasmo de eyaculación femenina vs. incontinencia coital: una revisión sistemática). *Journal of Sexual Medicine*, 10(7), 1682-1691. doi:10.1111/jsm.12166

13. Heiman, J. (2007). Orgasmic disorders in women (trastornos orgásmicos en la mujer). En S. Leiblum (ed.), *Principles and practice of sex therapy* (principios y práctica de terapia sexual) (edición 4, pp. 84-123). Nueva York: Guilford Press.

14. Hyde, J., y DeLamater, J. (2008). *Understanding human sexuality* (entendiendo la sexualidad humana). Nueva York: McGraw-Hill.

15. Meston, C., Levin, R., Sipski, M., Hull, E., y Heiman, J. (2004). Women's orgasm (orgasmo en las mujeres). *Annual Review of Sex Research*, 15, 173-257.

16. Pastor, Z. (2013). Female ejaculation orgasm vs. coital incontinence: A systematic review (orgasmo de eyaculación femenina vs. incontinencia coital: una revisión sistemática). *Journal of Sexual Medicine*, 10(7), 1682-1691. doi:10.1111/jsm.12166.

17. Wimpissinger, F., Tscherney, R., y Stackl, W. (2009). Magnetic resonance imaging of female prostate pathology (imágenes de resonancia magnética en la patología de la próstata femenina). *Journal of Sexual Medicine*, 6, 1704-1711.

18. Giuliano, F. (2011). Neurophysiology of erection and ejaculation (neurofisiología de la erección y la eyaculación) *Journal of Sexual Medicine*, 8(4), 310-315. doi:10.1111/j.1743-6109.2011.02450.x

19. Banner, L., y Anderson, R. (2007). Integrated sildenafil and cognitive-behavior sex therapy for psychogenic erectile dysfunction: A pilot study (sildenafilo integrado y terapia sexual cognitivo-conductual para la disfunción eréctil de tipo psicógeno:

un estudio piloto). *Journal of Sexual Medicine*, 4, 1117-1125. doi:10.1111/j.1743-6109.2007.00535.x

20. Basson, R., Rees, P., Wang, R., Montejo, A., y Incrocci, L. (2009). Sexual function in chronic illness (el funcionamiento sexual en enfermedades crónicas). *Journal of Sexual Medicine*, 7, 374-388. doi:10.1111/j.1743-6109.2009.01621.x

21. Binik, Y., Bergeron, S., y Khalifé, S. (2007). Dyspareunia and vaginismus: So-called sexual pain (dispareunia y vaginismo: el denominado dolor sexual). En S. Leiblum (ed.), *Principles and practice of sex therapy* (principios y práctica de terapia sexual) (edición 4, pp. 124-154). Nueva York: Guilford Press.

22. Stevenson, R., y Elliott, S. (2007). Sexuality and illness (sexualidad y enfermedad). En S. Leiblum (ed.), *Principles and practice of sex therapy* (principios y práctica de terapia sexual) (edición 4, pp. 313-349). Nueva York: Guilford Press.

23. Binik, Y., y Meana, M. (2009). The future of sex therapy: Specialization or marginalization? (el futuro de la terapia sexual: ¿especialización o marginación?). *Archives of Sexual Behavior*, 38, 1016-1027. doi:10.1007/s10508-009-9475-9

24. Goldstein, A., Pukall, C., y Goldstein, I. (2011). *When sex hurts: a woman's guide to banishing sexual pain* (cuando el sexo duele: la guía de una mujer para erradicar el dolor sexual). Filadelfia, Pensilvania: Da Capo Press.

25. Ponsford, J. (2003). Sexual changes associated with traumatic brain injury (cambios sexuales asociados a una lesión cerebral traumática). *Neuropsychological Rehabilitation*, 18, 275-289.

26. Sandel, M., Williams, K., Dellapietra, L., y Derogatis, L. (1996). Sexual functioning following traumatic brain injury (funcionamiento sexual después de una lesión cerebral traumática). *Brain Injury*, 10, 719-728.

27. Hyde, J., y DeLamater, J. (2008). *Understanding human sexuality* (entendiendo la sexualidad humana). Nueva York: McGraw-Hill.

28. Heiman, J. (2007). Orgasmic disorders in women (trastornos orgásmicos en la mujer). En S. Leiblum (ed.), *Principles and practice*

of sex therapy (principios y práctica de terapia sexual) (edición 4, pp. 84-123). Nueva York: Guilford Press.

29. Komisaruk, B., y Whipple, B. (2005). Brain activity imaging during sexual response in women with spinal cord injury (imágenes de la actividad cerebral durante la respuesta sexual en mujeres con lesión de la médula espinal). En J. Hyde (ed.), *Biological substrates of human sexuality* (sustratos biológicos de la sexualidad humana) (pp. 109-145). Washington: American Psychological Association.

30. Kreuter, M., Dahllof, A., Gudjonsson, G., Sullivan, M., y Siosteen, A. (1998). Sexual adjustment and its predictors after traumatic brain injury (la adaptación sexual y sus indicadores después de una lesión cerebral traumática). *Brain Injury*, 12, 349-368.

31. Kreutzer, J., y Zasler, N. (1989). Psychosexual consequences of traumatic brain injury: Methodology and preliminary findings (consecuencias psicosexuales de la lesión cerebral traumática: metodología y resultados preliminares). *Brain Injury*, 3(2), 177-186.

32. Sandel, M., Williams, K., Dellapietra, L., y Derogatis, L. (1996). Sexual functioning following traumatic brain injury (funcionamiento sexual después de una lesión cerebral traumática). *Brain Injury*, 10, 719-728.

33. Ponsford, J. (2003). Sexual changes associated with traumatic brain injury (cambios sexuales asociados a una lesión cerebral traumática). *Neuropsychological Rehabilitation*, 18, 275-289.

34. Hibbard, M., Gordon, W., Flanagan, S., Haddad, L., y Labinsky, E. (2000). Sexual dysfunction after traumatic brain injury (disfunción sexual tras traumatismo craneoencefálico). *NeuroRehabilitation*, 15, 107-120.

35. McKenna, K. (2005). The central control and pharmacological modulation of sexual function (el control central y la modulación farmacológica de la función sexual). En J. Hyde (ed.), *Biological substrates of human sexuality* (sustratos biológicos de la sexualidad humana) (pp. 75-108). Washington: American Psychological Association.

36. Carlson, N. (2008). *Foundations of physiological psychology* (fundamentos de la psicología fisiológica). Nueva York: Pearson.

37. McKenna, K. (2005). The central control and pharmacological modulation of sexual function (el control central y la modulación farmacológica de la función sexual). En J. Hyde (ed.), *Biological substrates of human sexuality* (sustratos biológicos de la sexualidad humana) (pp. 75-108). Washington: American Psychological Association.

38. Swaab, D. (2005). The role of the hypothalamus and endocrine system in sexuality. En J. Hyde (ed.), *Biological substrates of human sexuality* (sustratos biológicos de la sexualidad humana) (pp. 21-74). Washington: American Psychological Association.

39. Frohman, E., Frohman, T., y Moreault, A. (2002). Acquired sexual paraphilia in patients with multiple sclerosis (parafilia sexual adquirida en pacientes con esclerosis múltiple). *Archives of Neurology*, 50, 1006-1010.

40. Simpson, G., Tate, R., Ferry, K., Hodkinson, A., y Blaszczynski, A. (2001). Social, neuroradiologic, medical and neuropsychologic correlates of sexually aberrant behavior after traumatic brain injury: A controlled study (correlatos sociales, neuroradiológicos, médicos y neuropsicológicos del comportamiento sexual aberrante después de una lesión cerebral traumática: un estudio controlado). *The Journal of Head Trauma Rehabilitation* (16)6, 556-572.

Capítulo 13

1. Heiman, J., Long, J., Smith, S., Fisher, W., Sand, M., y Rosen R. (2011). Sexual satisfaction and relationships happiness in midlife and older couples in five countries (satisfacción sexual y felicidad en las relaciones en parejas de mediana edad y parejas mayores en cinco países) *Archives of Sexual Behavior*, 40, 741-753.

2. Punyanunt-Carter, N. (2004). Reported affectionate communication and satisfaction in marital and dating relationship (relatos sobre comunicación afectuosa y satisfacción en la relación matrimonial y de noviazgo). *Psychological Reports*, 95, 1154-1160. doi:10.2466/PR0.95.7.1154-1160

3. Schwartz, P., y Young, L. (2009). Sexual satisfaction in committed relationships (satisfacción sexual en relaciones en las cuales hay

compromiso). *Sexuality Research and Social Policy: A Journal of the NSRC*, 6(1), 1-17. doi:10.1525/srsp.2009.6.1.1

4. Konzen, J. (2014). The EIS model: A mixed methods research study of a multidisciplinary sex therapy treatment. (Doctoral dissertation) (el modelo EIS: estudio de investigación de métodos mixtos de un tratamiento de terapia sexual multidisciplinario. [tesis doctoral]). Disponible en la base de datos ProQuest Dissertations and Theses. UMI No. 11722)

5. Hanzal, A., Segrin, C., y Dorros, S. (2008). The role of marital status and age on men's and women's reactions to touch from a relational partner (el rol del estado civil y la edad en las reacciones de los hombres y las mujeres al contacto con una pareja relacional). *Journal of Nonverbal Behavior*, 32, 21-35. doi:10.1007/s10919-007-0039-1

6. Konzen, J. (2014). The EIS model: A mixed methods research study of a multidisciplinary sex therapy treatment. (Doctoral dissertation) (el modelo EIS: estudio de investigación de métodos mixtos de un tratamiento de terapia sexual multidisciplinario. [tesis doctoral]). Disponible en la base de datos ProQuest Dissertations and Theses. (UMI No. 11722)

7. Konzen, J. (2014). The EIS model: A mixed methods research study of a multidisciplinary sex therapy treatment. (Doctoral dissertation) (el modelo EIS: estudio de investigación de métodos mixtos de un tratamiento de terapia sexual multidisciplinario. [tesis doctoral]). Disponible en la base de datos ProQuest Dissertations and Theses. (UMI No. 11722)

Capítulo 14

1. Smith, J., Vogel, D., Madon, S., y Edwards, S. (2011). The power of touch: Nonverbal communication within married dyads (el poder del tacto: la comunicación no verbal al interior de las díadas casadas). *The Counseling Psychologist*, 39(5), 764-787. doi:10.1177/0011000010385849

2. Stephenson, K., Rellini, A., y Meston, C. (2013). Relationship satisfaction as a predictor of treatment response during cognitive

behavioral sex therapy (la satisfacción de la relación como indicador de la respuesta al tratamiento durante la terapia sexual
cognitiva conductual). *Archives of Sexual Behavior*, 42, 143-152.
doi:10.1007/s10501-102-9961-3

3. Bridges, S., Lease, S., y Ellison, C. (2004). Predicting sexual
    satisfaction in women: Implications for counselor education
    and training (predicción de satisfacción sexual en mujeres: im-
    plicancias para la educación y capacitación de quienes hacen
    consejería). *Journal of Counseling & Development*, 82, 158-166.
    doi:10.1002/j.1556-6678.2004.tb00297.x

4. Curtis, Y., Eddy, L., Ashdown, B., Feder, H., y Lower, T. (2012).
    Prelude to coitus: Sexual initiation cues among heterosexual ma-
    rried couples (preámbulo al coito: señales de iniciativa sexual entre
    parejas casadas heterosexuales). *Sexual and Relationship Therapy*,
    27(4), 322-334. doi:10.1080/14681994.2012.734604

5. Schwartz, P., y Young, L. (2009). Sexual satisfaction in committed
    relationships (satisfacción sexual en relaciones en las cuales hay
    compromiso). *Sexuality Research and Social Policy: A Journal of the
    NSRC*, 6(1), 1-17. doi:10.1525/srsp.2009.6.1.1

6. Miller, S., y Byers, E. (2004). Actual and desired duration
    of foreplay and intercourse: Discordance and mispercep-
    tions within heterosexual couples (duración verdadera y du-
    ración deseada de los jugueteos previos y de las relaciones
    sexuales: discordancia y percepciones erróneas en parejas
    heterosexuales). *The Journal of Sex Research*, 41(3), 301-309.
    doi:10.1080/00224490409552237

7. Renaud, C., Byers, E., y Pan, S. (1997). Sexual and relationship
    satisfaction in mainland China (satisfacción sexual y relacional en
    China continental). *The Journal of Sex Research*, 34(4), 399-410.
    doi:10.1080/00224499709551907

8. Heiman, J., Long, J., Smith, S., Fisher, W., Sand, M., y Rosen R.
    (2011). Sexual satisfaction and relationships happiness in midlife
    and older couples in five countries (satisfacción sexual y felicidad
    en las relaciones en parejas de mediana edad y parejas mayores en
    cinco países) *Archives of Sexual Behavior*, 40, 741-753.

9. Konzen, J. (2014). The EIS model: A mixed methods research study of a multidisciplinary sex therapy treatment. (Doctoral dissertation) (el modelo EIS: estudio de investigación de métodos mixtos de un tratamiento de terapia sexual multidisciplinario. [tesis doctoral]). Disponible en la base de datos ProQuest Dissertations and Theses. UMI No. 11722)

Capítulo 15
1. American Psychiatric Association. (2015). *Manual diagnóstico y estadístico de los trastornos mentales*, quinta edición. Buenos Aires: Zagier & Urruty.
2. Kirby, R., Carson, C., y Goldstein, I. (1999). *Erectile dysfunction: a clinical guide* (disfunción eréctil: una guía clínica). Oxford, UK: Isis Medical Media Ltd.
3. American Psychiatric Association. (2015). *Manual diagnóstico y estadístico de los trastornos mentales*, quinta edición. Buenos Aires: Zagier & Urruty.
4. Hartman, U., y Waldinger, M. (2007). Treatment of delayed ejaculation (tratamiento de eyaculación retrasada). En S. Leiblum (ed.), *Principles and practice of sex therapy* (principios y práctica de terapia sexual) (edición 4, pp. 241-276). Nueva York: Guilford Press.

Capítulo 16
1. Heiman, J. (2007). Orgasmic disorders in women (trastornos orgásmicos en la mujer). En S. Leiblum (ed.), *Principles and practice of sex therapy* (principios y práctica de terapia sexual) (edición 4, pp. 84-123). Nueva York: Guilford Press.
2. American Psychiatric Association. (2015). *Manual diagnóstico y estadístico de los trastornos mentales*, quinta edición. Buenos Aires: Zagier & Urruty.
3. Clayton, A., y Balon, R. (2009). The impact of mental illness and psychotropic medications on sexual functioning: The evidence and management (el impacto de la enfermedad mental y de los medicamentos psicotrópicos en la actividad sexual: la evidencia

y el manejo). *Journal of Sexual Medicine*, 6(5), 1200-1211. doi:10.1111/j.1743-6109.2009.01255.x

4. Gossman, I., Julien, D., Mathieu, M., y Chartrand, E. (2003). Determinants of sex initiation frequencies and sexual satisfaction in long-term couples relationships (determinantes de la frecuencia de la iniciativa sexual y de la satisfacción sexual en las relaciones de pareja duraderas). *The Canadian Journal of Human Sexuality*, 12(3-4), 169-181.

5. Laumann, E., Paik, A., Glasser, D., Kang, J. Wag, T., Levinison, B. ... y Gingell, C. (2006). A cross-national study of subjective sexual well-being among older women and men: Findings from the global study of sexual attitudes and behaviors (un estudio internacional sobre el bienestar sexual subjetivo entre mujeres y hombres de edad avanzada: hallazgos del estudio mundial de actitudes y comportamientos sexuales). *Archives of Sexual Behavior*, 35(2), 145-161. doi:10.1007/s10508-005-9005-3

6. Matevosyan, N. (2010). Evaluation of perceived sexual functioning in women with serious mental illness (evaluación del funcionamiento sexual percibido en mujeres con enfermedad mental grave). *Sexual Disability*, 28, 233-243. doi:10.1007/s11195-010-9166-4

7. Ostman, M. (2008). Severe depression and relationships: The effect of mental illness on sexuality (depresión severa y relaciones: el efecto de la enfermedad mental en la sexualidad). *Sexual and Relationship Therapy*, 23(4), 355-363. doi:10.1080/14681990802419266

8. Hinchliff, S., y Gott, M. (2010). Seeking medical help for sexual concerns in mid- and later life: A review of the literature (buscando ayuda médica para problemas sexuales en la mediana edad o posteriormente: una revisión de la literatura). *Journal of Sex Research*, 48, 106-117. doi:10.1080/00224499.2010.548610

9. Lindau, S., Schumm, L., Laumann, E., Levinson, W., O'Muircheartaigh, C., y Waite, L. (2007). A study of sexuality and health among older adults in the United States (un estudio de

la sexualidad y la salud entre los adultos mayores en los Estados Unidos). *The New England Journal of Medicine*, 357(8), 762-775.

10. Haning, R., O'Keefe, S., Randall, E., Kommor, M., Baker, E., y Wilson, R. (2007). Intimacy, orgasm likelihood, and conflict predict sexual satisfaction in heterosexual male and female respondents (la intimidad, la probabilidad de orgasmo y el conflicto como indicadores de satisfacción sexual en hombres y mujeres heterosexuales entrevistados). *Journal of Sex & Marital Therapy*, 33, 93-113. doi:10.1080/00926230601098449

11. Kelly, M., Strassberg, D., y Turner, C. (2004). Communication and associated relationship issues in female anorgasmia (problemas de comunicación y relaciones asociadas en anorgasmia femenina). *Journal of Sex & Marital Therapy*, 30(4), 263-276. doi:10.1080/00926230490422403

12. Schwartz, P., y Young, L. (2009). Sexual satisfaction in committed relationships (satisfacción sexual en relaciones en las cuales hay compromiso). *Sexuality Research and Social Policy: A Journal of the NSRC*, 6(1), 1-17. doi:10.1525/srsp.2009.6.1.1

13. American Psychiatric Association. (2015). *Manual diagnóstico y estadístico de los trastornos mentales*, quinta edición. Buenos Aires: Zagier & Urruty.

Capítulo 17

1. American Psychiatric Association. (2015). *Manual diagnóstico y estadístico de los trastornos mentales*, quinta edición. Buenos Aires: Zagier & Urruty.

2. Byers, S. (2005). Relationship satisfaction and sexual satisfaction: A longitudinal study of individuals in long-term relationships (la satisfacción en la relación y la satisfacción sexual: un estudio longitudinal de individuos en relaciones duraderas). *The Journal of Sex Research*, 42(2), 113-118. doi:10.1080/00224490509552264 Leonard, L., Iverson, K., y Follette, V. (2008). Sexual functioning and sexual satisfaction among women who report a history of childhood and/or adolescent sexual abuse (funcionamiento sexual y satisfacción sexual entre mujeres que reportan antecedentes

de abuso sexual en la niñez y/o adolescencia). *Journal of Sex & Marital Therapy*, 34, 375-384. doi:10.1080/00926230802156202 Metz, J., y Epstein, N. (2002). Assessing the role of relationship conflict in sexual dysfunction (evaluación del rol de los conflictos relacionales en la disfunción sexual). Diario de sexo y terapia marital). *Journal of Sex & Marital Therapy*, 28, 139-164. doi:10.1080/00926230252851889

3. Gossman, I., Julien, D., Mathieu, M., y Chartrand, E. (2003). Determinants of sex initiation frequencies and sexual satisfaction in long-term couples relationships (determinantes de la frecuencia de la iniciativa sexual y de la satisfacción sexual en las relaciones de pareja duraderas). *The Canadian Journal of Human Sexuality*, 12(3-4), 169-181. Koch, P., Mansfield, P., Thurau, D., y Carey, M. (2005). "Feeling Frumpy": The relationship between body image and sexual response changes in midlife women (sentirse poco atractiva: la relación entre la imagen corporal y los cambios en la respuesta sexual en mujeres de mediana edad) *The Journal of Sex Research*, 42(3), 215-223. doi:10.1080/00224490509552276 Schwartz, P., y Young, L. (2009). Sexual satisfaction in committed relationships (satisfacción sexual en relaciones en las cuales hay compromiso). *Sexuality Research and Social Policy: A Journal of the NSRC*, 6(1), 1-17. doi:10.1525/srsp.2009.6.1.1 Trudel, G., Marchand, A., Ravart, M., Aubin, S., Turgeon, L., y Fortier, P. (2001). The effect of a cognitive-behavioral group treatment program on hypoactive sexual desire in women (el efecto de un programa de tratamiento cognitivo-conductual grupal sobre el deseo sexual hipoactivo en mujeres). *Sexual and Relationship Therapy*, 16(2), 145-164. doi:10.1080/14681990120040078

4. Atwood, J., y Weinstein, E. (1989). The couple relationship as the focus of sex therapy (la relación de pareja como el enfoque de la terapia sexual). *Australian and New Zealand Journal of Family Therapy*, 10(3), 161-168. Haavio-Mannila, E., y Kontula, O. (1997). Correlates of increased sexual satisfaction (correlatos del aumento de satisfacción sexual). *Archives of Sexual Behavior*, 26, 399-419.

doi:10.1023/A:1024591318836 Heiman, J., Gladue, B., Roberts, C., y Lo Piccolo, J. (1986). Historical and current factors discriminating sexually functional from sexually dysfunctional married couples (factores históricos y actuales que distinguen entre las parejas casadas sexualmente funcionales y las parejas casadas sexualmente disfuncionales). *Journal of Marital and Family Therapy*, 12, 163-174. doi:10.1111/j.1752-0606.1986.tb01633.x

5. Kaplan, H. (1979). *Disorders of sexual desires* (trastornos de los deseos sexuales). Nueva York: Simon & Schuster. Montesi, J., Conner, B., Gordon, E., Fauber, R., Kim, K., y Heimberg, R. (2013). On the relationship among social anxiety, intimacy, sexual communication, and sexual satisfaction in young couples (en torno a la relación entre ansiedad social, intimidad, comunicación sexual y satisfacción sexual en parejas jóvenes). *Archives of Sexual Behavior*, 42, 81-91. doi:10.1007/s10508-012-9929-3

6. Leonard, L., Iverson, K., Follette, V. (2008). Sexual functioning and sexual satisfaction among women who report a history of childhood and/or adolescent sexual abuse (funcionamiento sexual y satisfacción sexual entre mujeres que reportan antecedentes de abuso sexual en la niñez y/o adolescencia). *Journal of Sex & Marital Therapy*, 34:375-384. DOI: 10.1080/00926230802156202

7. Basson, R. (2000). The female sexual response: A different model (la respuesta sexual femenina: un modelo diferente). *Journal of Sex & Marital Therapy*, 26, 51-65.

8. Basson, R. (2000). The female sexual response: A different model (la respuesta sexual femenina: un modelo diferente). *Journal of Sex & Marital Therapy*, 26, 51-65.

9. Basson, R., Rees, P., Wang, R., Montejo, A., y Incrocci, L. (2009). Sexual function in chronic illness (el funcionamiento sexual en enfermedades crónicas). *Journal of Sexual Medicine*, 7, 374-388. doi:10.1111/j.1743-6109.2009.01621.x

10. Hayes, R., y Dennerstein, L. (2005). The impact of aging on sexual function and sexual dysfunction in older women: A review of population-based studies (el impacto del envejecimiento en la función sexual y la disfunción sexual en mujeres mayores: una

revisión de estudios basados en la población). *Journal of Sexual Medicine*, 2, 317-330. Lindau, S., Schumm, L., Laumann, E., Levinson, W., O'Muircheartaigh, C., y Waite, L. (2007). A study of sexuality and health among older adults in the United States (un estudio de la sexualidad y la salud entre los adultos mayores en los Estados Unidos). *The New England Journal of Medicine*, 357(8), 762-775. Trompeter, S., Bettencourt, R., y Barrett-Connor, E. (2012). Sexual activity and satisfaction in healthy community-dwelling older women (actividad sexual y satisfacción en mujeres mayores sanas y que viven en comunidad). *American Journal of Medicine*, 125(1), 37-43. doi:10.1016/j.amjmed.2011.07.036

11. Hinchliff, S., y Gott, M. (2010). Seeking medical help for sexual concerns in mid-and later life: A review of the literature (buscando ayuda médica para problemas sexuales en la mediana edad o posteriormente: una revisión de la literatura). *Journal of Sex Research*, 48, 106-117. doi:10.1080/00224499.2010.54861 0 Kaplan, H. (1990). Sex, intimacy, and the aging process (sexo, intimidad y el envejecimiento). *Journal of The American Academy of Psychoanalysis*, 18(2), 185-205. Lindau, S., Schumm, L., Laumann, E., Levinson, W., O'Muircheartaigh, C., y Waite, L. (2007). A study of sexuality and health among older adults in the United States (un estudio de la sexualidad y la salud entre los adultos mayores en los Estados Unidos). *The New England Journal of Medicine*, 357(8), 762-775. Stone, J. (1987). Marital and sexual counseling of elderly couples (consejería matrimonial y sexual de parejas de ancianos). En G. Weeks y L. Hof (eds.), *Integrating sex and marital therapy* (integrando terapia sexual y matrimonial), (pp.221-244). Nueva York: Brunner/Mazel.

12. Basson, R., Rees, P., Wang, R., Montejo, A., y Incrocci, L. (2009). Sexual function in chronic illness (el funcionamiento sexual en enfermedades crónicas). *Journal of Sexual Medicine*, 7, 374-388. doi:10.1111/j.1743-6109.2009.01621.x Binik, Y., Bergeron, S., y Khalifé, S. (2007). Dyspareunia and vaginismus: So-called sexual pain (dispareunia y vaginismo: el denominado dolor sexual). En S. Leiblum (ed.), *Principles and practice of sex therapy* (principios y

práctica de terapia sexual) (edición 4, pp. 124-154). Nueva York: Guilford Press. Stevenson, R., y Elliott, S. (2007). Sexuality and illness (sexualidad y enfermedad). En S. Leiblum (ed.), *Principles and practice of sex therapy* (principios y práctica de terapia sexual) (edición 4, pp. 313-349). Nueva York: Guilford Press.

APÉNDICE B:
IDENTIFICANDO CÓMO
TE SIENTES

Algo pasó entre tú y tu cónyuge. Deseas hablar de ello o usar el ejercicio de Validación, por lo que estás tratando de averiguar cómo te sentiste. Tómate un tiempo para identificar tus emociones. Aquí hay una lista para empezar. Incluso puedes agarrar un bolígrafo y escribir un círculo sobre las palabras que describen cómo te sientes, a fin de tenerlas listas para cuando seas el Comunicador. Las emociones que tienden a ser las primeras en reconocerse y las que probablemente identifiquemos y verbalicemos más son:

Rabioso	Decepcionado
Furioso	Impaciente
Enojado	Irritado
Frustrado	Molesto

*Nota: Es importante que, si estás sintiendo estas emociones, dilo sin atacar ni culpar. Sin embargo, asegúrate de compartir también sobre algunas de las palabras más vulnerables que figuran a continuación.

EMOCIONES SUBYACENTES:

Herido	Solitario	Despreciado
Pequeño	Abochornado	Insuficiente
Como un niño	Culpable	Incomprendido
No respetado	Vacío	Avergonzado
Ansioso	No considerado	Temeroso
No escuchado	Ignorado	Defensivo
No amado	Rechazado	Preocupado
No cuidado	Inseguro	Desanimado
Confuso	Como un fracaso	Solo
Inadecuado	En problemas	Inseguro
Defectuoso	No apreciado	Presa del pánico
Inútil	Impotente	Alguien no
Incompetente	Indefenso	necesario
Juzgado	Incómodo	Dejado de lado
Sin importancia	Inferior	Insignificante
Abandonado	Menos que …	Asustado
No deseado	No valorado	Sin valor
Triste	Abrumado	Presionado
Devastado	No querido	Acusado
Distanciado	No atractivo	Desconectado
Aplastado	Invisible	Cohibido
Fatigado	Estúpido	Atrapado
Perdido	Olvidado	Desairado
		Desdeñado

APÉNDICE C: PREGUNTAS SELECCIONADAS DE LAS BARAJAS DE MATRIMONIO ÍNTIMO*

Preguntas de las barajas 1-2

1. Comparte lo que te hizo sentir cercano a tu cónyuge esta semana.
2. Cuenta sobre un recuerdo de algo que hicieron juntos que fue placentero.
3. Comparte algo que hizo tu cónyuge que te hizo sentir conectado.
4. Cuenta sobre un momento en que tu cónyuge hizo algo que te hizo sentir apreciado.
5. ¿Qué es lo que hace tu cónyuge que permite que sea fácil hablar con él?
6. Comparte con tu cónyuge un recuerdo agradable que tengas de una demostración pública de afecto entre ustedes.
7. ¿Cuál fue esa salida o cita favorita que tuviste con tu cónyuge?
8. ¿Qué recuerdos tienes de tu cónyuge que te hagan sonreír?
9. Dile a tu cónyuge una cualidad que admires de él.
10. ¿De qué parte de tu cuerpo te sientes más cohibido?
11. Comparte con tu cónyuge un momento en el que te sentiste avergonzado.
12. ¿Qué aspecto resulta una fortaleza en tu matrimonio?
13. Explica una forma en que tu cónyuge te ha animado.
14. Comparte un recuerdo feliz en tu matrimonio.

Preguntas de la baraja 3

1. Describe un momento en el que alguien te tocó casualmente en público y te sentiste incómodo.

2. ¿Cómo describirías el contacto físico durante un tiempo romántico?
3. Comparte sobre el tipo de contacto físico que hubieras deseado experimentar como niño.
4. Comparte un recuerdo favorito que tengas de un momento en el que te sentiste físicamente cerca de tu cónyuge.
5. Comparte qué partes del cuerpo de tu pareja te gustaría tocar, pero no estás seguro de si deberías hacerlo.
6. Cuéntale a tu cónyuge qué parte de tu cuerpo crees que él podría no disfrutar tocando.
7. Dile a tu cónyuge algo que hace a través del contacto físico que tú realmente disfrutas.
8. ¿Cuál es el tipo de contacto físico en el que es realmente bueno tu cónyuge?
9. Cuéntale a tu cónyuge una parte de tu cuerpo que crees que le gusta tocar.
10. Cuéntale a tu cónyuge qué tipo de contacto físico te gustaría recibir más a menudo.

Preguntas de las barajas 4-5

1. Comparte con tu cónyuge el recuerdo sexual más placentero que tengas con él.
2. Dile a tu cónyuge en qué parte de tu cuerpo el contacto físico te causa excitación.
3. ¿Cómo definirías la pasión?
4. Describe un momento durante tu infancia, adolescencia o adultez cuando recibiste un mensaje negativo sobre la sexualidad.
5. Describe cómo es un orgasmo desde tu experiencia.
6. ¿Qué tipo de esperanzas tienes para tu relación sexual?
7. Comparte un miedo que tienes sobre tu relación sexual.
8. Comparte con tu cónyuge un miedo que crees que pueda tener sobre su relación sexual.
9. Comparte tus opiniones y preferencias sobre el juego anal durante el sexo.

10. Comparte una fantasía que tengas de algo que te gustaría hacer sexualmente con tu cónyuge.
11. ¿Qué pautas crees que Dios ha dado para la relación sexual?
12. Comparte una pregunta que tengas sobre lo que es correcto o incorrecto sobre el sexo a los ojos de Dios.
13. ¿Qué posición sexual disfrutas más?
14. ¿Qué posición sexual crees que disfruta más tu cónyuge?
15. Dile a tu cónyuge algo que te gustaría probar sexualmente.

*Las barajas completas de Matrimonio Íntimo en inglés
están disponibles en estos sitios:
www.theartofintimatemarriage.com
Amazon.com